高职高专护理专业工学结合规划教材
国家高职高专示范专业建设成果

药物应用

主　编　林益平　李睿明
主　审　俞月萍
副主编　金志华　胡珏　姚晓伟　魏艳丽

DRUG USE

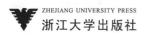

ZHEJIANG UNIVERSITY PRESS
浙江大学出版社

图书在版编目（CIP）数据

药物应用 / 林益平,李睿明主编. —杭州:浙江大
学出版社,2013.4(2019.3 重印)
ISBN 978-7-308-11359-5

Ⅰ.①药… Ⅱ.①林… ②李… Ⅲ.①药物学-高等
职业教育-教材 Ⅳ.①R9

中国版本图书馆 CIP 数据核字（2013）第 072802 号

药物应用

林益平　李睿明　主编

策划组稿	孙秀丽(sunly428@163.com)	
责任编辑	秦　瑕	
封面设计	俞亚彤	
出版发行	浙江大学出版社	
	（杭州市天目山路 148 号　邮政编码 310007）	
	（网址:http://www.zjupress.com)	
排　版	杭州中大图文设计有限公司	
印　刷	浙江省良渚印刷厂	
开　本	787mm×1092mm　1/16	
印　张	16.75	
字　数	397 千	
版 印 次	2013 年 4 月第 1 版　2019 年 3 月第 4 次印刷	
书　号	ISBN 978-7-308-11359-5	
定　价	48.00 元	

高职高专护理专业工学结合规划教材

编委会名单

主任委员　胡　野

副主任委员　郭永松　姜丽萍

委　　员　（以姓氏笔画为序）

叶国英　叶志弘　许　虹　应志国

张玲芝　金庆跃　周菊芝　周赟华

饶和平　俞月萍　章晓幸　盛秀胜

戴玉英

本书编写人员名单

主　　编　林益平　李睿明

副主编　金志华　胡　珏　姚晓伟　魏艳丽

编　　者　（以姓氏笔画为序）

李睿明（湖州师范学院医学院）

吴美玲（金华职业技术学院医学院）

沈　洪（湖州师范学院医学院）

应晓倩（金华职业技术学院医学院）

易燕锋（湖州师范学院医学院）

林益平（金华职业技术学院医学院）

金志华（金华职业技术学院医学院）

郑鸣之（浙江医学高等专科学校）

胡　珏（浙江医学高等专科学校）

姚晓伟（丽水学院医学院）

徐恒武（金华职业技术学院附属医院）

魏艳丽（金华职业技术学院医学院）

内容简介

本教材以培养学生临床用药护理知识和能力为目标,有机结合药理学的基本理论与药物应用知识,主要介绍药效学和药动学在药物应用中的运用以及各系统药物的用药护理知识。本书将传统的按系统分类的药物结合临床应用的相关度整合成十四个学习项目,紧密相关的药物编排为一个项目,项目又分解为若干个任务,目的是让初学者早期认识临床用药的分类特点及共性的护理要点。本书的特色是学习每个用药与护理任务前先感受其在临床的用药实例,并设置问题引导学生带着问题去学习,同时结合学习目标,使学生更明确本任务学习的目标和重点。教材详略得当,重点介绍药物的作用、临床应用、不良反应及防治、禁忌证、药物相互作用及用药护理等方面的内容,突出临床应用和用药护理等与护理岗位相关的知识,对同一大类药物用药护理进行归纳和统一描述,知识注意涵盖护士执业资格考试的内容,还插入了知识链接以拓宽知识外延。

本教材供高职高专护理(含涉外护理、助产)专业学生使用,也可作为护理专业学生参加护士执业资格考试的参考书,还可供在职护理人员临床用药监护参考。

前　言

　　《药物应用》课程是护理专业必修专业基础课程之一,具有很强的实践性,对于学生今后从事临床护理工作十分重要。它是以人为对象,在掌握药物学知识的基础上,指导护士在临床合理用药的课程,也是联系医学基础课程与护理专业课程之间的桥梁课程。其目标是让学生能熟悉临床常用药物的药理学知识及药物应用知识,具备执行药物医嘱的能力,并能使之合理化,使药物发挥最佳效应,具备监护和防范药物不良反应而达到安全用药的护理能力,在临床护理岗位上能配合医生完成各种药疗工作。药物应用能力是保证护理质量的重要前提。药物应用课程以人体结构与功能、病原生物两门医学基础课程为学习基础,也是进一步学习后续护理专业课程的基础。

　　《药物应用》是课程编写团队(包括教师和临床护理专家)在广泛进行护理岗位能力需求调研的基础上,对护理工作中与用药护理有关的工作过程进行了提炼和分析,有机地整合了岗位所需要的知识、技能和态度,将原《药物学》课程的内容和顺序进行优化、整合、改革而成的。

　　《药物应用》教材是我们依据多年的教学实践、结合用药护理岗位的能力的要求、本着"实用、够用"的原则,以用药护理的工作过程为主线,组织金华职业技术学院医学院、浙江医学高等专科学校、湖州师范学院医学院、丽水学院医学院药理学教师,以及金华职业技术学院资深临床护理专家及药学专家合作编写而成的。本书根据医院临床科室的划分和药物作用的选择性被划分为十四个教学项目,每个教学项目又分为若干个用药护理任务。在教学内容选取上不但考虑了护理职业岗位的能力需求,还考虑了高职护理专业学生的学习能力与需求及可持续发展能力的培养。突出了高职护理专业的培养特点,将药物的不良反应及注意事项糅合成"用药护理"或"用药注意事项"作重点介绍。为体现"工学结合"特点,强调工作过程,在学习每一典型药物应用与护理知识之前,教材先向学习者展现"学习案例",并且设置"学习向导",引导学习者学习思考的方向;为拓宽知识面,将相关疾病知识及其他外延知识作为知识链接展现。每个任务后还附有相应的训练题,供学生复习和巩固所学知识及操作用。该教材充分体现了本课程改革的新理念,可以满足高职高专护理专业的教学需要。

　　本教材适用对象是高职高专护理类专业的学生,包括助产专业、涉外护理专业等,也可供医院护理工作者参考。

本教材由浙江医学高等专科学校俞月萍教授主审,在本书的编写过程提供了宝贵的意见和建议,对此深表感谢。本教材的编写过程还得到了金华职业技术学院副院长胡野教授、医学院各位领导、护理专业各位老师及附属医院护理部的大力支持,在此表示最诚挚的感谢! 由于我们初次进行基础课程的项目化教学改革,经验还非常欠缺,这种改革是否能适应教学和学习规律,还有待实践的检验,希望使用者在学习过程中对书中的不足之处提出批评指正,使我们能在下一轮教材编写过程中进一步完善。

林益平　李睿明

2013 年 2 月

目　录

项目一　药物应用总论

《药物应用》是以药理学为基础理论,以护理工作岗位中对药物应用与护理的知识与技能的实际需求为本位,在现代护理理论指导下形成的一门综合性专业技能课程。

本项目主要介绍在药物应用与护理中常用的基本知识。学习重点是理解药物的作用,不良反应、体内过程的概念和意义,熟悉影响药物作用的因素,学会用药物应用的基本理论指导用药护理。

任务一　了解药物应用的一般知识

一、药物应用的基本内容

药物(drug)是指能影响机体组织器官功能及细胞代谢活动,用以预防、治疗、诊断疾病或计划生育的化学物质。根据来源,可分为天然药物、合成药物和基因工程药物三类。

药理学(pharmacology)是研究药物与机体相互作用及其规律的学科。其中,研究药物对机体作用及作用机制的科学称为药物效应动力学(pharmacodynamics,简称药效学);研究机体对药物影响的科学称为药物代谢动力学(pharmacokinetics,简称药动学),包括药物的吸收、分布、生物转化、排泄过程特别是血药浓度随时间而变化的规律等。药理学的基本知识是指导护士合理、安全用药的理论基础。

药物应用(drug use)是以药理学基础理论和技能为基础,结合现代护理理论,阐述临床药物应用护理所必需的基本理论、基本知识、基本技能,指导临床护士正确实施药物治疗以及确保药物疗效达到最佳效应的一门综合应用性课程。护士处于临床第一线,既是药物治疗的执行者,也是用药护理的实施者,在发挥药物最佳效应和减少毒副反应方面起重要作用。药物应用不仅包括药物的药理作用、临床应用、用法用量等内容,而且包括药物的不良反应及防治措施、药物相互作用、用药前的注意事项、用药时和用药后的护理要点等方面的内容。这就要求护士在护理工作中不但要熟悉每种药物的一般知识,还应了解如何观察、预防或减轻药物不良反应,防止发生药源性疾病,避免医疗事故,协助医师和药师做好合理用药,把好药物治疗安全有效的最后一关。

二、护士在药物治疗中的任务

临床用药护理是护理工作的重要工作内容,护士既是药物治疗的执行者,也是用药前后的监护者。要做好这一工作,必须在用药过程中做好以下几点:

1. 用药前

(1)做好用药前评估　即应掌握病人的病史、用药史及药物过敏史,明确用药目的,要了解病人的身体状况,包括肝肾功能状态、电解质平衡情况,尤其要了解是否有药物禁忌证。

(2)熟悉药物　对所用药物的理化性质、药理作用、临床应用、用法用量、不良反应及注意事项做到熟悉,对不熟悉的药物在用药前应查阅有关书籍,了解其药理作用、不良反应、药物相互作用、注意事项和护理要点。

2. 用药时

(1)要明确用药目的　严格按医嘱给病人用药,若对医嘱有疑问,应及时与医师联系。

(2)严格执行"三查七对一注意"制度　对于药名相近、同名同音的药品尤其要注意查对。在查对中若发现疑问,应详细核查,确认无误后方可给药。

"三查""七对""一注意"

"三查"是指护士在用药时,要做到操作前检查、操作中检查、操作后检查;"七对"是指在用药时,要做到对床号、对姓名、对药名、对药物剂量、对药物浓度、对用药方法和对用药时间。"一注意"即注意用药后反应。

---

(3)合理安排给药时间　例如,3/d,不是指早、中、晚各1次,而是指每8小时1次,影响睡眠的药物不宜安排在睡前等。护士可根据病人的某些症状作出"必要时"给药的决定,尤其是当病人需要催眠或镇痛时,护士可以依据医嘱作出给药决定。

(4)勤观察、多记录　要注意观察药物的疗效和不良反应,做好记录;应主动询问和评估病人有无不适反应,要及时发现,及时处理。

(5)多交流　要加强与病人的心理沟通,适当向病人说明和解释用药后可能出现的不适反应以及用药注意事项等,缓解病人的紧张情绪,增强其坚持用药和战胜疾病的信心,并能积极配合治疗。

3. 用药后

(1)勤巡回　密切观察病情变化和药物不良反应,发现与药物有关的病情变化及不良反应要及时报告医师。

(2)按规范　对药物不良反应引起的"护理问题"应按护理程序进行处理。

(3)做好用药宣教　护士有责任指导病人合理用药,在病人出院时也应向病人或其家属讲解所带药物的有关知识,特别是一些常见不良反应、注意事项和疗程,以保证用药的安全有效,防止药源性疾病的发生。

三、药品的常用术语及释义

1. **药品** 药品,是指用于预防、治疗、诊断人的疾病,有目的地调节人的生理功能并规定有适应证或者功能主治、用法和用量的物质,包括天然药物原料及其制剂、抗生素、化学合成药、血液制品和诊断药品等。

2. **基本药物**(essential drugs) 基本药物,是指疗效确切、不良反应小、临床必需、价格合理、使用方便的药品。我国《国家基本药物目录》共收录西药 770 个品种,中成药 1249 个品种。

3. **处方药和非处方药** 处方药(prescription drug),是指凭执业医师和执业助理医师处方方可购买、调配后使用的药品;非处方药(nonprescription drug),是指不需要凭执业医师或执业助理医师处方,消费者可以自行判断、购买和使用的药品。国外将非处方药称为"柜台外销售的药品"(over the counter,简称 OTC 药品)。护士应有能力进行常见处方和非处方药的用药咨询,指导合理用药。

4. **药品有效期** 药品有效期,是指在规定的贮存条件下,生产之日起到某一日期止,药品质量保持稳定、疗效保持不变的期限。

药品有效期的识别方法

识别方法包括:①明确标明有效期的年月。如某药品有效期:2008 年 6 月,即表示此药品可以用至 2008 年 6 月 30 日止。②直接标明有效期为某年某月某日,其识别原则上同上。如有效期 2008 年 7 月 31 日,则指可以使用到 2008 年 7 月 31 日。③通过批号来推算。这些产品仅注明有效期若干年,但未注明具体到期年月,则按照该产品的批号推算。如某药品的有效期为 3 年,生产批号为 070919,系指可以使用到 2010 年 9 月 18 日止。④进口药品的有效期限标识很不统一,往往因国家而异。欧洲国家按日、月、年的顺序排列,如 29/8/07;美国按月、日、年顺序排列,如 Nov 2.07;日本与中国的习惯相同,按年、月、日排列。

---

5. **麻醉药品** 麻醉药品(narcotic drugs),是指连续使用后易产生生理依赖性成瘾癖的药品。使用麻醉药品不当,极易产生严重的精神依赖性和生理依赖性,导致滥用,给社会治安带来问题。

麻醉药品处方剂量,注射剂不得超过 2 日常用量,片剂、酊剂、糖浆剂等口服制剂不得超过 3 日常用量,连续使用不得超过 7 日,以防产生依赖性。处方应书写完整,字迹清晰。护士应建立麻醉药品处方登记册,并逐方进行登记,发现有连续使用达 7 日者,应提请处方医师停用。

目前对癌症疼痛病人(包括确需使用麻醉药品止痛的其他危重病人)实行核发"麻醉药品专用卡"制度。病人应在具有麻醉药品使用资格的医疗机构,凭"专用卡"和具有麻醉药品处方权的执业医师开具的处方取药。注射剂处方一次不超过 3 日用量,控(缓)释制剂处方一次不超过 15 日用量,其他剂型的处方一次不超过 7 日用量。

6. **精神药品** 精神药品(psychotropic substances),是指直接作用于中枢神经系统,使之兴奋或抑制,连续使用能产生依赖性的药品。依据精神药品使人产生的依赖性和危害人体健康的程度,我国将其分为两类。第 1 类包括哌甲酯、苯丙胺、咖啡因、布桂嗪、复方樟脑酊、丁丙诺啡注射液等;第 2 类包括戊巴比妥、地西泮、艾司唑仑、麦角胺咖啡因、唑吡坦、丁丙诺啡舌下含片等。精神药品长期使用后一般只产生精神依赖性,病人有一种连续使用某种药物的要求,一旦停止用药一般不出现戒断症状。

麻醉药品管理办法

《麻醉药品管理办法》是由国务院颁布的针对麻醉药的种植和生产、供应、运输、进出口、使用、罚则及品种范围所作的规定,医务人员必须严格遵照执行。

麻醉药品包括阿片类、可卡因类、大麻类、合成药类及卫生部指定其他易成瘾癖的药品、药用原植物及其制剂。临床上常用的有吗啡、哌替啶、可待因、阿片、美沙酮、二氢埃托啡、芬太尼等。

《精神药品管理办法》规定:除特殊需要外,第 1 类精神药品的处方,每次不超过 3 日常用量;第 2 类精神药品的处方,每次不超过 7 日常用量。

7.医疗用毒性药品 医疗用毒性药品简称毒性药品,指毒性剧烈,治疗剂量与中毒剂量相近,使用不当会致人中毒甚至死亡的药品。毒性药品分为中、西药品两大类。西药品种有亚砷酸注射液及去乙酰毛花苷、阿托品、洋地黄毒苷、氢溴酸后马托品、三氧化二砷、毛果芸香碱、升汞、水杨酸毒扁豆碱、亚砷酸钾、氢溴酸东莨菪碱、士的宁等原料药。

《医疗用毒性药品管理办法》规定医疗用毒性药品凭医师正式处方调配,每次处方剂量不得超过 2 日极量。

 思·考·题

1.药物应用研究的主要内容是什么?谈谈你作为护士为什么要学习这门课。

2.找一个空药盒,说明它的生产日期和有效期。

3.护士在执行药物医嘱时应注意些什么?

（林益平　金志华）

任务二　运用药物效应动力学原理指导合理用药

⭐学习目标

- **知识目标**
  1.掌握药物的基本作用,以及药物作用的类型、两重性、受体机制、安全范围、治疗指数。
  2.熟悉药物其他作用机制。
- **能力目标**
  1.在用药护理工作中能区别药物的治疗作用和不良反应。
  2.能根据药物作用的两重性特点防范药物不良反应。

● **学习案例**

患儿,男,4岁。因"发热、咳嗽伴气喘4天"入院。入院体检:T 38.4℃,P 100次/次,R 31次/min,体重15kg,呼吸急促,两肺闻及干啰音和哮鸣音,心脏及腹部无殊。诊断:支气管哮喘急性发作伴感染。治疗:① 抗生素治疗;② 氨茶碱60mg加入10%葡萄糖溶液静滴。滴入氨茶碱后20分钟发现患儿烦躁不安、心悸并出现胡言乱语、四肢抽搐,立即停止输液,并肌注地西泮2mg后抽搐停止。事后发现护士把氨茶碱的剂量误读成0.6g。

● **病情分析**

本例是支气管哮喘患者,表现为支气管痉挛,呼吸困难。氨茶碱是平喘药,儿童剂量每次为2~4mg/kg,过量会引起中枢神经兴奋症状。

● **学习向导**

1. 本例中的氨茶碱是属于兴奋药还是抑制药?运用药物的基本作用说说地西泮的解救原理。

2. 本例用药事故说明药物除治疗作用外,还有什么作用?

3. 在用药护理工作中应注意哪些事项?

一、药物的作用

药物作用(drug action)是指药物与机体大分子之间的相互作用,是药物导致效应的初始反应。如肾上腺素作用于 α、β 受体,导致血管收缩、心率加快以及血压升高。药物效应(drug effect)是指继发于药物作用之后的生理、生化功能或形态的变化。如阿托品选择性地阻断腺体、眼、平滑肌、心脏等的 M 受体产生相应的药物效应。药物作用是动因,效应是结果。

(一)药物的基本作用

药物的基本作用是指药物对机体原有功能活动的影响,是在机体原有生理生化功能基础上产生的。凡能使机体原有功能增强的作用称为兴奋作用(excitation action),如肌肉收缩、腺体分泌增多、酶活性增强等,相应的药物称为兴奋药。凡使原有功能活动减弱的作用称为抑制作用(inhibition action),如肌肉松弛、腺体分泌减少、心率减慢等,相应的药物称为抑制药。机体功能活动的兴奋和抑制,在一定条件下可互相转化,药物作用也如此,如适量的新斯的明可以使重症肌无力患者骨骼肌收缩力增强,但过量时反使患者肌无力症状加重。

(二)药物作用的主要类型

1. 局部作用和吸收作用 局部作用(local action)是指药物被吸收入血之前,在用药部位所产生的作用,如碘酊用于皮肤的消毒作用、局麻药的局部麻醉作用、口服碳酸氢钠的中和胃酸作用等。吸收作用(absorbable action)是指药物从给药部位吸收入血后,随血流分布到全身各组织器官所呈现的作用。如舌下含服硝酸甘油的抗心绞痛作用,如局麻药也可被吸收而产生不良反应。护士应重视局部使用酒精等消毒防腐药可能会产生吸收作用。

2. 直接作用和间接作用 药物直接作用于组织或器官引起的效应称为直接作用(direct action),如硝酸甘油直接作用于血管平滑肌使之松弛从而降压。而由直接作用所继发的其他效应称为间接作用(indirect action),如硝酸甘油的降压作用会引起心率加快,从而对心肌缺血患者不利影响。因此,护士要对两方面的作用均要关注。

3. 药物作用的选择性 药物在适当剂量时对机体不同组织器官在作用性质或作用强度方面的差异称为药物作用的选择性(selectivity)或选择作用。大多数药物在治疗剂量时只对某个组织器官有明显作用,而对其他组织器官无作用或无明显作用。如强心苷类,对心肌有很强的选择性,很小剂量就有正性肌力作用,而对骨骼肌和平滑肌,即使应用很大剂量也无作用。选择性是药物分类的基础,也是临床选药的依据,但选择性是相对的而不是绝对的。一般地说,选择性高的药物针对性强,不良反应少,但应用范围窄;而选择性低的药物针对性差,不良反应多,但应用范围广。

(三)药物作用的两重性

药物作用具有两重性,即既可呈现对机体有利的治疗作用,又可产生对机体不利的不良反应。护士在临床用药时,应充分发挥药物的治疗作用,尽可能减少药物不良反应的发生。

1. 治疗作用 凡符合用药目的,有利于防病、治病的作用称为治疗作用(theraputic action)。

(1)对因治疗 用药目的在于消除原发致病因子,彻底治愈疾病,称为对因治疗(etiological treatment),又称治本。如抗生素消除体内致病菌。

(2)对症治疗 用药目的在于改善疾病症状,称为对症治疗(symptomatic treatment),又称治标。如高热时用解热镇痛抗炎药来退热。对于某些重危急症如休克、惊厥、高热、剧痛等,对症治疗可能比对因治疗更为迫切,故要急则治其标(对症),缓则治其本(对因),标本兼治。护士在执行药物医嘱时应明白其治疗目的,并对患者或家属作出解释。

(3)补充治疗(supplementary therapy)或替代治疗(replacement therapy) 用药目的在于补充营养物质或内源性活性物质如激素的不足。

2. 不良反应(adverse reaction) 凡不符合用药目的并为病人带来不适或痛苦的反应称不良反应。少数较严重的不良反应是较难恢复的,称为药源性疾病(drug induced disease,DID),例如庆大霉素引起神经性耳聋、氯霉素引起白血病等。

(1)副作用(side reaction) 又称为副反应,是指药物在治疗量时与治疗作用同时出现的与用药目的无关的作用。其产生原因是药物的选择性低,作用广泛。例如阿托品用于解除胃肠痉挛时,将会引起口干、心悸、便秘等副反应。其特点多为:①可逆且较轻的功能性变化;②可预知,但难以避免;③有时可随用药目的不同而转化。因此,在用药护理中,应事先向病人解释可能出现的副作用,避免发生不必要的恐慌,也可以采取相应措施预防。

(2)毒性反应(toxic reaction) 多数药物的毒性反应是由于用药剂量过大或注射速度过快、用药时间过长或机体敏感性过高引起的对机体有一定损害的反应。急性毒性(acute toxicity)是指用药后立即发生的,多损害循环、呼吸及神经系统功能;慢性毒性(chronic toxicity)是指长期用药致药物在体内蓄积而发生的,多损害肝、肾、骨髓、内分泌等功能。致癌(carcinogenesis)、致畸胎(teratogenesis)、致突变(mutagenesis)三致反应也属于慢性毒性范畴。企图增加剂量或延长疗程以达到治疗目的是有限度的,过量用药是十分危险的。毒性反应一般比较严重,但是可以预知的,严格控制给药剂量、给药速度及疗程可以避免毒性反应的发生。

(3)变态反应(allergic reaction) 是指致敏机体对某些药物产生的一种病理性免疫反应,也称过敏反应(hypersensitive reaction)。此反应与用药剂量无关,与毒性反应不同,不易预知。致敏原可以是药物本身、药物的代谢物或药物制剂中的其他物质。最常见的是 I

型变态反应,临床常见的有药物热、皮疹、哮喘等,严重时可引起过敏性休克。对于易致过敏的药物或过敏体质者,用药前应询问病人有无用药过敏史,并在做过敏试验的同时备好抢救药械。凡有过敏史或过敏试验阳性反应者,禁用有关药物。

"反应停"事件

　　沙利度胺(又称反应停)是 20 世纪 50 年代开发的一种镇静药物,主要治疗麻风病,同时对孕妇的早期妊娠呕吐具有极好的治疗效果。因其疗效显著,不良反应轻,在西欧曾被广泛地用于孕妇的早期妊娠反应。但是几年后发现用过此药的孕妇常分娩四肢短小的孩子,被称为"海豹肢畸形儿"。历史上称这一严重的药害事件为"反应停"事件。

---

　　(4)后遗效应(residual effect)　后遗效应是指停药后血药浓度已降至阈浓度以下时残存的药理效应。例如长期应用肾上腺皮质激素,停药后肾上腺皮质功能低下数月内难以恢复。

　　(5)停药反应(withdrawal reaction)　长期用药后突然停药出现的症状,又称撤药综合征。例如长期服用普萘洛尔降血压,突然停药后血压将剧烈回升,护士应指导患者逐渐停药。

　　(6)继发反应(secondary reaction)　由于药物治疗作用引起的不良后果,称继发反应,又称治疗矛盾。如长期服用四环素类广谱抗生素引起的二重感染。

　　(7)特异质反应(idiosyncrasy)　少数特异体质病人对某些药物的反应特别敏感,反应严重程度与剂量有关。这种反应不是免疫反应,是由于先天遗传异常所致的反应,如葡萄糖-6-磷酸脱氢酶(G-6-PD)缺乏者,在应用伯氨喹等具氧化性的药物治疗时所发生的溶血现象,应避免使用相关药物。

　　(8)药物依赖性(drug dependence)　是指某些药物连续应用后,患者对药物产生主观和客观上需要强迫性连续用药的现象,包括精神依赖性和躯体依赖性,应制止滥用麻醉性药物和精神类药物现象。

药源性疾病

　　是指由药物诱发而出现的人体某个或几个组织器官功能性改变或器质性损害,并且均有典型的临床症状的疾病。它可分为两个类型:①A 型反应:由药物的药理作用增强所引起。主要由于单位时间内药物浓度异常升高所致,与用药剂量过大、首过效应的下降、药物与血浆蛋白结合率降低及肾清除率降低等有关。②B 型反应:主要由药物的异常性与病人的特异质引起。前者包括药物、辅料及附加剂的分解代谢产物,如降解的四环素可引发类似范可尼综合征。后者主要指病人特异遗传素质,如红细胞中 G-6-PD 缺乏、遗传性高铁血红蛋白血症等。

3.护理注意

　　(1)严格正确地执行药物医嘱,提高责任心,按时按量给药,明确给药速度。

　　(2)严密观察药物不良反应的发生。熟悉常用药物的不良反应类型和表现;发现不良反应时,应及时报告医生,并采取停药等恰当的措施,最大限度地降低危害。

（3）加强用药宣教工作,提高患者的依从性,消除诱发药物不良反应的各种因素,防患于未然。

二、药物剂量与效应关系

药物剂量与效应之间的规律性关系称为药物剂量-效应关系（dose-effect relationship）,简称量-效关系（图1-1）。在一定剂量范围内,药物效应随着剂量增加而增强,用药的剂量太小往往无效,剂量太大又会出现中毒症状。护士在执行药物医嘱时,应重视对剂量的核对,既要保证药物疗效,又要防范药物中毒。

（一）药物的剂量
剂量就是用药的分量。

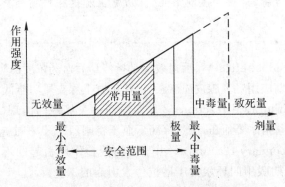

图1-1 剂量与效应的关系（量的关系）示意图

1. **最小有效量**（minimum effective dose）**或阈剂量**（threshold dose）　开始出现疗效的最小剂量。

2. **极量**（maximum dose）　是指出现最大治疗作用但尚未引起毒性反应的量。极量是国家药典明确规定允许使用的最大剂量,特殊情况需要超过极量的,医嘱上应有特别说明,否则护士应拒绝执行。

3. **最小中毒量**（minimum toxic dose）　是指超过极量,血药浓度继续升高,引起毒性反应的最小剂量。

4. **治疗量和常用量**　治疗量是指最小有效量与极量之间的量。临床为使药物疗效可靠而安全,常采用比最小有效量大比极量小的量,称为常用量。

5. **安全范围**　是指最小有效量到最小中毒量之间的剂量范围。安全范围过小的药物易中毒。有时药物剂量在安全范围内,但当单位时间内进入体内的药量过大时也会中毒,因此,护士还应关注给药速度,特别是静脉给药的速度。

（二）量-效曲线
量-效关系可用量-效曲线表示（图1-2）。由于所观察的药物效应指标不同,可分为量反应和质反应量-效关系。

1. **量反应**　凡能用具体数量来表示的药物效应称为量反应（graded response）,如血压、心率等。用效应为纵坐标,药物剂量为横坐标,量-效关系呈长尾S形曲线,如将药物剂量改用对数值作图则呈对称S型曲线,这就是通常所讲的量-效曲线（图1-2）。药物产生最大效应的能力称最大效应（效能,maximum efficacy,Emax）,反映药物的内在活性。能引起等效反应的药物相对浓度或剂量称效价强度（potency）反映药物与受体的亲和力,其值越小则强

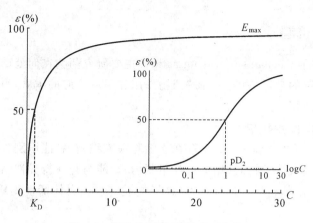

图 1-2　药物作用的量-效关系曲线

度越大。药物的最大效能与效价强度含意完全不同,两者并不平行(图 1-3)。药物的最大效能值有较大实际意义,不区分效应与效价强度,只讲某药较另药强若干倍是易被误解的。

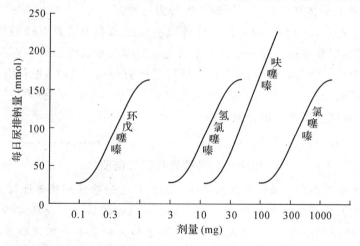

图 1-3　各种利尿药的效价强度及最大效应比较

2. **质反应**　有些药理效应只能用有或无、阳性或阴性表示,称为质反应(quantal response),如死亡与生存、抽搐与不抽搐等,必须用多个动物或多个实验标本以阳性率表示。半数有效量(median effective dose)是能引起 50％阳性反应(质反应)或 50％最大效应(量反应)的剂量,用半数有效剂量(ED_{50})表示。如果效应指标为死亡则可改用半数致死剂量(LD_{50})表示。

(三)安全性指标

1. **治疗指数(therapeutic index,TI)**　是指药物半数致死量与半数有效量的比值,即 $TI = LD_{50} / ED_{50}$,治疗指数越大药物越安全,如强心苷的 TI 值只有约 2.3,执行此类药物医嘱时,剂量要非常精确,并且要严格控制给药速度。

2. **安全范围(margin of safety)**　是指 95％有效量与 5％致死量之间的距离,即 $ED_{95} - LD_5$ 之间的距离,其范围越大越安全。但安全范围大的药物也不绝对安全,如毒性很低的青霉素,可因引起过敏性休克而危及患者生命。

三、药物作用机制

药物的作用机制(mechanism of drug action)主要研究药物在何处产生作用和如何产生作用。药物作用机制的学习,有助于理解药物作用和不良反应的本质,为护理人员实施临床合理用药提供理论依据。

(一)药物-受体作用机制

1. 受体与配体 受体(receptor)是存在于细胞膜或细胞内,能识别、结合特异性配体,并产生特定效应的生物大分子物质(糖蛋白或脂蛋白)。能与受体特异性结合的生物活性物质称为配体(ligand)。配体包括内源性配体(神经递质、激素、自体活性物质如组胺等)和外源性配体(药物等)。

受体具有以下特性:①特异性;②饱和性;③灵敏性;④可逆性;⑤多样性。

2. 药物与受体结合 药物与受体结合引起生物效应尚需具备两个条件:①药物与受体结合的能力即亲和力(affinity);②药物与受体结合时激动受体的能力即内在活性(intrinsic activity)。据此将与受体结合呈现作用的药物分为三类。

(1)受体激动药(agonist) 指药物对受体既有较强亲和力又具有较强的内在活性,从而可兴奋受体产生明显效应。如去甲肾上腺素是 α 受体的激动药。

(2)受体部分激动药(partial agonist) 指对受体有较强亲和力,但仅有较弱内在活性的药物,单独应用时能产生较弱的效应,而与激动药合用时,而占据受体可拮抗激动药的作用。如喷他佐辛是阿片受体的部分激动药。

细胞内信号转导和第二信使

药物与受体结合后是如何产生药理作用的呢?在细胞信息转导过程中,首先是细胞膜及细胞膜上的某些特定结构(如受体)接受细胞外的第一信使物质所传递的生物信息,主要包括神经递质、多肽类激素、细胞因子和药物。第一信使物质与受体结合后,激活受体并改变受体的构象,将信息传递给细胞内的第二信使物质或效应器。第二信使物质是细胞外信息与细胞内效应之间必不可少的中介物质。第二信使包括环磷腺苷(cAMP)、G-蛋白、环磷鸟苷(cGMP)、肌醇磷脂、钙离子等。这些第二信使将已激活的信息在细胞内增强、分化、整合并传递给下一级效应器,发挥其特定的生理功能或药理效应。

---

(3)受体拮抗药(antagonist) 又称受体阻断药。是指药物对受体只有亲和力,而没有内在活性,其与受体结合后,不产生效应,但可阻碍激动药与受体的结合,因而对抗或取消激动药的作用,如阿托品是 M 胆碱受体阻断药。根据其与受体结合是否可逆分为竞争性和非竞争性拮抗药。①竞争性拮抗药(competitive antagonist):竞争性拮抗药与受体的结合是可逆的,能通过增加激动药的浓度来与拮抗药竞争受体,最终达到激动药原来的最大效应;②非竞争性拮抗药(noncompetitive antagonist):非竞争性拮抗药与受体的结合是相对不可逆的,或它能引起激动药构型的改变,从而干扰激动药与受体的正常结合,此时增加激动药的浓度也不能达到其原来的最大效应。在执行药物医嘱时,护士应明白各类药物之间是否有

拮抗关系,应合理安排拮抗药物的应用次序和间隔时间,也可利用药物之间的拮抗关系抢救药物中毒患者等。

3.**受体调节**　受体和配体作用,引起有关受体的数目和亲和力的变化称为受体调节(receptor regulation)。长期应用受体拮抗药,可使受体数目增加或亲和力增高,称为受体向上调节(up regulation)。受体向上调节与长期应用受体拮抗药后敏感性增加或停药症状有关。长期应用受体激动药,可使受体数目减少或亲和力降低,称为受体向下调节(down regulation)。受体向下调节与长期应用受体激动药后敏感性降低或产生耐受性有关。

(二)药物的其他作用机制

1.**改变细胞周围理化环境**　氢氧化铝中和胃酸以治疗溃疡病,硫酸镁提高肠腔渗透压而导泻等分别是通过简单的化学反应及物理作用而产生药理效应。

2.**改变某些酶的活性**　如新斯的明竞争性抑制胆碱酯酶,奥美拉唑抑制胃壁细胞 H^+-K^+ ATP 酶而抑制胃酸分泌。

3.**参与或干扰机体的代谢过程**　补充生命代谢物质以治疗相应的缺乏症,如铁盐治贫血、胰岛素治糖尿病等。

4.**影响细胞膜的离子通道**　利多卡因作用于心肌,阻滞钠通道,开放钾通道,而纠正室性心律失常。局麻药阻滞神经细胞上的钠通道,阻断神经冲动的传导。

5.**影响自体活性物质、激素、神经递质**　如利舍平可抑制交感神经释放递质去甲肾上腺素而产生降压作用,氢氯噻嗪抑制肾脏远曲小管 NaCl 的再吸收而发挥利尿作用。

6.**影响免疫功能**　除免疫血清及疫苗外,免疫增强药(如左旋咪唑)及免疫抑制药(如环孢霉素)通过影响免疫机制发挥疗效。

7.**非特异性作用**　如消毒防腐药如 70% 酒精溶液对蛋白质的变性作用,只能用于体外杀菌或防腐,不能内用。一些全身麻醉药对于细胞膜脂质结构的扰乱,使神经细胞的兴奋阈升高,抑制除极作用,对中枢神经系统产生抑制作用。

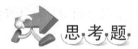
思考题

1.药物治疗疾病时可发生哪些不良反应?哪些是可以避免的?

2.药物出现了副作用该如何向病人解释?

3.如何理解"是药三分毒"这句话的含义?

4.患儿,男,5 岁,因"腹泻 3 天"就诊。当地医院给予硫酸庆大霉素静脉滴注 4 万单位/d,连用 5 天。第三天到护士站输液时告诉护士,患儿出现"耳背"和耳鸣现象。作为值班护士,请你分析此不良反应的性质,并说说下一步应采取的措施。

(林益平　金志华)

任务三　运用药物代谢动力学原理指导合理用药

★学习目标

● **知识目标**

1. 掌握吸收、分布和排泄及其影响因素，理解生物转化的方式、药酶、药酶诱导剂与抑制剂、生物利用度、表观分布容积、消除的动态规律、半衰期的概念及意义。

2. 了解药物跨膜转运的类型及特点、药-时曲线、曲线下面积、消除速率常数、清除率、稳态血药浓度。

● **能力目标**

1. 能根据药物代谢动力学的基本原理合理用药。

2. 能根据不同的药物剂型和药物半衰期合理安排给药途径和给药间隔时间。

药物代谢动力学（简称药动学）是研究药物在体内的吸收、分布、生物转化及排泄过程的动态变化，研究体内药量或血药浓度随时间的变化，用数学方程式或药动学参数来描述动态变化规律。

一、药物的跨膜转运

药物由用药部位到达作用部位或由体内排出体外都需要通过各种生物膜，药物通过生物膜的过程称为药物跨膜转运。药物的跨膜转运方式主要有被动转运和主动转运。

（一）被动转运

是指药物由高浓度一侧向低浓度一侧的跨膜转运，包括简单扩散、滤过和易化扩散。

1. 简单扩散（simple diffusion）　又称脂溶扩散（lipid diffusion），是指脂溶性药物可溶于脂质通过生物膜。简单扩散受药物的解离度、极性和脂溶性等的影响。多数药物是弱碱性或弱酸性有机化合物，在体液中可部分解离。解离型药物极性大，脂溶性小，难以扩散；非解离型药物极性小，脂溶性大，容易扩散。弱酸性药物在酸性环境中不易解离，容易转运；在碱性环境中容易解离，难以转运。弱碱性药物则相反，在碱性环境中容易转运，在酸性环境中难以转运。多数药物以这种方式转运。

2. 滤过（filtration）　又称膜孔扩散，指小分子水溶性药物借助膜两侧的流体静压和渗透压差被水携带到低压侧的过程。滤过是指有外力促进的扩散，如肾小球滤过等。

3. 易化扩散（facilitated diffusion）　是一种需要载体的顺浓度转运。它需要细胞膜上某些特异性蛋白质——通透酶帮助而扩散，这种转运不需消耗能量，但需要载体，有饱和现象和竞争性抑制作用，如葡萄糖、氨基酸、核苷酸等转运为易化扩散。

（二）主动转运

指药物分子能逆着生物膜两侧的浓度梯度，从低浓度一侧向高浓度一侧转运。其特点是需要载体，消耗能量，有饱和现象和竞争性抑制作用。如细胞内 Na^+ 转运到细胞外、细胞外 K^+ 转运到细胞内，血液中的碘进入甲状腺腺泡的转运，青霉素等弱酸性药物和弱碱性药物从近曲小管的分泌均为主动转运。

除上述转运外有些大分子物质的转运可通过胞吞或胞饮来完成。

二、药物的体内过程

药物从给药部位进入机体到药物从机体消除的全过程称为药物的体内过程,包括吸收、分布、生物转化(代谢)和排泄四个环节(图 1-4)。

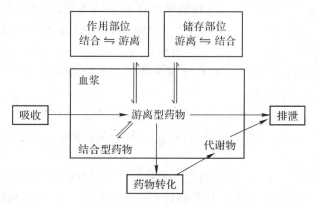

图 1-4 药物的体内过程

(一)药物的吸收

药物从给药部位进入血液循环的过程称为吸收(absorption)。药物吸收的多少和快慢,常与给药途径、药物的理化性质、吸收环境等密切有关(见图 1-5)。

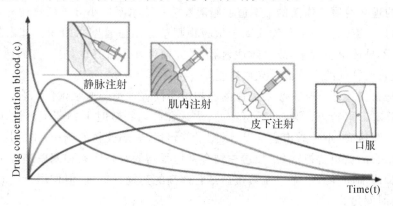

图 1-5 不同给药途径的药-时曲线

1.**口服给药** 是最常用的给药方法,主要通过简单扩散吸收。由于小肠黏膜薄,绒毛多,吸收面积大($200m^2$),血流丰富,pH 偏中性($4.8\sim8.2$)等原因,对弱酸性和弱碱性药物均易吸收。由于胃表面有较厚的黏液膜,吸收面积小($1m^2$),所以吸收量很少。影响吸收的因素:①首过消除(first pass elimination):有些口服药物在胃肠吸收时,经胃肠及肝细胞代谢酶的部分灭活,使进入体循环的有效药量减少,此现象叫做首过消除。首过消除比较明显的药物不宜口服给药。②药物制剂类型:液体药物易于吸收;片剂、胶囊剂必须先在胃肠道崩解、溶解后才可能被吸收。③胃肠液 pH 值:pH 值高低决定胃肠道非解离型药物分子的多少,改变胃肠液 pH 值就可改变胃肠吸收药物的速度及数量。④胃排空速度:加速胃排空可使药物较快地进入小肠,加速药物吸收;反之,吸收减慢。⑤食物:主要影响药物的吸收速度,大多数药物常在进餐时或进餐后内服,以减少胃肠反应。

2. 舌下给药和直肠给药　可分别通过口腔、直肠和结肠黏膜吸收。虽然吸收表面积小,但血液供应丰富,无首过消除,吸收也较迅速。对于用量小、脂溶性高的药物可用这两种途径给药,如硝酸甘油、异丙肾上腺素等。

3. 注射给药　静脉注射和静脉滴注是将药物直接注入体循环,没有吸收过程。

皮下注射或肌内注射后,药物经毛细血管壁进入血液循环,毛细血管壁细胞间隙较大,一般药物均可顺利通过。皮下及肌内注射给药,药物吸收一般较快而完全,其吸收速率常与注射部位的血流量及药物的剂型有关。肌肉组织的血流量比皮下组织丰富,故肌内注射比皮下注射吸收快;当周围循环衰竭时,皮下及肌内注射药物吸收速度大大减慢。水剂吸收快;混悬剂、油剂或植入片吸收慢。

4. 呼吸道给药　肺泡表面积大(约 200m²),血流量丰富,药物只要到达肺泡,吸收极其迅速。气体及挥发性药物(如吸入麻醉药)可直接进入肺泡吸收;气雾剂可将药液雾化为微粒,从肺泡迅速吸收。

5. 皮肤、黏膜给药　不少药物能透过皮肤吸收,如在制剂中加入透皮剂如氮酮等,吸收速度会更快,达到持久的全身疗效。例如临睡前应用硝酸甘油透皮贴剂贴于前臂内侧或胸前区,可预防夜间心绞痛发作。黏膜的吸收能力较皮肤强,鼻腔内给药吸收迅速。

(二)药物的分布

药物从血液循环跨膜转运到细胞间液及细胞内液的过程称为药物的分布(distribution)。大多数药物在体内的分布是不均匀的,其影响因素如下:

1. 药物的理化性质和体液的 pH 值　脂溶性药物或水溶性小分子药物均易透过毛细血管壁进入组织;水溶性大分子药物或离子型药物则难透出血管壁入组织。如右旋糖酐由于其分子较大,不易透出血管壁,故静脉注射后,一方面可补充血容量,另一方面通过其胶体渗透压作用,吸收血管外的水分而扩充血容量。

2. 药物与血浆蛋白结合　吸收入血的药物可不同程度地与血浆蛋白结合。药物与血浆蛋白结合率具有以下特点:①结合是可逆的;②结合型药物暂时失去药理活性;③由于结合型药物分子体积增大,不易透出血管壁,限制了其转运,影响药物的分布;④药物之间具有竞争血浆蛋白结合的竞争置换现象,如蛋白结合率均很高的双香豆素和酮康唑合用时,会使双香豆素游离型增加而导致出血。血浆蛋白结合率高的药物显效慢,但作用持续时间长;反之显效快,维持时间短。

3. 药物与组织的亲和力　有些药物对某些组织有较高的亲和力,使其在该组织中的浓度明显高,从而表现出药物分布的选择性。如 99% 的碘分布在在甲状腺组织中;氯喹主要分布在肝组织中,适用于治疗阿米巴肝脓肿。

4. 体内屏障

(1)血脑屏障(blood-brain barrier)　它有利于维持中枢神经系统内环境的稳定。许多相对分子质量大的、解离度高的、蛋白结合率高的非脂溶性药物难以通过此屏障;而小分子的、低解离度的、低蛋白结合率的、脂溶性大的药物易通过该屏障。

(2)胎盘屏障(placental barrier)　是由胎盘将母体与胎儿血液隔开的屏障,它的通透性与一般生物膜无明显区别,某些药物对胎儿发育有损害,故妊娠期间禁用或慎用。

（3）血眼屏障 采用全身给药方法,很难在眼内达到有效治疗浓度,采用结膜囊给药、结膜下给药或球后注射给药,既能提高眼内药物浓度,又能减少全身不良反应。

5. 组织、器官血流量 药物吸收后,往往在血流量多的器官(如肝、肾、脑、心)迅速达到较高浓度,并达到动态平衡,而后向血流量少的组织转移。虽然脂肪组织的血流量少,但容积大,是脂溶性药物的巨大贮存库。

（三）药物的生物转化

药物在体内发生的化学变化称为生物转化(biotransformation)或代谢(metabolism)。肝是药物代谢的主要器官,其次是肠、肾、脑等。

1. 药物生物转化的方式 药物在体内的生物转化方式有氧化、还原、水解、结合。其转化步骤常分两相进行:

（1）Ⅰ相反应 即氧化、还原及水解反应,这类化学反应使大部分有药理活性的药物转化为无药理活性的代谢物(灭活),如普鲁卡因被水解灭活;使小部分有药理活性的药物转化为仍具有药理活性的代谢物如阿司匹林转化为水杨酸;使少数无药理活性的前药转化为有药理活性的药物(活化),如环磷酰胺需转化成磷酰胺氮芥才具有抗癌作用。

（2）Ⅱ相反应 即结合反应,经Ⅰ相反应的代谢物或某些原形药物,可与体内的葡萄糖醛酸、甘氨酸、硫酸、乙酰基等内源性物质在相应基团转移酶的催化下进行结合反应。其反应结果为:药物的水溶性和极性增加,易经肾脏排泄。

2. 药物转化酶 根据特异性不同可分为专一性酶和非专一性酶。

（1）非专一性酶 是指存在于肝细胞微粒体的混合功能酶系统,简称肝药酶。细胞色素P-450酶系是促进药物转化的主要酶系统。其特点:①专一性低,能催化许多药物代谢;②变异性大,受遗传、疾病等因素的影响,可有明显的个体差异;③活性可变,受某些化学物质及药物的影响而增强或减弱。

（2）专一性酶 有些酶能催化特定的底物,例如胆碱酯酶水解乙酰胆碱、单胺氧化酶氧化肾上腺素等。

3. 药酶的诱导与抑制 某些药物可改变酶的活性,因而影响该药本身及其他药物的作用,在临床合并用药时应注意。

（1）酶诱导 酶诱导是指肝药酶活性增强。凡能增强药酶活性或加速药酶合成的药物称为药酶诱导剂,如苯巴比妥、苯妥英钠、利福平等。药酶诱导作用可解释连续用药产生的耐受性、停药敏化现象等。

新生儿黄疸的药物治疗

患儿,男,出生5天,发现皮肤、巩膜黄染3天。患儿一般情况好,活动及吃奶均正常,测血清总胆红素12mg/dl。诊断:新生儿生理性黄疸。治疗方案:苯巴比妥钠5mg/d,分三次口服。你能说说其用药目的吗?

（2）酶抑制 酶抑制是指肝药酶活性降低。凡能减弱药酶活性或减少药酶生成的药物称为药酶抑制剂,如氯霉素、西咪替丁、异烟肼等。药酶抑制剂与被药酶代谢的药物合用,使该药物的药理活性增加,如氯霉素与苯妥英钠合用,可使苯妥英钠在肝内的生物转化减慢,

血药浓度升高,作用增强,甚至可引起毒性反应。

(四)药物的排泄

药物自体内以原形药或代谢产物经机体的排泄器官或分泌器官排出体外的过程,称为药物的排泄(drug excretion)。药物排泄的途径主要是肾,其次是消化道、呼吸道、乳腺、汗腺等。

1. 肾排泄 肾是药物排泄最重要的器官,排泄过程主要包括肾小球滤过、肾小管分泌和肾小管重吸收。除了与血浆蛋白结合的药物外,游离型药物及其代谢物可从肾小球滤过,其滤过速度受肾小球滤过率、分子大小的影响。弱酸性药物和弱碱性药物在肾小管内可通过简单扩散而重吸收。脂溶性药物重吸收多,排泄速度慢;水溶性药物重吸收少,易从尿中排出,排泄速度快。尿量和尿液 pH 可影响药物重吸收。尿量多可降低尿液中药物浓度,减少药物的重吸收,从而增加药物排泄。尿液呈酸性时,弱碱性药物在肾小管中解离多,重吸收少,排泄较快。同样道理,尿液呈碱性时,弱酸性药物重吸收少,排泄较快。临床上可通过改变尿液 pH,改变肾小管内药物的解离度,来加速或延缓药物的排泄。如苯巴比妥中毒时,可用碳酸氢钠碱化尿液,促进排泄。

2. 胆汁排泄 许多药物和代谢物可从肝细胞转运到胆汁,随胆汁流入十二指肠,然后随粪便排出体外。有些药物(如利福平、红霉素)随胆汁流入肠腔后可在肠腔内重新被吸收入血,形成肝肠循环(hepatoenteral circulation)。肝肠循环多的药物半衰期长,药物作用持续时间延长,如洋地黄毒苷的肝肠循环率为 26%。

3. 乳汁排泄 药物经简单扩散的方式自乳汁排泄。由于乳汁偏酸性,故弱碱性药物(如吗啡、氯霉素、阿托品、抗甲状腺药丙硫氧嘧啶等)易自乳汁排出。故哺乳期妇女用药应慎重,以免对乳儿产生不良反应。

4. 其他 挥发性药物如麻醉药异氟烷、氧化亚氮等主要从肺排出。很多药物可从唾液排出,且排出量与血药浓度有相关性,如茶碱、安替比林等,故可通过测定唾液药物浓度代替检测血药浓度。胃肠也能排泄药物,故吗啡中毒时洗胃、导泻有一定治疗意义。某些药物也可从汗腺排泄。

三、血药浓度变化的时间过程

(一)量效关系和时效关系

血药浓度-时间曲线(药-时曲线)是指以血药浓度为纵坐标,时间为横坐标所绘制的血药浓度随时间变化而升降的曲线。非血管途径给药的药-时曲线,如图 1-6 所示。一般可分为三期:潜伏期(latent period)、持续期(persistent period)、残留期(residual period)。潜伏期是指用药后到开始出现疗效的一段时间,主要反映药物的吸收和分布过程。药峰浓度(peak concentration,C_{max})是指药后所能达到的最高浓度,且通常与药物剂量成正比。达峰时间(peak time,T_{max})是指用药后达到最高浓度的时间。持续期是指药物维持有效浓度的时间,其长短与药物的吸收及消除速率有关。残留期是指体内药物已降至有效浓度以下,但又未从体内完全消除。残留期的长短与消除速率有关。残留期长,反映药物从体内消除慢,多次用药如不注意给药间隔时间(dosing interval time),易引起蓄积中毒(cumulative intoxication)。

由坐标轴和药-时曲线围成的面积称为药-时曲线下面积,简称曲线下面积(area under

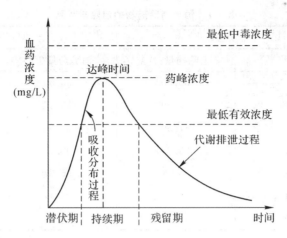

图 1-6 非血管途径给药的药-时曲线

the curve,AUC)。AUC 与吸收入体循环的药量成比例,反映进入体循环药物的相对量,单位是 g. h. L^{-1}。

(二)动力学过程

动力学过程是指体内药物转运或消除的速率过程。按药物消除速率与血药浓度之间的关系特征,可将动力学过程分为两类:

1. 恒比消除(一级动力学消除) 是指单位时间内消除恒定比例的药物。表明消除速率与血药浓度的高低相关,即血药浓度高,单位时间内消除的药量多,当血药浓度降低后,药物消除量也按比例下降。当机体消除功能正常,用药量又未超过机体的最大消除能力时,绝大多数药物都按恒比消除。

2. 恒量消除(零级动力学消除) 是指单位时间内消除恒定数量的药物,表明药物的消除速率与血药浓度高低无关。当机体消除功能低下或用药量过大超过机体最大消除能力时,药物则按恒量消除。

(三)药代动力学基本参数及其概念

1. 半衰期(half life time,$t_{1/2}$) 是指血浆药物浓度下降一半所需的时间。半衰期是反映药物消除速度的重要参数。每一种按恒比消除的药物,都有其固定的半衰期。计算公式:$t_{1/2} = 0.693/k$。式中 k 为消除速率常数。

(1)半衰期的特点 每一种恒比消除的药物,其半衰期是一恒定值,不因血药浓度高低而变化,也不受给药途径的影响,但受肝、肾功能的影响。肝功能不全可使经肝生物转化药物的半衰期延长;肾功能不全可使经肾排泄药物的半衰期延长。

(2)半衰期的意义 ①药物分类的依据:根据半衰期长短分为短效药、中效药、长效药;②确定给药间隔时间:半衰期短则给药间隔时间短,半衰期长则给药间隔时间长;③预测达到稳态血药浓度的时间:通常恒速静脉滴注或分次恒量给药,经过 5 个半衰期,消除速度与给药速度相等即达到稳态血药浓度;④预测药物基本消除的时间:通常停药时间达到 5 个半衰期,药量消除 95% 以上即达到基本消除(表 1-1)。

表 1-1　恒比消除药物的消除与积累

半衰期数	一次给药		连续恒量给药	
	体存药量(%)	消除药量(%)	消除药量(%)	累积药量(%)
1	50.00	50.00	50.00	50.00
2	25.00	75.00	75.00	75.00
3	12.50	87.50	87.50	87.50
4	6.25	93.75	93.75	93.75
5	3.13	96.87	96.87	96.87
6	1.56	98.44	98.44	98.44
7	0.78	99.22	99.22	99.22

2. 表观分布容积　假如体内药物是均匀分布的,静脉注射一定量的药物待分布达平衡时,按测得的血药浓度计算应占有的体液容积称为表观分布容积(apparent volume of distribution, V_d)。用 L 或 L/kg 表示。

$$V_d = A/C$$

式中 A 为体内药物总量(mg),C 为血药浓度(mg/L)。它并非指药物在体内占有的真实体液容积,故称为"表观"分布容积。表观分布容积的意义在于表示药物在体内分布的广泛程度以及药物与组织结合的程度,V_d 越小,药物排泄越快;反之则越慢。

V_d 数值的意义

一个体重70kg的正常人,V_d 在 5L 左右,表示药物大部分分布在血浆中;$V_d =$ 10~20L,表示药物大部分分布在细胞外液中;$V_d = 40L$(与细胞内外液的总体积相近),表示药物分布于全身体液中;$V_d > 40L$ 表示药物分布到组织器官中;$V_d > 100L$,则表示药物集中分布至某个器官或大范围组织内。

---

3. 清除率　单位时间内机体能将多少容积体液中的药物被清除,称为清除率(clearance, CL)。单位是 $L \cdot h^{-1}$ 或 $ml \cdot min^{-1}$,公式是 $CL = kV_d$。公式表明:清除率与消除速率常数及表观分布容积成正比,单位时间清除的药量等于清除率与血药浓度的乘积。

多数药物是通过肝生物转化及肾排泄从体内被清除。肝、肾功能不全的病人,应适当调整剂量或延长给药间隔时间,免得过量蓄积而中毒。

4. 生物利用度(bioavailability)　是指药物制剂被机体吸收进入体循环的程度和速度,可用 F 来表示。

$$F = \frac{A}{D} \times 100\% \quad (A \text{ 为进入体循环的药量},D \text{ 为服药剂量})$$

不同药厂生产的同一种制剂或同一厂家生产的同一种制剂的不同批号之间,生物利用度可能有差异,从而可影响疗效。护理人员在观察药物疗效和不良反应时要注意这一因素的影响。

(四)稳态血药浓度

恒比消除的药物在连续恒速给药或分次恒量给药的过程中,血药浓度会逐渐增高,当给药速度等于消除速度时,血药浓度维持在一个基本稳定的水平称稳态血药浓度(steady state concentration,C_{ss}),又称坪浓度或坪值。

1.稳态血药浓度的特点及意义

(1)凡属恒比消除的药物,恒量给药时达到稳态浓度所需的时间均为 5 个半衰期。当单位时间内给药总量不变时,延长或缩短给药间隔,并不影响达到稳态浓度的时间(图 1-7)。

(2)静脉恒速滴注能维持稳态浓度而无明显的上下波动。分次肌注或口服给药可使稳态浓度随着吸收、分布和消除过程而有明显的上下波动,而且给药间隔时间越长,稳态浓度上下波动越大,但平均稳态浓度相同(图 1-7)。采用控释剂或缓释剂给药有利于减少稳态浓度的波动。

(3)稳态浓度的高低取决于恒量给药时连续给药的剂量。剂量大则稳态浓度高,剂量小则稳态浓度低。病情紧急时,当每隔一个半衰期给药一次时,可采用首剂加倍剂量给药;当静脉滴注时可采用第一个半衰期滴注剂量的 1.44 倍静脉注射给药(图 1-7)。

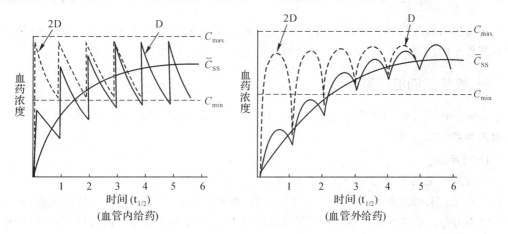

图 1-7 连续给药的药时曲线图

D:每个 $t_{1/2}$ 的给药;2D:首剂加倍量

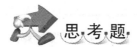 思考题

1.影响药物在胃肠道吸收的因素有哪些?

2.药物与血浆蛋白结合有哪些特性?

3.试述生物利用度的概念及临床意义。

4.什么叫血浆半衰期?有何临床意义?

5.某催眠药 $t_{1/2}$ 为 2 小时,给予 100mg 药物后入睡,当体内剩下 12.5mg 时病人清醒过来,这位病人睡了多长时间?如给予 200mg 药物,则病人的睡眠可延长多少时间?

(林益平 金志华)

任务四　影响药物作用的因素与用药护理

药物进入机体后能否发挥防治作用,受机体和药物两方面因素的影响。护士必须了解影响药物作用的各种因素,使药物发挥最佳疗效并且使药物的不良反应最小化。

一、机体方面的因素

影响药物治疗作用的机体因素很多,包括生理因素、病理因素、心理因素、食物因素、时间因素和遗传因素等。

(一)年龄

年龄是影响药物作用的一个重要因素。

1. **小儿**　各个组织器官处于生长发育阶段,各种生理功能及调节机制都不完善,对药物的处理能力差而敏感性高。新生儿和婴幼儿的肝功能发育尚不完善,对要在肝内生物转化的药物特别敏感,如新生儿口服氯霉素可致灰婴综合征,甚至引起死亡。新生儿肾功能发育不完全,肾小球滤过率和肾小管功能均低于成人,一些药物如巴比妥类药、氨苄西林、庆大霉素等排泄延缓,$t_{1/2}$延长。长期应用激素类药对体格发育有影响。小儿的给药剂量应根据体重计算。

小儿药物剂量计算法

①按体重计算:小儿剂量＝体重(kg)×药量/ kg

体重估算公式:

1～6月　　体重＝3＋月龄×0.6

7～12月　　体重＝6.6＋(月龄－6)×0.6

2～12岁　　体重＝8＋月龄×2

②按成人剂量估算:小儿剂量＝体重(kg)/50×成人剂量

---

2. **老人**　老年人口服药物吸收率低,脂溶性药物分布容积增加,血浆蛋白浓度降低影响药物的分布与消除。此外,老年人的肝血流量和肝药酶活性降低,肾血流、肾小球滤过和肾小管功能减弱,这些都可影响药物的消除,常规剂量也常出现血药浓度增高,因而老年人用

药剂量应比成人少 1/4～1/3。

(二)性别

妇女有月经、妊娠、分娩、哺乳等特殊生理过程,用药时应予以注意。妇女在月经期应避免使用抗凝血药和刺激性胃肠道药,以防出血过多。因峻泻药和强刺激性药可能引起盆腔充血和增强子宫收缩,故妊娠期使用有引起流产、早产的危险,应该尽量避免。胚胎期极易受药物干扰而发生胎儿畸形,因此,在妊娠初期 3 个月要禁用或慎用药物,尤其如激素、抗代谢药等,可致畸胎或影响胎儿发育。分娩期注射止痛药要注意药效持续时间,防止抑制新生儿呼吸。部分药物能大量转运到乳汁中,对婴儿不安全,哺乳期应当禁用,如氯霉素、甲硝唑等。

(三)病理因素

疾病可影响机体对药物的敏感性,也可改变药物的体内过程,因而可以影响药物的效应。例如,正常人对常用剂量解热镇痛药几乎无反应,而发热病人则出现明显的解热作用;治疗量强心苷类不引起正常人心排出量增加,对心力衰竭病人则会明显增加。

严重低蛋白血症等因素均影响药物在体内分布,从而影响药物的起效和持续时间以及药物的转运和组织的摄取,使疗效降低或产生毒性反应。严重营养不良者肝药酶含量低,药物的代谢慢,因而易引起药物中毒。

肝肾功能是影响药物作用的重要因素。例如,洋地黄毒苷主要在肝脏代谢,心功能不良者慎用,或选用主要经肾脏排泄的地高辛;由于地高辛 50% 由肾脏排出,故肾功能减退病人易引起蓄积中毒。

(四)心理因素

心理因素在一定程度上可影响药物的效应,尤其是病人的精神状态、对药物信赖程度及医护人员的语言和暗示等因素更为明显。

1. **精神状态** 精神状态可影响药物的效应,护理人员既要面向疾病,又要面向病人;既要注意疾病的治疗和护理,又要发挥人的潜能。

2. **对药物信赖程度** 病人对药物信赖程度也可影响药物疗效。病人如认为某药物不起作用,不但影响疗效,而且导致病人的依从性下降从而破坏治疗计划。相反,病人对药物信赖,有助于提高药物疗效。

3. **医护人员语言** 医护人员的语言实质上是医患间的人际关系。护士在病人接受药物治疗时的语言交往可影响病人的情绪及对药物的信赖程度。因此,医护人员应在给予病人同情与理解的基础上,重视语言艺术和技巧,在药物治疗的同时给病人以情感上的满足。

(五)遗传因素

不同个体对药物反应的差异受遗传基因的控制,遗传变异可引起药动学改变,并导致药物效应发生量或质的变化。如因肝中 N-乙酰转移酶数量不同,人类可分为快乙酰化型和慢乙酰化型两类,慢乙酰化型者血药浓度高,半衰期长,治疗肺结核适合一周用药 1～2 次,但易发生周围神经炎;而快乙酰化型者血药浓度低,半衰期短,治疗肺结核必须每日给药,不易发生周围神经炎,但代谢物乙酰肼可损害肝细胞,导致转氨酶升高和黄疸发生。

二、药物方面的因素

(一)药物的化学结构

药物的化学结构是药物产生药理作用的物质基础。一般来说,化学结构相似的药物其药理作用也相似。如 β-内酰胺环类抗生素均含 β-内酰胺环结构结构,它们都有破坏细菌细胞壁的作用。有些药物不良反应的发生与药物的结构有关,如新型喹诺酮类药司帕沙星由于结构中含两个氟元素使得其具有较强的光敏毒性。

(二)药物的剂量

剂量(dose)是指用药的分量。一般认为,在治疗剂量范围内,随着药物剂量的增加,药物作用也会逐渐增强,但超过一定范围,则会引起中毒,甚至死亡。因此临床用药应严格掌握剂量。

(三)药物制剂

制剂(preparation)是指根据药典或部颁标准等要求将药物制成具有一定规格形态的药品。按形态不同,制剂可分为液体、固体、半固体和气体四型。药物的作用不仅与药物的化学结构有关,而且还受药物剂型的影响。

同一种药物的不同剂型,生物利用度往往不同。口服时液体制剂比固体制剂吸收快,即使都是固体制剂,胶囊剂吸收>片剂>丸剂;肌内注射时,水溶液吸收>混悬剂>油剂。值得注意的是,不同厂家相同药物的同一制剂,甚至同一厂家相同药物不同批号的同一制剂,均可因生产工艺的微小差异,造成生物利用度的极大差别,从而导致更换药物时发生原有作用难以维持或发生作用增强而中毒的现象。

两种特殊制剂

缓释制剂(slow release preparation)和控释制剂(controlled release preparation),前者利用无药理活性的基质或包衣阻止药物迅速溶出以便药物在体内缓慢释放,使疗效稳定而持久。后者可以控制药物按零级动力学恒速释放、恒速吸收。对于半衰期短而需要频繁给药的药物,这两种制剂均可延长有效血药浓度持续时间,减少用药次数,而且可使治疗指数较低的药物血药浓度保持平稳,避免过高过低的峰谷现象,减少不良反应。此两类制剂均不能嚼碎服用。

(四)给药方法

1.给药途径 给药途径不同,药物出现作用的快慢和强弱不同,有时甚至作用性质不同。如硫酸镁口服呈现导泻和利胆作用,肌内注射则呈现抗惊厥、降压作用,外用则可消炎去肿。因此,应熟悉各种常用给药途径的特点,以便根据药物性质和病情需要,选择适当的给药途径。

(1)口服给药 为最常用的给药途径。方法简便安全,适用于大多数药物和病人。口服给药的缺点是药物吸收慢且不规则,易受消化酶和胃肠内容物的影响,不适用于急救、昏迷和呕吐等病人。

(2)注射给药 是把药液直接注入体内的方法。此法用量准确,显效快,不宜口服的药物可用注射法给药。常用的注射法有:①皮下注射:特点是注射量少(1~2ml),吸收缓慢均匀,药效较持久。刺激性药物不宜皮下注射。②肌内注射:特点是吸收速度快,注射量以1~5ml为宜。③静脉注射和静脉滴注:特点是无吸收过程,可立即生效。较大容量的液体宜静脉滴注。此法危险性较大,用药不慎易致不良反应。

(3)吸入给药　气体或易挥发的液体药物,可经呼吸道吸入,特点是吸入后发生作用迅速而短暂。

(4)舌下给药　用于脂溶性较高且用量较少的药物,此法具有吸收迅速和避开首过消除的特点,但吸收面积小。

(5)直肠给药　药物经肛门灌肠或使用栓剂进入直肠或结肠,其吸收面积不大,吸收量较口服少,但可避免首过消除。

(6)皮肤、黏膜给药　是将药物用于皮肤或黏膜表面,如滴耳、滴眼、滴鼻剂及用于皮肤的洗剂、搽剂、贴皮剂等。多数药物是发挥局部作用,有的药物可发挥吸收作用。

常用给药途径出现吸收作用的快慢顺序依次为:静脉注射＞吸入＞舌下＞肌内注射＞皮下注射＞口服＞直肠＞皮肤给药。

2. 给药时间和次数

(1)给药时间　给药时间的选择是保证药物发挥作用的重要因素。何时用药可根据具体药物和病情需要而定,如饭前服药由于没有食物的干扰,吸收好,起效快,但有些药物对胃黏膜有损害,常用于胃黏膜保护药、降血糖药等;饭后服药,吸收较差,显效慢,部分药物易受食物干扰而影响吸收,适用于对胃肠道有刺激的药物。催眠药应在睡前服,对中枢有兴奋作用的药物如氨茶碱等不宜睡前使用。某些药物的效应还受生物节律影响,例如:糖皮质激素早上1次给药对肾上腺皮质分泌的抑制作用比其他时间给药都要弱;强心苷治疗心功能不全,夜间用药的敏感性比白昼高数倍;硝酸甘油抗心绞痛的作用是早上强下午弱,故早晨给药更有效。

(2)给药次数　每日用药的次数除根据病情需要外,药物半衰期是给药间隔的基本参考依据之一。半衰期短的药物,一般每日3～4次给药,半衰期较长的药物每日1～2次给药,这样可较好地维持有效血药浓度,且不会导致蓄积中毒。

3. 反复用药　有些药物由于反复连续使用,使机体对药物的反应性逐渐减弱的现象称耐受性(tolerance)。在短时间内反复用药很快产生耐受性者称为快速耐受性(tachyphylaxis)。机体的耐受性在停药一段时期后可以消失。病原微生物、寄生虫及肿瘤细胞对药物的敏感性降低称耐药性(resistance)或抗药性。滥用抗生素及抗虫药时容易发生,耐药性一旦产生会给治疗带来困难,应设法避免之。有些药物长期连续用药后突然停药,病人会表现出继续用药的欲望或主观不适症状,这种现象称为精神依赖性(psychic dependence)或习惯性(habituation)。有些药物在连续使用后能使机体对药物产生一种适应状态,一旦突然停药可导致严重的生理功能紊乱而出现戒断症状,称为生理依赖性(physical dependence)或成瘾性(addiction)。具有成瘾性的药物如吗啡、可待因等,国家将其列为"麻醉药品"严格管理和使用,以防产生流弊,对个人和社会造成危害。

4. 联合用药　2种或2种以上的药物同时或先后使用称为联合用药或配伍用药。药物联合使用时其药理作用增强称为协同作用(synergism),其药理作用减弱称为拮抗作用(antagonism)。联合用药的目的是为了提高疗效、减少不良反应和防止病原体产生耐药性,如磺胺类药与甲氧苄啶合用,可使抗菌作用增强数十倍,且不良反应减轻,并减少耐药菌株的产生。

5. 药物相互作用　是指2种或2种以上药物同时或相隔一定时间内使用时,发生的药动学或药效学或药剂学相互作用(drug interaction)。包括以下几方面:

(1)药动学相互作用　主要有:①影响吸收过程,如含铁、钙、镁、铝等离子的化合物能与四环素类形成难吸收的络合物,使四环素类吸收减少;②影响分布状态,药物与血浆蛋白结合的竞争置换,磺胺甲基异噁唑与华法林合用使后者作用增强而出现出血症状;③影响代谢速率,药酶诱导剂苯巴比妥加速自身及雌激素等药物的代谢,使药效下降;④影响排泄过程,如奎尼丁与氢氯噻嗪合用,由于后者可使尿液碱化,使奎尼丁重吸收增加,易引起心脏毒性反应。

(2)药效学相互作用　主要有:①生理或生化上的协同或拮抗:如庆大霉素等与硫酸镁合用时,可抑制神经肌肉接头的传递作用,可加重和延长硫酸镁引起的呼吸麻痹。氨茶碱用后因兴奋中枢而引起的失眠,常合用催眠药加以对抗;②受体水平的协同和拮抗:如心脏复苏时应用肾上腺素和异丙肾上腺素可共同兴奋 β 受体,产生强烈兴奋心肌作用。普萘洛尔可拮抗异丙肾上腺素的平喘作用;③敏化现象的作用:敏化现象(sensitization),是指一种药物可使组织或受体对另一种药物的敏感性增强。例如,排钾利尿药可使血钾水平降低,从而使心脏对强心苷类药敏感化,容易发生心律失常。

(3)药剂学相互作用　一般是指两种或两种以上液体制剂在给药前或给药过程中发生直接的物理或化学反应,导致药物效应的改变,这种药物相互作用常称为化学配伍禁忌或物理配伍禁忌。本类相互作用多呈现浑浊、沉淀、变色或产生气泡等,也可能发生目视观察不到的理化改变,多发生于液体制剂,而且都是在药物进入体内之前,如在静脉输液瓶中或注射器内即可发生。发生此类药物相互作用的原因有以下几点:①溶媒组成的改变:如含乙醇等非水性溶媒的注射剂加入水溶性输液中时,由于溶媒组成的改变而析出药物。例如,氢化可的松注射液是 50%乙醇溶液,当与其他水溶性注射液混合时,由于乙醇浓度稀释,溶解度下降而发生沉淀。②酸碱度改变:是影响注射液稳定的重要因素,在不适当的 pH 值下,有些药物会产生沉淀或加速分解。例如,酸性药物氯丙嗪注射液同碱性药物异戊巴比妥钠注射液混合,能造成两药或两药之一出现沉淀。③直接反应:在输液中钙盐与硫酸盐、碳酸盐或磷酸盐相遇时,可直接反应生成难溶性硫酸钙、碳酸钙或磷酸钙沉淀。例如,复方氯化钠注射液如与硫酸镁或泼尼松龙磷酸酯钠相混配,就会生成硫酸钙或磷酸钙沉淀。④盐析作用:两性霉素 B 用注射用水溶解后成胶体溶液,只能加在 5%葡萄糖注射液中静滴,如在大量电解质的输液中,则因盐析作用而析出两性霉素 B 胶体状沉淀。⑤氧化还原反应:维生素 C 注射液如与氨茶碱、碳酸氢钠、谷氨酸钠等碱性药物或微量元素注射液混配,易于氧化变色失效。因此,护理人员在用药前要查明药物是否有配伍禁忌,以选择合适的用药方法和顺序。

6.药物与食物的相互作用

(1)食物能降低某些药物的吸收和生物利用度,使疗效降低　如服铁剂时不能与茶水、高脂饮食和含钙、磷多的食物同服,因它们都能影响铁的吸收。茶叶中的鞣酸与铁形成铁盐而妨碍吸收;在补钙时不宜同食菠菜,因菠菜中含大量草酸,与钙结合成草酸钙影响吸收。

(2)食物可促进某些药物的吸收和增加生物利用度　如酸性食物可增加铁剂的溶解度,促进铁吸收;高脂饮食可促脂溶性维生素 A、D、E 等吸收,故维生素 A、D、E 宜餐后服用;食物还可增加普萘洛尔、呋喃妥因、苯妥英钠、地西泮、螺内酯、氢氯噻嗪等药物的生物利用度,这些药物宜餐后服。

(3)食物可增强疗效　如红霉素在碱性条件下抗菌力增强,故与碱性食物如面食、苏打饼干等同服有益;服驱虫药后吃含纤维素多的食物、蔬菜,可增加肠蠕动促虫排出。

(4)饮食能改变尿液 pH 值,影响药效　如鱼、肉、蛋等酸性食物在体内代谢产生很多酸性物质,而牛奶、蔬菜、豆制品、水果等碱性食物在体内代谢能形成碳酸氢盐,它们排出时会影响尿液的 pH 值,从而使一些药物的效应发生变化。如氨苄西林、呋喃妥因在酸性尿液中杀菌力强,用于治疗泌尿系统感染时宜多食荤食,使尿偏酸性,可增强抗菌作用。而应用氨基糖苷类抗生素、红霉素、氯霉素、头孢菌素及磺胺类药时,宜多吃素食,使尿液碱化,以增强效力。

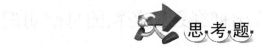

思考题

1.影响药物在胃肠道吸收的因素有哪些?

2.口服给药和注射给药各有何优缺点?

3.小儿与老人用药有何异同?

4.饮食对用药有哪些影响?

5.何谓联合用药? 其目的有哪些?

(林益平　金志华)

项目二 传出神经系统药物的应用与护理

任务一 认识传出神经系统药物的基础知识

作用于传出神经突触部位的药物,称为传出神经系统药。这类药物的效应与相应的传出神经功能拟似或对抗,因此,了解传出神经系统的解剖和生理,有助于传出神经系统药物的应用。

一、传出神经系统的分类及递质

(一)传出神经系统的解剖学分类

1. **自主神经(也称植物神经)** 自主神经包括交感神经和副交感神经。它们自中枢发出,经过神经节,更换神经元后,到达所支配的效应器。因此,自主神经有节前纤维和节后纤维之分。

2. **运动神经** 运动神经自中枢发出后,中途不更换神经元,直达所支配的骨骼肌。因此运动神经无节前和节后纤维之分。

(二)传出神经系统的递质及其传递

1. **递质** 当神经冲动到达神经末梢时,由突触前膜释放的化学传递物质,称为递质。传出神经最主要的递质有乙酰胆碱(acetylcholine,Ach)和去甲肾上腺素(noradrenaline,NA)。

2. **化学传递** 神经元与神经元之间或神经元与效应器之间的功能接触部位称为突触,由突触前膜、突触后膜和突触间隙构成。神经冲动到达神经末梢时,突触前膜兴奋并释放递质,递质与突触后膜上的相应受体结合完成信号传导。

(三)传出神经按递质分类

1. **胆碱能神经** 神经兴奋时末梢释放乙酰胆碱的神经称胆碱能神经。包括:①交感、副交感神经的节前纤维;②副交感神经节后纤维;③极少数的交感神经节后纤维,如支配汗腺分泌和骨骼肌血管舒张的神经;④运动神经(图2-1)。

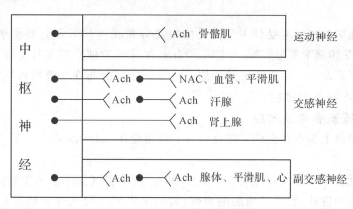

图 2-1　传出神经分类示意图

2. 去甲肾上腺素能神经　神经兴奋时末梢释放去甲肾上腺素的神经称去甲肾上腺素能神经。几乎全部交感神经节后纤维属于此类神经。

(四)传出神经递质的合成、贮存、释放和失活

1. Ach　胆碱能神经末梢存在胆碱和乙酰辅酶 A,在胆碱乙酰化酶的催化作用下合成 Ach。

$$胆碱＋乙酰辅酶 A \xrightarrow{\text{胆碱乙酰移位酶}} 乙酰胆碱＋辅酶 A$$

Ach 合成后被囊泡摄取并贮存于神经末梢中。当神经冲动到达神经末梢时,以胞裂外排方式释放到突触间隙,与突触后膜的胆碱受体结合并产生效应。释放后的 Ach 很快被胆碱酯酶(ChE)水解成胆碱及乙酸而失去作用。胆碱可被胆碱能神经末梢摄取,再参与合成 Ach。

2. NA　NA 的合成,以酪氨酸为原料,在酪氨酸羟化酶催化作用下生成多巴(dopa),再经多巴脱羧酶作用生成多巴胺(dopamine,DA),然后进入囊泡,在多巴胺 β-羟化酶催化下,合成 NA,贮存于囊泡中。

$$酪氨酸 \xrightarrow{\text{酪氨酸羟化酶}} 多巴 \xrightarrow{\text{多巴脱羧酶}} 多巴胺 \xrightarrow{\text{多巴胺 β-羟化酶}} 去甲肾上腺素$$

去甲肾上腺素的释放过程同乙酰胆碱。释放的 NA 发挥作用后,其失活途径有:约75%～95%被突触前膜重摄取入神经末梢,被摄入神经末梢胞浆内的 NA,小部分被单胺氧化酶(MAO)破坏而失效,大部分通过囊泡膜胺泵的作用被摄取进入囊泡内贮存备用。一部分被非神经组织如心肌、平滑肌摄取后,被儿茶酚氧位甲基转移酶(COMT) 和 MAO 破坏。

二、传出神经系统受体的分类及效应

(一)胆碱受体及效应

能与 Ach 结合的受体称为胆碱受体(cholinoceptor)。胆碱受体可分为以下两类。

1. 毒蕈碱型胆碱受体（M 受体）　M 受体主要分布在副交感神经节后纤维支配的效应器细胞膜上,如心肌、平滑肌、腺体等细胞膜上。M 受体还可分为 M_1、M_2、M_3、M_4 及 M_5 五种亚型。M_1 受体主要分布于神经节细胞和腺体细胞;M_2 受体主要分布于心脏;M_3 受体主要分布于血管平滑肌和腺体细胞;另外两种亚型的分布目前仍未明确。M 受体激动时,表现为心脏抑制、血管扩张、血压下降、支气管和胃肠平滑肌收缩、瞳孔缩小及腺体分泌增加等，即 M 样效应。

2. 烟碱型胆碱受体（N 受体） N 受体主要分布在神经节和骨骼肌细胞上。可分为 N_N 受体和 N_M 受体两个亚型。N_N 受体主要分布在神经节细胞膜及肾上腺髓质上，激动时可引起神经节兴奋及肾上腺髓质分泌增加；N_M 受体主要分布在骨骼肌细胞膜上，激动时引起骨骼肌收缩，即谓 N 样效应。

（二）肾上腺素受体及效应

能与 NA 和肾上腺素结合的受体称为肾上腺素受体（adrenocepter），肾上腺素受体可分为以下两大类。

1. α 型肾上腺素受体（α 受体） 有 α_1 和 α_2 两个亚型。α_1 受体主要分布在交感神经节后纤维所支配的皮肤、黏膜及内脏的血管、胃肠平滑肌和瞳孔开大肌等细胞膜上。α_1 受体激动时，表现为皮肤、黏膜及内脏的血管收缩，胃肠平滑肌松弛，瞳孔扩大，血压上升等。α_2 受体主要分布在突触前膜上，其激动时，可抑制去甲肾上腺素的合成和释放，对神经递质的释放起着负反馈的调节作用，即 α 型效应。

2. β 型肾上腺素受体（β 受体） 有 β_1 和 β_2 受体两个亚型。β_1 受体主要分布在心脏组织，激动时表现为心率加快、传导加速、心肌收缩力加强和耗氧量增加。β_2 受体主要分布在支气管、血管平滑肌，激动时表现为支气管平滑肌松弛、骨骼肌血管及冠状动脉扩张等，即 β 型效应。

突触前膜上也有 β 受体，其激动时，可促进 NA 的释放，对神经递质释放起着正反馈调节作用。

三、传出神经系统药的作用方式

（一）直接作用于受体

许多传出神经系统药物可直接与胆碱受体或肾上腺素受体结合。结合后，如果产生与神经末梢释放的递质相似的效应，就称为激动药（agonist）；如果妨碍递质与受体的结合，产生与递质相反的作用，就称为拮抗药（antagonist）。

（二）影响递质

1. 影响递质生物合成 直接影响递质生物合成的药物很少，且无临床应用价值，仅作药理学研究的工具药。

2. 影响递质的转化 如 Ach 主要被 ChE 水解而失活，因此抗胆碱酯酶药通过抑制 ChE 而妨碍 Ach 水解，使 Ach 堆积产生效应。

3. 影响递质的转运和贮存 有些药物促进递质的释放而发挥作用。如麻黄碱和间羟胺可促进 NA 的释放；卡巴胆碱可促进 Ach 释放。有些药物影响递质在神经末梢的贮存而发挥作用。如利舍平能耗竭 NA 而产生降压作用。

四、传出神经系统药物分类

传出神经系统药按作用性质及对受体选择性不同进行分类（表 2-1）。

表 2-1　传出神经系统药的分类

拟似药	拮抗药
胆碱受体激动药	胆碱受体阻断药
1.直接激动胆碱受体药	1.M 受体拮抗药:阿托品
(1)M、N 受体激动药:卡巴胆碱	2.N 受体拮抗药
(2)M 受体激动药:毛果芸香碱	(1)N_N 受体拮抗药:美卡拉明
(3)N 受体激动药:烟碱	(2)N_M 受体拮抗药:琥珀胆碱
2.抗胆碱酯酶药:新斯的明	
肾上腺素受体激动药	肾上腺素受体拮抗药
1.α、β 受体激动药:肾上腺素	1. α 受体拮抗药
2.α 受体激动药:去甲肾上腺素	(1)$α_1$、$α_2$ 受体拮抗药:酚妥拉明
3.β 受体激动药	(2)$α_1$ 受体拮抗药:阿替洛尔
(1)$β_1$、$β_2$ 受体激动药:异丙肾上腺素	(3)$α_2$ 受体阻断药:育亨宾
(2)$β_1$ 受体激动药:多巴酚丁胺	2. β 受体拮抗药:普萘洛尔
(3)$β_2$ 受体激动药:沙丁胺醇	3. α、β 受体拮抗药:拉贝洛尔

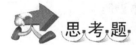

思考题

1.传出神经系统受体的分类？这些受体兴奋可分别产生什么效应？
2.简述乙酰胆碱的生物过程。
3.简述传出神经系统药物的分类。

(魏艳丽)

任务二　胆碱受体激动药的应用与护理

学习目标

- **知识目标**
    1.熟悉毛果芸香碱作用、用途、不良反应和用药护理注意事项。
    2.了解其他胆碱受体激动药的作用特点。
- **能力目标**
    1.能正确用毛果芸香碱眼药水滴眼。

- **学习案例**
　　患者,男,54 岁,干部。右眼胀痛间断发作 2 年余,每在过度劳累或情绪激动时加重,休息数日可缓解,未曾治疗过。因右眼胀痛难忍,遂来急诊。检查:右眼视力明显减退,混合状充血，瞳孔散大，角膜雾状混浊，眼球指压坚硬如石，眼压计测量 7.114kPa(58mmHg)，前房显著变浅，前房角闭塞。左眼眼压 2.938kPa(26mmHg)，其他无显著异常。

● **病情分析**

1.青光眼的危害很大，要做到早发现早治疗。

2.青光眼患者在眼压升高、眼底改变前即有明显的全身表现，开始并不表现在眼睛上，只是出现顽固性失眠、偏头痛、习惯性便秘或劳累，情绪波动变化后暂时性眼胀痛、干涩、疲劳、视物朦胧，休息后即缓解，一年仅出现一两次，随着病情发展，发作时间愈频繁，每次发作时间延长，如此反复发作，随时导致急性大发作。

● **学习向导**

1.本病例确诊为闭角型青光眼，能否用毛果芸香碱治疗，为什么？

2.毛果芸香碱主要药理作用有哪些？

3.用毛果芸香碱滴眼时应注意哪些问题？

胆碱受体激动药(cholinoceptor agonists)是一类与胆碱受体结合并激动该受体产生与Ach 作用相似的药物。按其对胆碱受体的选择性不同，可分为：①M 胆碱受体激动药：如毛果芸香碱；②N 胆碱受体激动药：如烟碱，既可激动 N_1 受体，又可激动 N_2 受体，无临床应用价值；③M、N 胆碱受体激动药：如卡巴胆碱。

一、M 胆碱受体激动药

毛果芸香碱(pilocarpine,匹鲁卡品)

毛果芸香碱是从毛果芸香属植物中提取出的生物碱,现已人工合成。

1.**作用**　毛果芸香碱能选择性激动 M 胆碱受体,呈现 M 样效应。其中对眼和腺体的作用尤其明显。

(1)对眼的作用　滴眼后能引起缩瞳、降低眼内压和调节痉挛的作用。

1)缩瞳:激动瞳孔括约肌上的 M 受体,使瞳孔括约肌收缩,表现为瞳孔缩小。

2)降低眼内压:由于瞳孔缩小,使虹膜向中心拉紧而根部变薄,前房角间隙变大,使房水易于通过小梁网流入巩膜静脉窦而入血,使眼内压下降。

3)调节痉挛:激动睫状肌上的 M 受体,使睫状肌向瞳孔中心方向收缩,悬韧带松弛,晶状体因自身弹性变凸,屈光度增加,故视近物清楚,视远物模糊,此作用称为调节痉挛(图 2-2)。

(2)对腺体的作用　本药吸收后,能激动腺体的 M 受体,汗腺和唾液腺分泌增加最明显。

2.**用途**

(1)青光眼　青光眼病人由于眼内压增高,可引起头痛、视力减退,严重者可致失明,为临床常见的眼科疾病。青光眼可分为两型:闭角型青光眼(急性或慢性充血性青光眼)和开角型青光眼(慢性单纯性青光眼)。前者因前房角狭窄,后者无前房角狭窄,而是因小梁网及巩膜静脉窦发生变性或变硬,两者均可导致房水循环障碍,引起眼内压升高。毛果芸香碱可通过缩瞳作用,使前房角间隙扩大,因而可迅速降低闭角型青光眼患者眼内压;通过扩张巩膜静脉窦周围的小血管以及收缩睫状肌使小梁网结构发生改变,使房水循环改善,而降低开角型青光眼患者眼内压,缓解或消除青光眼症状。常用 1‰~2‰硝酸毛果芸香碱滴眼液。用药后,降低眼

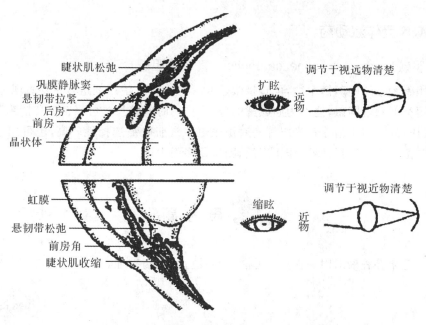

图 2-2 M 胆碱受体激动药和阻断药对眼的作用

上:胆碱受体阻断药的作用　下:胆碱受体激动药的作用,箭头表示房水流通及睫状肌收缩或松弛的方向

内压作用迅速、温和,30～40 分钟作用达高峰,可维持 4～8 小时,调节痉挛在两小时左右消失。

青光眼

青光眼是病理性高眼压合并视功能障碍的眼病。发作时患者瞳孔散大,瞳孔内出现青绿色的反光,故而得名。持续的高眼压可给眼球各部分组织和视功能带来损害,造成视力下降和视野缩小。如不及时治疗,视野可全部丧失甚至失明。青光眼是我国主要致盲原因之一,而且青光眼引起的视功能损伤是不可逆的,后果极为严重。

---

(2)虹膜炎　与扩瞳药交替应用,可防止虹膜与晶状体粘连。

3. 不良反应及用药护理　滴眼时应注意压迫眼内眦,避免药液流入鼻腔吸收过多而中毒。如吸收较多可引起全身性不良反应,如流涎、发汗、恶心、呕吐和腹痛等。对于因吸收过多而致的 M 受体过度兴奋症状,可用阿托品对抗。

(1)用本品滴眼时应向患者或家属交代清楚,必要时进行示范操作,滴眼后应按住眼内眦 5 分钟,防止药液流入鼻腔而吸收中毒。解毒可用足量阿托品并采用对症和支持疗法,如维持血压和人工呼吸等。

(2)本品水溶液呈微酸性,勿与碱性药物、碘、阳离子表面活性剂配伍。

(3)忌与抗胆碱药及其制剂合用。

(4)有视网膜剥离史、胃溃疡、支气管哮喘及近期心肌梗死的患者慎用。

氯贝胆碱(carbamylmethylcholine,乌拉胆碱)

氯贝胆碱可激动 M 受体,对胃肠道及膀胱平滑肌选择性高。用于手术后腹气胀和尿潴留。

二、M、N 受体激动药

卡巴胆碱(carbamylcholine,carbachol，氨甲酰胆碱)

卡巴胆碱系乙酰胆碱衍生物,可直接激动 M 和 N 受体,治疗剂量时主要表现为 M 样作用。其作用类似乙酰胆碱,但不为胆碱酯酶分解,作用时间较长。可兴奋瞳孔括约肌引起缩瞳,降低眼压,故可用于治疗青光眼等。对泌尿道平滑肌收缩选择性较高,也可用于治疗腹气胀及尿潴留。因其选择性差,作用广泛,副作用多而少用。

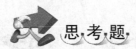 思考题

1.简述毛果芸香碱对眼的作用、用途、不良反应及用药护理。

(魏艳丽)

任务三　抗胆碱酯酶药的应用与护理

学习目标

- **知识目标**
  1.熟悉新斯的明、胆碱酯酶复活药的作用、用途、不良反应和用药护理。
  2.熟悉有机磷酸酯类中毒的机制、表现及解救。
- **能力目标**
  1.能正确对新斯的明进行用药护理。
  2.能对胆碱酯酶复活药进行用药护理。

抗胆碱酯酶药通过抑制 ChE,使 Ach 在突触间隙中堆积而发挥 M 样和 N 样作用。

抗胆碱酯酶药可分为两类:一类是易逆性胆碱酯酶抑制药,如新斯的明等;另一类为难逆性胆碱酯酶抑制药,如有机磷酸酯类。

一、易逆性胆碱酯酶抑制药

- **学习案例**

患者,女,24 岁。因双眼睑下垂、复视 6 个月,易疲乏,四肢无力 1 周入院。体格检查时发现患者手紧握时会渐渐无力,下蹲多次后起立困难。新斯的明试验阳性,疲劳(Jolly)试验阳性,诊断为"重症肌无力"。给予新斯的明 15mg 口服,每日 3 次,餐前半小时服药,2 个月后各项症状基本改善。

● 病情分析

1. 重症肌无力是一种影响神经肌肉接头传递的自身免疫性疾病,患者神经肌肉接头处突触后膜上的乙酰胆碱受体(AchR)数目减少,受体部位存在抗 AchR 抗体,引起的有效 AchR 数目的减少,是本病发生的主要原因。

2. 疾病早期具有诊断意义的体征包括眼睑下垂、复视、说话费力、吞咽困难和轻度肢体肌无力等,诊断困难病例可采用疲劳(Jolly)试验、依酚氯铵或新斯的明试验、神经重复电刺激检查等。

● 学习向导

1. 胆碱酯酶抑制药新斯的明的作用机制,临床有哪些用途?

2. 应用新斯的明有哪些不良反应及护理注意事项?

新斯的明(neostigmine)

新斯的明是人工合成品,为季铵化合物,口服吸收少而不规则。一般口服剂量为皮下注射量的 10 倍以上。不易透过血脑屏障,故无明显中枢作用。滴眼时,其组织渗透性差,不易透过角膜进入前房,因此对眼的作用较弱。

1. 作用及作用机制 新斯的明能可逆性地抑制 ChE,使突触间隙中 Ach 增多,产生 M 和 N 样效应。其对心血管、腺体、眼和支气管平滑肌作用较弱,对胃肠道和膀胱平滑肌有较强的兴奋作用,而对骨骼肌的兴奋作用最强。其兴奋骨骼肌作用强的原因是:①抑制胆碱酯酶,增加 Ach 作用;②直接激动骨骼肌运动终板上的 N_M 受体;③促进运动神经末梢释放 Ach。

2. 用途 (1)重症肌无力 本病是一种自身免疫性疾病,体内产生抗 N 胆碱受体的抗体,表现为受累骨骼肌进行性无力症状,如眼睑下垂、四肢无力、咀嚼和吞咽困难,严重者可致呼吸困难。其机制主要为机体对自身突触后运动终板的 Ach 受体产生抗体,从而导致 Ach 受体数目减少。皮下或肌内注射新斯的明可迅速改善肌无力症状。

(2)术后腹气胀和尿潴留 本药能兴奋胃肠平滑肌及膀胱逼尿肌,促进胃肠蠕动及排尿,故适用于治疗术后腹气胀和尿潴留。

(3)阵发性室上性心动过速 在压迫眼球或颈动脉窦等兴奋迷走神经无效时,本药通过拟胆碱作用使心跳减慢。

(4)肌松药中毒 适用于非去极化型肌松药如筒箭毒碱中毒的解救。

3. 不良反应与用药护理 本药治疗量时不良反应较少,但用量过大时可引起以下反应。

(1)一般反应 常见的有恶心、呕吐、腹痛、心动过缓、呼吸困难、肌肉颤动等。

(2)胆碱能危象 是由于胆碱酯酶抑制药过量,使 Ach 免于水解,在突触积聚过多,表现胆碱能毒性反应;肌无力加重、肌束颤动(烟碱样反应,终板膜过度除极化);瞳孔缩小(于自然光线下直径小于 2mm)、出汗、唾液增多(毒蕈碱样反应),头痛、精神紧张(中枢神经反应)。少量多次用药可以避免发生胆碱能危象。一旦发生胆碱能危象,立即停用胆碱酯酶抑制药,可静脉注射阿托品 1~2mg。用药过程中要注意鉴别疾病与药物过量引起的肌无力症状。

(3)应监测心率变化,如心动过缓宜先用阿托品使心率增至每分钟 80 次后再用。解救非除极化型肌松药中毒时,应给予病人吸氧,保持良好通气,并备好阿托品。

（4）一般不作静脉注射，以免引起严重的心动过缓甚至心搏骤停。

4. 禁忌证　禁用于癫痫、机械性肠梗阻、尿路梗阻及支气管哮喘患者。

毒扁豆碱(physostigmine, 依色林)

毒扁豆碱是从西非洲毒扁豆种子中提取的生物碱。为叔胺类化合物，易透过血脑屏障，也易通过黏膜吸收，口服及注射均易吸收。

1. 作用及用途　本药作用与新斯的明相似，可逆性抑制 ChE 活性，使突触间隙 Ach 堆积，呈现 M 和 N 样作用，因其选择性差，仅作眼科用药。

（1）对眼的作用　可缩瞳，降低眼压，调节痉挛，其作用强而持久，局部用于治疗青光眼。

（2）吸收作用　本药吸收后选择性低，毒性较大，很少全身用药。吸收后在外周可出现拟胆碱作用；对中枢神经系统小剂量兴奋，大剂量抑制，中毒时可致呼吸麻痹。

2. 不良反应及应用注意　本药毒性大，不良反应多，吸收过量可引起恶心、呕吐、腹痛、腹泻等。其滴眼时应压迫眼内眦，以免药液流入鼻腔后吸收中毒。

吡斯的明(pyridostigmine)

吡斯的明作用较新斯的明稍弱。主要用于治疗重症肌无力，因肌力改善作用维持较久，故适于晚上用药。也可用于手术后腹气胀和尿潴留。

过量中毒的危险较少。禁忌证同新斯的明。

安贝氯铵(ambenonium, 酶抑宁)

安贝氯铵抗 ChE 作用和兴奋骨骼肌作用都较新斯的明强，作用持续时间也较长，可口服给药。主要用于重症肌无力。不良反应和应用注意事项与新斯的明相似。

加兰他敏(galanthamine)

加兰他敏抑制 ChE 作用弱，但能通过血脑屏障而呈现中枢作用。主要用于治疗重症肌无力、脊髓灰白质炎后遗症（小儿麻痹症）和阿尔茨海默病，也可用于治疗非除极化型肌松药过量中毒。机械性肠梗阻、支气管哮喘、癫痫及心动过缓者禁用。

二、难逆性胆碱酯酶抑制药

● **学习案例**

患者，女，32 岁。农民。因腹痛 8 小时，呼吸困难、搐搦 2 小时急诊入院。上午在农田喷洒杀虫药对硫磷(1605)。中午自觉头晕、恶心、轻度腹痛，未作更衣及清洗即卧床休息。此后腹痛加剧，不时呕吐，出汗较多。来院前呼吸急迫，口鼻流出大量分泌物，两眼上翻，四肢抽搐。入院时神志不清，大汗淋漓，呼吸困难，口唇青紫，两侧瞳孔极度缩小，颈胸部肌束颤动，两肺可闻水泡音，大小便失禁。

● **病情分析**

1. 对硫磷(1605)为剧毒类有机磷农药，剧毒类有机磷农药少量接触即可中毒。

2. 本例为重度有机磷农药中毒，应迅速解救，并使用特效解毒药。

3. 阿托品是抢救有机磷中毒的首选药物之一，应尽快达到阿托品化，阿托品化指征是：①皮肤干燥，面色潮红；②瞳孔较前散大，而不再缩小；③肺部湿啰音显著减少或消失；④意识障碍减轻或昏迷者开始苏醒，轻度躁动不安；⑤心率增快至 120～140 次/min。

● **学习向导**

1. 根据中毒表现,分析本例属于何种性质的农药中毒,试用中毒机制详细解释中毒表现。

2. 阿托品为何能救治 1605 中毒? 开始要达到"阿托品化",其标志有哪些?

3. 碘解磷定治疗 1605 中毒的作用机制是怎样的? 能否被阿托品取代? 能否取代阿托品?

有机磷酸酯类(organophosphates)

有机磷酸酯类可与 ChE 呈难逆性结合而产生毒性作用。主要作为农业和环境卫生杀虫剂,如马拉硫磷(malathion)、敌百虫(dipterex)、乐果(rogor)、敌敌畏(DDVP)、甲拌磷(3911)、内吸磷(1059)和对硫磷(1605)等。

1. 中毒机制 当有机磷进入人体后,以其磷酰基与酶的活性部分紧密结合,形成磷酰化胆碱酯酶而丧失分解乙酰胆碱的能力,以致体内乙酰胆碱大量蓄积,并抑制仅有的乙酰胆碱酯酶活力,使中枢神经系统及胆碱能神经过度兴奋,最后转入抑制和衰竭。如不及时抢救,磷酰化胆碱酯酶在几分钟或几小时内就"老化",此时即使使用胆碱酯酶复活药也不能恢复 ChE 的活性。

2. 中毒表现 轻度中毒表现为 M 样症状,中度中毒表现为 M 样和 N 样症状,重度中毒表现为 M 样和 N 样症状,并有中枢症状。

(1)某些副交感神经和少数交感神经节后纤维的胆碱能毒蕈碱受体兴奋,则出现 M 样症状

1)眼:可出现瞳孔缩小、视力模糊、眼痛。

2)腺体:分泌物增多,可引起多汗和流涎。重者可口吐白沫,大汗淋漓。

3)胃肠道:恶心、呕吐、腹痛和腹泻等。

4)呼吸系统:支气管平滑肌收缩和腺体分泌增加,可引起呼吸困难。重者则出现肺水肿。

5)心血管系统:表现为心率减慢和血压下降。

6)泌尿系统:因能兴奋膀胱逼尿肌而引起小便失禁。

(2)运动神经和肌肉连接点 胆碱能烟碱型受体兴奋,则产生 N 样症状,可出现心动过速、心肌收缩力加强、血压升高,并出现肌束颤动或抽搐(痉挛);重度中毒或中毒晚期,转为肌力减弱或肌麻痹等烟碱样症状,严重者可因呼吸肌麻痹而死亡。

(3)中枢神经系统细胞触突间胆碱能受体兴奋 则出现中枢症状,表现为先兴奋不安,开始有头痛、头晕、烦躁不安、谵语等症状,严重时出现言语障碍、昏迷和呼吸中枢麻痹。

3. 中毒防治

(1)预防 按照预防为主的方针,在生产、使用有机磷酸酯类时必须加强管理,注意防护。

(2)急性中毒的解救

1)清除毒物,防止继续吸收:发现中毒立即将中毒者移出现场,尽快去除被污染的衣物,减少毒物吸收。经皮肤吸收者,用肥皂水或 2%～5% 碳酸氢钠溶液彻底清洗皮肤(敌百虫中毒时,用清水或 1% 食盐水清洗)。经口中毒者,应首先抽出胃液和毒物,并用微温的 1% 碳酸氢钠溶液(敌百虫禁用)或 1:5000 高锰酸钾溶液(对硫磷禁用)洗胃,直至洗出液中不含农药味,然后用硫酸钠导泻。眼部染毒者,可用 1% 碳酸氢钠溶液或生理盐水冲洗数分

钟,以后滴入 1%阿托品溶液 1 滴。

2)积极采取对症治疗:保持呼吸道通畅,必要时给氧。呼吸衰竭者除注射呼吸剂和人工呼吸外,必要时作气管插管正压给氧。心脏骤停时速作体外心脏按压,并用 1:10000 肾上腺素 0.1ml/kg 静脉注射,必要时可在心腔内注射阿托品等。

3)积极使用特效解毒药:主要是抗胆碱药和胆碱酯酶复活药,必须坚持早期、足量、反复给药的原则。

M 受体拮抗药阿托品等为急性有机磷酸酯类中毒特效药,能迅速解除 M 样症状,大剂量还可阻断 N_N 受体,对中枢神经系统症状也有一定的作用,但阿托品对 N_M 受体无效,不能解除骨骼肌震颤,也不能使 ChE 复活。中、重度中毒时静脉滴注可大大超过极量,达"阿托品化"才能达到治疗作用,并必须与 ChE 复活药合用。

胆碱酯酶复活药氯解磷定(pralidoxime chloride,PAM-C1)和碘解磷定(pralidoxime iodide,派姆,PAM)等,能与磷酰化胆碱酯酶和体内游离有机磷酸酯结合,生成无毒的磷酰化解磷定从尿中排出,使 ChE 复活而迅速解除 N 样症状,如肌束颤动等,但对 M 样症状效果差。此类药对内吸磷、马拉硫磷、对硫磷中毒疗效较好,对敌百虫、敌敌畏中毒疗效稍差,而对乐果中毒无效。治疗量时不良反应少见,但剂量过大或静脉注射速度过快(超过 500mg/min)可导致神经肌肉阻滞及抑制 ChE 作用而产生乏力、复视、视力模糊、眩晕、头痛、恶心、呕吐、心率加快等一系列症状。此类药在碱性溶液中易生成有毒的氰化物,故应避免与碱性药物配伍。

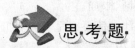
思考题

1.简述新斯的明的作用机制、用途及禁忌证。
2.试述有机磷农药中毒的临床表现和解救措施。

(魏艳丽)

任务四　胆碱受体拮抗药的应用护理

学习目标

- **知识目标**
  1.熟悉阿托品的作用、用途、不良反应和用药护理。
  2.理解其他抗胆碱药的作用特点。
- **能力目标**
  1.能对阿托品进行用药护理。

- **学习案例**
  女,4 岁,因视力差到眼科门诊就诊。常规给予 1%阿托品眼水点双眼,每日 3 次,每次

1滴,嘱家长连用3天后进行散瞳验光。但在第3天第2次点药后不久,患者发生颜面潮红、发烫、口干、兴奋、烦躁、发热等症状,表现为言语增多、肌张力减弱等。2h后症状加重,出现谵妄、焦躁、胡言乱语、难以安静。遂来儿科就诊,收住入院。诊断为阿托品急性中毒,立即给予吸氧,快速输入1/3张糖盐水(5%葡萄糖注射液170ml+生理盐水80ml),新斯的明0.8mg肌内注射及对症治疗,并嘱大量饮用浓茶、糖水,促进排尿。观察7h后患儿中毒症状消失,瞳孔7mm,光反射迟钝,出院门诊随访,12天后瞳孔恢复正常。

- **病情分析**

1.因阿托品眼药水散瞳而致中毒者少见,本例患者为眼科用1%阿托品眼水散瞳验光,其浓度比注射剂高10倍,加上儿童中枢神经系统发育尚未健全,且体对药物耐受量不同,引起阿托品经鼻黏膜过量吸收中毒。

2.阿托品中毒的主要表现是:瞳孔明显散大,常超过5mm;颜面及皮肤潮红;明显躁动甚至狂躁、抽搐及谵语;心动过速(≥120次);体温可明显升高(>39℃)。

3.正确的泪囊按压方法、降低药物浓度、采用新型制剂如阿托品软膏粉剂可预防阿托品中毒。

- **学习向导**

1.本病例使用阿托品治疗的价值是什么? 同时应注意什么问题?

2.阿托品主要药理作用有哪些?

3.阿托品急性中毒有哪些表现? 如何防治?

4.阿托品的主要不良反应有哪些? 用药期间应做好哪些用药护理?

胆碱受体拮抗药(choline receptor antagonist)通过阻碍乙酰胆碱或胆碱受体激动药与胆碱受体结合而产生抗胆碱作用。分为M受体阻断药和N受体阻断药两大类。

一、M受体拮抗药

M胆碱受体阻断药主要包括阿托品及阿托品类生物碱,它们可从颠茄、莨菪或曼陀罗等植物中提取,也可人工合成。

阿托品(atropine)

阿托品临床用其硫酸盐。口服后,很快分布于全身组织,可透过血脑屏障,也能通过胎盘屏障进入胎儿体内。口服1小时后血药浓度即达峰值,$t_{1/2}$为2小时。肌内注射后12小时内大部分随尿排出,仅少量随各种分泌液和粪便排出。眼科用药后,其作用可持续数天。

1.**作用与用途**　阿托品对M受体选择性高,为竞争性的M受体拮抗药,对抗Ach的M样作用。

(1)抑制腺体分泌　本药对唾液腺和汗腺抑制作用明显,在治疗量时就会引起口干和皮肤干燥,同时泪腺和呼吸道分泌也大为减少。较大剂量时可减少胃液分泌,因受神经体液因素的调节,对胃酸分泌影响较小。

临床用于全身麻醉前给药,以减少呼吸道分泌,防止分泌物阻塞呼吸道及吸入性肺炎的发生,也可用于严重的盗汗和流涎症。

(2)松弛平滑肌　本药可松弛内脏平滑肌,对于过度兴奋或处于痉挛状态下的平滑肌松弛作用显著,其中对胃肠道平滑肌、膀胱逼尿肌作用较强,但对胆管、输尿管和支气管的解痉作用较弱。

临床适用于各种内脏绞痛,其对胃肠绞痛及膀胱刺激症状如尿频、尿急等疗效较好,但对胆绞痛及肾绞痛疗效较差,治疗这两种绞痛时常和吗啡类镇痛药合用。本品还可用于遗尿症。

(3)对眼的作用 ①扩瞳:本药阻断瞳孔括约肌上的 M 受体,瞳孔括约肌松弛,而具有 α 受体的瞳孔开大肌收缩,从而扩大瞳孔;②升高眼内压:因瞳孔扩大,虹膜退向四周,前房角间隙变窄,房水回流障碍,致眼内压升高;③调节麻痹:本药阻断睫状肌上的 M 受体,睫状肌松弛而退向外缘,使悬韧带拉紧,晶状体变为扁平,屈光度降低,视远物清楚,视近物模糊,此作用称为调节麻痹(见图 2-2)。

眼科常用于:①虹膜睫状体炎:0.5%~1%阿托品溶液滴眼,阿托品使瞳孔括约肌和睫状肌松弛,其充分休息,有利于炎症的消退。同时还可预防虹膜与晶状体粘连。②检查眼底:阿托品扩瞳后检查眼底,但因其扩瞳作用可持续 1~2 周,调节麻痹作用也可维持 2~3 天,视力恢复较慢,故临床上常用作用较短的后马托品溶液取代之。③验光配镜:因本品作用时间过长,现已少用。只有儿童验光时,因儿童的睫状肌调节功能较强,需用阿托品发挥充分的调节麻痹作用。

(4)对心血管作用

1)兴奋心脏:较大剂量(1~2mg)能解除迷走神经对心脏的抑制作用,使心率加快,传导加速。临床上常用阿托品治疗迷走神经过度兴奋所致心动过缓和房室传导阻滞等缓慢型心律失常,还可用于治疗继发于窦房结功能低下而出现的室性异位节律。

2)扩张血管:大剂量能扩张血管,解除小血管痉挛,改善微循环。扩张血管的作用与阻断 M 受体无关,可能与阻断 α 受体有关。

临床上在补充血容量的基础上用于中毒性菌痢或中毒性肺炎等感染性休克的治疗。由于该药副作用较多,目前常用山莨菪碱代替。

(5)解救有机磷酸酯类中毒(见任务三)。

2.不良反应

(1)副作用 治疗量时可引起口干、皮肤干燥、颜面潮红、扩瞳、视近物模糊、体温升高、心悸、眩晕、排尿困难和便秘等,停药后可逐渐自行消失。

(2)毒性反应 用较大剂量(3~5mg)阿托品时,上述副作用加重,还会出现中枢的兴奋症状,表现为烦躁不安、头痛等,中毒剂量(10mg 以上)可产生中枢神经系统中毒症状,表现为言语不清、精神错乱、高热、谵妄、幻觉,甚至惊厥,严重时由兴奋转为抑制,出现昏迷、呼吸抑制甚至因呼吸麻痹而死亡。

3.用药护理

(1)用药前向病人解释阿托品的副作用,以免病人惊慌。

(2)注射大剂量阿托品前,应备好毛果芸香碱、毒扁豆碱或新斯的明及地西泮等。

(3)注意观察用药后的反应 ①抗休克时,在补足血容量的基础上用药,应密切关注体温变化,对于休克伴有高热或心率加快者不宜使用;②病人口干时,可用冷开水含嗽;③用阿托品滴眼时,应注意压迫内眦,防止药液经鼻腔黏膜吸收中毒。并嘱咐病人避免光线刺激,在室外可配戴太阳镜以保护眼睛。

(4)如发现明显心动过速、呼吸加快、瞳孔散大、中枢兴奋、体温偏高等,多提示阿托品中毒,应及时报告医生,做出处理。中毒的解救除洗胃、导泻等措施外,外周症状可用毛果芸香碱、毒扁豆碱或新斯的明对抗;中枢神经系统兴奋症状可用地西泮或短效巴比妥类解救;呼吸抑制时,可给氧及人工呼吸。但有机磷酸酯类中毒使用阿托品解救过量时,不能用新斯的明或毒扁豆碱等解救,因为它们是胆碱酯酶抑制药,可加重有机磷酸酯类中毒的症状。还可用冰袋及酒精擦浴,以降低体温。

4. 禁忌证　青光眼及前列腺肥大患者禁用。老年人慎用。

东莨菪碱

1. 作用

(1)外周作用　外周抗胆碱作用与阿托品相似,抑制腺体分泌作用较强。

(2)中枢神经系统作用　中枢神经系统作用与阿托品相反,小剂量主要表现为镇静,较大剂量有催眠作用,大剂量甚至可致意识暂时丧失,进入浅麻醉状态。对呼吸中枢有兴奋作用。

2. 用途

(1)麻醉前给药　由于本药不但有抑制腺体分泌作用,还对中枢有镇静作用且兴奋呼吸中枢,因此用于麻醉前给药优于阿托品。

(2)抗晕止吐　本药能抑制前庭神经和大脑皮层,因此与苯海拉明合用对晕车、晕船等晕动病有较好的预防效果。也可用于妊娠及放射所致的呕吐。

(3)抗震颤麻痹　可减轻流涎、肌强直及震颤症状,可能与中枢抗胆碱作用有关。

3. 不良反应及应用注意　不良反应和禁忌证与阿托品相似。

山莨菪碱(anisodamine)

山莨菪碱人工合成品为654-2。其阻断 M 受体作用与阿托品相似而稍弱,因能选择性解除血管、内脏平滑肌痉挛,大剂量还能抑制血小板聚集、改善微循环、提高细胞对缺氧的耐受力,常代替阿托品治疗内脏绞痛、感染性休克。

本药毒性低,副作用少。脑出血急性期及青光眼患者禁用。

阿托品的合成代用品

阿托品的合成代用品有的主要用于成人扩瞳检查眼底及验光,有的用于胃肠道平滑肌解痉和抑制胃酸分泌。

后马托品(homatropine)

后马托品为人工合成的扩瞳药,是眼科常用的阿托品的代用品。对眼的作用比阿托品明显短暂,扩瞳作用持续 1～2 小时,调节麻痹作用持续 24～36 小时。其调节麻痹作用比阿托品弱,特别是对于儿童,故儿童验光仍需用阿托品。

丙胺太林(propantheline,普鲁本辛)

丙胺太林为合成解痉药,对胃肠道 M 胆碱受体的选择性较高,解除胃肠痉挛及抑制胃酸分泌作用较强而持久,可用于消化性溃疡、胃肠痉挛和妊娠呕吐等。

副作用与阿托品相似但较轻。

双环维林(dicycloverine)

双环维林主要用于解除胃肠平滑肌痉挛。

二、N_M 受体拮抗药

N_M 受体拮抗药可引起骨骼肌松弛,故又称骨骼肌松弛药(简称肌松药)。根据其作用机制,可分为除极化型肌松药和非除极化型肌松药两类。

(一)除极化型肌松药

琥珀胆碱(succinylcholine,司可林)

1. 作用与用途 琥珀胆碱与运动终板膜上的 N_M 受体结合,产生与 Ach 相似但较持久的除极化作用,使终板不能与 Ach 起反应(处于不应状态),骨骼肌因而松弛。静脉注射后即可出现短时的肌束颤动,1 分钟后肌松,因易被血中胆碱酯酶所破坏,故持续时间短,5 分钟内作用消失。肌松作用从颈部肌肉开始,逐渐波及肩胛、腹部和四肢。该药的特点是:①用药后常先出现短时的肌束颤动;②连续用药可产生快速耐受性;③抗胆碱酯酶药不仅不能拮抗这类药的肌松作用,反能加强;④治疗量无神经节阻断作用。静脉注射给药适用于各种检查,对喉肌的麻痹力强,故适应于气管内插管、纤维支气管镜、纤维胃镜等短时的操作;静脉滴注给药适用于较长时间手术的肌松需要。

2. 不良反应及应用注意

(1)呼吸肌麻痹 在使用琥珀胆碱时,静脉滴注时滴速控制在每分钟 $20 \sim 40 \mu g/kg$,本药过量易致呼吸肌麻痹,故用药前应备好人工呼吸机。新斯的明不能解除其毒性,反而加重其毒性,故禁用新斯的明解救,可用人工呼吸机解救。

(2)肌肉酸痛 用药后会引起肌肉酸痛,一般 3~5 天自愈。

(3)高血钾症 琥珀胆碱使肌肉持久去极化而释放出钾离子,使血钾升高。

(4)升高眼内压 使眼外肌短暂的收缩,眼内压升高。

(5)药物相互作用 氨基糖苷类抗生素及多肽类抗生素也有肌松作用,与琥珀胆碱合用,易致呼吸麻痹,应慎用。

(6)禁忌证 青光眼、血钾过高、假性胆碱酯酶缺乏及有机磷酸酯类中毒患者禁用。

(二)非除极化型肌松药

筒箭毒碱(tubocurarine)

筒箭毒碱是竞争型肌松药,与运动终板膜上的 N_M 受体结合后,能竞争性阻断 Ach 的除极化作用而使骨骼肌松弛,利于外科手术的进行。使用过量可致呼吸肌麻痹,应及时进行人工呼吸并静脉注射新斯的明和阿托品解救。因筒箭毒碱有神经节阻断和促进组胺释放的作用,故可使血压下降、支气管痉挛。重症肌无力、支气管哮喘和严重休克患者禁用。因本药药源有限,且副作用多,现已少用。

目前临床常用的非除极化型肌松药有泮库溴铵(pancuronium,本可松)、维库溴铵(vecuronium)、阿曲库铵(atracurium)等。与筒箭毒碱比较,其具有选择性高、作用强、持续时间长、不良反应少等优点;治疗剂量下无迷走神经阻断或神经节阻断作用,也不促使组胺释放,故不引起血压下降及支气管收缩,支气管哮喘患者也可应用。主要用于气管插管手术中的肌肉松弛和机械通气时的呼吸控制。剂量较大时可以出现血压升高、脉率加快等不良反应。

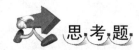 思考题

1.简述阿托品的临床用途。

2.阿托品的不良反应和禁忌证是什么？用药期间应做好哪些用药护理？

3.简述山莨菪碱的作用特点及临床应用。

4.毛果芸香碱与阿托品对眼的作用有何不同？

（魏艳丽）

任务五 肾上腺素受体激动药的应用与护理

学习目标

- **知识目标**
    1.熟悉肾上腺素、去甲肾上腺素、异丙肾上腺素、多巴胺的作用、用途、不良反应。
    2.了解麻黄碱、间羟胺等药物的作用特点。
- **能力目标**
    1.能对肾上腺素、去甲肾上腺素、异丙肾上腺素、多巴胺进行用药护理。

- **学习案例**

患者，女，24岁，职工。因牙病肿痛发热，接受青霉素皮试。护士给病人左手前臂内侧部皮内注射青霉素G钠10U。30秒后病人全身发痒，四肢发麻。1分钟后皮试处有红斑伪足，面部及两臂呈橘皮样肿胀。3分钟后口唇发绀，痉挛性咳嗽，呼吸带哮鸣音。大约5分钟时表情淡漠，神志不清，四肢厥冷，呼吸浅表，脉搏摸不到，血压5.32/0 kPa（40/0 mmHg），心音弱而快速。

- **病情特点**

1.青霉素过敏反应来势凶猛，发展迅速，预后不好。

2.过敏反应的主要表现是外周循环衰竭、心肌收缩力量减弱、支气管黏膜下水肿和平滑肌痉挛、脑缺氧等。

- **学习向导**

1.本病例诊断为青霉素过敏性休克，能否用肾上腺素救治，为什么？

2.肾上腺素的主要药理作用有哪些？

3.肾上腺素的主要不良反应有哪些？用药期间应做好哪些用药护理？

肾上腺素受体激动药能直接兴奋肾上腺素受体产生α样和β样作用，又称拟肾上腺素药。根据药物对肾上腺素受体的选择性不同，可分为α，β受体激动药、α受体激动药及β受体激动药三大类。

一、α、β 受体激动药

肾上腺素(adrenaline,AD)

肾上腺素是肾上腺髓质的主要激素,药用品是从家畜的肾上腺中提取或人工合成的。口服易被碱性肠液破坏而失效,不能达到有效血药浓度。皮下注射因局部收缩血管,故吸收缓慢,作用维持 1 小时左右。肌内注射吸收快,维持作用时间约 10～30 分钟。静脉注射起效快,但仅维持数分钟。本药进入人体内后,绝大部分被 MAO 和 COMT 灭活。

1.**作用** 本药能激动 α 和 β 受体,产生较强的 α 型和 β 型效应。

(1)兴奋心脏 治疗量可激动心脏 β_1 受体,使心肌收缩力增强,传导加速,心率加快,心排出量增加,但在兴奋心脏的同时,可增加心肌耗氧量,易引起心肌缺氧;还能舒张冠状血管,改善心肌的血液供应,且作用迅速,是一个强效的心脏复苏药。剂量过大或静脉注射快时,因兴奋心脏异位起搏点而引起心律失常,出现心动过速、室颤等。

(2)舒缩血管 对血管的作用因受体的分布和密度不同而异。通过激动 α 受体,使 α 受体分布占优势的皮肤、黏膜血管和部分内脏血管(如肾血管等)收缩;通过激动 β_2 受体,可使 β_2 受体占优势的骨骼肌血管和冠状血管扩张。对脑和肺血管虽有较弱的收缩作用,但因血压升高而被动地舒张,故影响不大。

(3)血压 治疗量的肾上腺素(皮下注射 0.5～1mg)或低浓度静脉滴注(每分钟滴入 $10\mu g$)时,由于兴奋心脏而使心排出量增多,故收缩压升高;由于骨骼肌血管舒张作用对血压的影响,抵消或超过了皮肤、黏膜血管收缩作用的影响,故舒张压不变或下降,脉压增大,血液重新分配,有利于机体紧急状态下能量的供应。静脉注射较大剂量时,不仅使收缩压上升,且因 α 受体兴奋性增强,使皮肤、黏膜及内脏血管收缩作用超过了骨骼肌血管的扩张压作用,使舒张压上升。此外,肾上腺素尚能激动邻肾小球旁细胞的 β_1 受体,促进肾素的分泌而升高血压。

若先用 α 受体拮抗药如酚妥拉明,取消肾上腺素激动 α 受体的收缩血管作用,再用原来升压剂量的肾上腺素,保留了激动 β 受体的扩张血管作用,使血压下降。这种现象称为肾上腺素升压作用的翻转。因此,氯丙嗪(阻断 α 受体)中毒引起的低血压,不能用肾上腺素纠正,否则血压更加下降,可用去甲肾上腺素解救。

(4)扩张支气管 激动支气管平滑肌上的 β_2 受体可使支气管平滑肌松弛而扩张,并能抑制肥大细胞释放过敏性物质如组胺等。此外,激动 α 受体使支气管黏膜血管收缩,有利于消除支气管黏膜充血水肿。

(5)代谢 通过激动 β 受体可使糖原和脂肪分解,使血糖和游离脂肪酸增高,并增加耗氧量。

2.**用途**

(1)心脏骤停 本品为强效心脏兴奋药,用于溺水、传染病、心脏传导阻滞、药物中毒、麻醉和手术意外等所致的心脏骤停的急救。对电击所致的心脏骤停也可用肾上腺素配合心脏除颤器或利多卡因等除颤。将 0.5～1mg 肾上腺素用生理盐水稀释 10 倍后作心室内注射,同时必须进行有效的人工呼吸和心脏按压等。也可用含肾上腺素、阿托品各 1mg 及利多卡因 50～100mg 的混合注射液(心脏复苏三联针)静注或心室内注射。

（2）过敏性休克　目前肾上腺素是治疗过敏性休克的首选药物。肾上腺素兴奋 α_1 受体，引起血管收缩，血压升高，从而保证重要脏器供血供氧；兴奋 β_1 受体，兴奋心脏，使心排出量增加，增加组织器官供血供氧；兴奋 β_2 受体，松弛支气管平滑肌，且兴奋 α_1 受体，支气管黏膜血管收缩，缓解支气管黏膜充血水肿，解除呼吸困难症状；阻止过敏介质释放。

（3）支气管哮喘　肾上腺素通过松弛支气管平滑肌，抑制过敏介质释放，收缩支气管黏膜血管，减轻支气管黏膜水肿，可有效控制支气管哮喘急性发作。但因对 β 受体无选择性，可导致心悸副作用，且作用时间短暂，故临床少用。

过敏性休克

　　过敏性休克是由特异性过敏原所引起的以急性循环衰竭为主的全身性速发型过敏反应。一旦发生严重的过敏性休克，患者可于 1～2 分钟内死亡。表现为血管扩张、毛细血管通透性增加、血压下降、支气管痉挛和肺部水肿而引起呼吸困难及循环衰竭等症状。

（4）与局麻药配伍　因收缩血管，延缓局麻药的吸收，避免中毒，同时又可延长局麻时间。一般局麻药中肾上腺素的浓度为 1：250 000，一次用量不要超过 0.3mg，并且指、趾及阴茎等处行麻醉时，局麻药中不可加肾上腺素。

（5）局部止血　当鼻黏膜和齿龈出血时，可用浸有 0.1% 盐酸肾上腺素的纱布或棉花球填塞出血处止血。

3. 不良反应及应用注意

（1）主要不良反应为心悸、头痛、血压升高、烦躁不安、皮肤苍白等，多会自行消失。剂量过大或静脉注射太快，可引起血压剧升和心律失常，严重可致脑出血和心室颤动，故要严格掌握剂量。

（2）静脉注射时须稀释后缓慢注射，肾上腺素遇光、空气易分解迅速变色，若溶液变成红色后，不可再用。

（3）药物相互作用　MAO 抑制剂和三环类抗抑郁药均能增强该药的作用，如必须合用应减少其用量。

（4）禁忌证　高血压、器质性心脏病、糖尿病、甲亢、α 受体拮抗药所致低血压等患者禁用。

多巴胺(dopamine, DA)

多巴胺是 NA 的前体药物。药用多巴胺为人工合成品，常用盐酸盐。口服易被破坏，一般均采用静脉滴注给药。不易透过血脑屏障，故外源性多巴胺无中枢神经系统作用。在体内易被 MAO 和 COMT 破坏灭活，故作用短暂。

1. 作用　本药能激动多巴胺受体及 β_1、α 受体。

（1）兴奋心脏　本药能激动心脏 β_1 受体，也可促进去甲肾上腺素能神经末梢释放 NA，使心肌收缩力增强，心排出量增多。一般剂量对心率影响较少，很少引起心律失常。

（2）舒缩血管　对各部的血管的作用，因受体不同而异。激动多巴胺受体，使肾血管、肠系膜血管及冠状血管扩张，从而改善重要脏器的血液循环。激动 α 受体，能使皮肤、黏膜及内脏血管收缩,可提高基础血压,以增加微循环灌流量。

(3)升高血压 小剂量激动 β_1 受体,使心排出量增加,收缩压升高;激动多巴胺受体,使肾血管扩张,对血管 β_2 受体作用较弱,故对舒张压影响不大,其总外周阻力不变,大剂量时 α 受体占优势,由于收缩血管作用超过了舒血管作用,外周阻力增加而舒张压上升。

(4)肾脏 治疗量多巴胺激动肾脏多巴胺受体使肾血管舒张,增加肾血流量,使肾小球的滤过量增加,还能抑制肾小管对 Na^+ 再吸收,故使尿量增加。但大剂量时可通过激动肾血管 α 受体,使肾血管收缩。

2. 用途

(1)抗休克 由于本药能兴奋心脏、升高血压及增加尿量等,故对于伴有心肌收缩力减弱及尿量减少而血容量已补足的休克患者疗效较好。

(2)急性肾衰竭 本药能改善肾功能及增加尿量,故与利尿药合用,可治疗急性肾衰竭。

3. 不良反应与应用注意 治疗量不良反应轻,偶可引起恶心、呕吐等。剂量过大或滴注太快可出现心动过速、高血压、肾功能减退、心律失常等,一旦发生应减慢滴注速度或停药。静脉滴注外漏可引起局部组织坏死。在用药过程中,应监测患者的血压、脉搏及尿量变化。高血压及器质性心脏病患者慎用。

麻黄碱(ephedrine)

麻黄碱是从中药麻黄中提取出的生物碱,现已人工合成,常用盐酸盐。可口服及注射给药,可通过血脑屏障。本药除能激动 α、β 受体外,还可促进去甲肾上腺素能神经末梢释放去甲肾上腺素。其与肾上腺素比较,有如下特点:起效慢,作用弱而持久,中枢神经系统作用较显著,并易产生快速耐受性。临床用于:①预防和治疗轻症的支气管哮喘;②常用 $0.5\%\sim 1\%$ 溶液滴鼻消除鼻黏膜充血引起的鼻塞;③防治硬膜外和蛛网膜下腔麻醉所引起的低血压;④缓解荨麻疹和血管神经性水肿的皮肤黏膜症状。

本药可引起外周心动过速、血压升高等反应;中枢神经系统兴奋,可引起不安、失眠、震颤等症状。可与苯海拉明等药合用,以减轻不良反应。禁忌证同肾上腺素。

伪麻黄碱(pseudoephedrine)

伪麻黄碱为麻黄碱的立体异构物(右旋体),作用与麻黄碱相似,但升压作用和中枢作用较弱。口服易吸收,对 MAO 易耐受,故作用较持久,大部分以原形从尿排出。本药主要用于鼻黏膜充血,是常用的抗感冒复方制剂的成分之一。

不良反应与麻黄碱相似。

二、α 受体激动药

去甲肾上腺素(noradrenaline,NA)

去甲肾上腺素是去甲肾上腺素能神经末梢释放的主要递质,药用品为人工合成。本药易被碱性肠液破坏,故口服无效。皮下或肌内注射,因局部血管强烈收缩,使组织缺血而坏死,故禁用。静脉注射仅维持数分钟,一般采用静脉滴注,以维持恒定有效的血药浓度。

1. 作用 主要激动 α 受体,对心脏 β_1 受体作用较弱,对 β_2 受体几无作用。

(1)收缩血管 激动血管的 α_1 受体,使全身各部位血管收缩,外周阻力增高。但冠状血管舒张,这主要由于心脏兴奋,心肌的代谢产物(如腺苷)增加所致。

（2）兴奋心脏　作用较肾上腺素为弱，激动心脏的 β_1 受体，使心肌收缩力加强，心率加快，传导加速，排出量增加。在整体情况下，心率可由于血压升高而反射性减慢。过大剂量，心脏自动节律性增加，也会出现心律失常，但较肾上腺素少见。

（3）升高血压　小剂量时，由于心脏兴奋，收缩压升高，此时血管收缩作用尚不十分剧烈，故舒张压升高不多而脉压差加大。较大剂量时，因血管强烈收缩使外周阻力明显增高，故收缩压升高的同时舒张压也明显升高，脉压差变小，组织血流灌注量减少。

2. 用途

（1）抗休克　目前去甲肾上腺素类血管收缩药在休克治疗中已不占主要地位，仅限于某些休克类型，如早期神经源性休克及药物中毒引起的低血压等。如长时间或大剂量应用，由于强烈的收缩血管作用反而加重微循环障碍，现主张与受体拮抗药酚妥拉明合用以拮抗其缩血管作用。用去甲肾上腺素静脉滴注时，应使收缩压维持在 $12kPa(90mmHg)$ 左右，以保证心、脑等重要器官的血液供应。

（2）上消化道出血　取本药 $1 \sim 3mg$，适当稀释后口服，在食管或胃内因局部作用收缩黏膜血管，产生止血效果。

3. 不良反应及应用注意

（1）局部组织缺血坏死　静脉滴注时间过长、浓度过高或药液漏出血管，可引起局部组织缺血坏死。如发现外漏或注射部位皮肤苍白，应更换注射部位，进行局部热敷，必要时用普鲁卡因或酚妥拉明作局部浸润注射，对抗其收缩血管作用，防止组织坏死。

（2）急性肾衰竭　滴注时间过长或剂量过大，可使肾脏血管强烈收缩，产生少尿、无尿和肾实质损伤，故用药期间尿量至少应保持在每小时 $25ml$ 以上。

（3）禁忌证　高血压、动脉硬化、器质性心脏病、脑出血、急性肺水肿、少尿的患者及孕妇禁用。

间羟胺(metaraminol,阿拉明)

间羟胺是去甲肾上腺素的良好代用品。其作用与去甲肾上腺素相似，主要作用于 α 受体，对 β_1 受体作用较弱。间羟胺可被肾上腺素能神经末梢摄取，进入囊泡，通过置换作用促使囊泡中的去甲肾上腺素释放，间接地发挥作用。本药与去甲肾上腺素相比有以下特点：①不易被 MAO 所灭活，故维持时间较长；②对肾脏血管的收缩作用较弱，较少引起急性肾衰竭；③兴奋心脏作用弱，很少引起心律失常；④使用方便，既可静脉注射又可肌内注射；⑤连续应用可产生快速耐受性，临床用于心源性、感染性及失血性休克的早期，也可防治低血压。静脉滴注时，视血压上升情况，控制用量及滴速。

甲亢及高血压患者禁用或慎用，以免引起心律失常或血压过高。

去氧肾上腺素(phenylephrine,苯肾上腺素)

去氧肾上腺素能直接兴奋 α 受体，使血管收缩，升高血压，反射性地引起心率减慢，主要用于治疗各种原因引起的低血压状态及阵发性室上性心动过速，但因收缩血管，加重心脏负荷及减少肾血流量，故一般不用于休克。本药能激动瞳孔开大肌上 α_1 的受体，使瞳孔扩大，且作用短暂，无升高眼内压作用，也不引起调解麻痹，故临床作为快速短效扩瞳药用于检查眼底。

三、β受体激动药

异丙肾上腺素(isoprenaline,喘息定)

异丙肾上腺素为人工合成品,口服易被破坏,喷雾给药,吸收较快,也可静脉滴注及舌下给药。

1. 作用 对β受体有很强的激动作用,但对$β_1$和$β_2$受体选择性很低。

(1)兴奋心脏 激动心脏$β_1$受体,兴奋心脏作用比肾上腺素强,因对心脏正位起搏点的作用强于异位起搏点,故较少产生心律失常。

(2)扩张血管 通过激动$β_2$受体,主要使骨骼肌血管舒张,对肾血管、肠系膜及冠状血管也有舒张作用。

(3)影响血压 小剂量静脉滴注时由于心脏兴奋,外周血管舒张,可使收缩压升高,舒张压下降,脉压加大。大剂量静脉滴注时由于静脉强烈扩张,有效血容量降低,回心血量减少,心排出量下降,收缩压及舒张压均下降。

(4)扩张支气管 因激动$β_2$受体,松弛支气管平滑肌,使支气管扩张。这种作用比肾上腺素略强,也具有抑制组胺等过敏性物质释放的作用。但对支气管黏膜的血管无收缩作用,故消除黏膜水肿的作用不如肾上腺素。久用可产生耐受性。

2. 用途

(1)房室传导阻滞 本药能选择性地兴奋窦房结和房室结,加速房室传导,临床主要治疗Ⅲ度房室传导阻滞。

(2)心脏骤停 适用于心室自身节律缓慢,高度房室传导阻滞或窦房结功能衰竭而并发的心脏骤停(如溺水、电击、麻醉意外及药物中毒等),可与肾上腺素或阿托品合用作心室内注射。

(3)支气管哮喘 以喷雾吸入或舌下给药,用于控制支气管哮喘急性发作,疗效快而强,但因作用短暂,不良反应多而少用。

3. 不良反应及应用主意 常见不良反应的是心悸、头痛。在用药过程中应注意控制心率。对已处于缺氧状态的支气管哮喘患者,剂量过大,易引起心律失常,甚至室颤。反复应用,易产生耐受性。对支气管哮喘患者长期舌下给药可致牙齿损伤,而长期反复喷雾吸入,偶可引起猝死。禁用于冠心病、高血压、心肌炎和甲亢等患者。

多巴酚丁胺(dobutgnim)

多巴酚丁胺为人工合成品,口服无效,一般作静脉滴注。本药选择性地激动$β_1$受体。治疗量时可使心肌收缩力增强,心排出量增加,而对心率影响不大。临床主要用于治疗脏手术后或心肌梗死并发心功能不全,使用前应注意补充血容量。

连续用药可产生快速耐受性,偶见心律失常。心房颤动患者禁用。

沙丁胺醇(salbutamol)、**克仑特罗**(clenbuterol)

沙丁胺醇、克仑特罗均选择性激动$β_2$受体,能舒张支气管平滑肌,主要用于支气管哮喘的治疗。

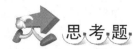思考题

1.试述肾上腺素用于抢救过敏性休克的理论依据。

2.简述肾上腺素的药理作用及用途。

3.简述多巴胺抗休克的主要优点。

4.肾上腺素受体激动药分几类？各类的代表药是什么？

5.简述去甲肾上腺素的不良反应及应用注意。

（魏艳丽）

任务六　肾上腺素受体拮抗药的应用与护理

学习目标

- **知识目标**
  1.熟悉 α 受体阻断药酚妥拉明的作用、用途、不良反应及注意事项。
  2.熟悉 β 受体阻断药的作用、用途、不良反应。
- **能力目标**
  1.能对酚妥拉明、普萘洛尔进行用药护理。

- **学习案例**

　　患者，女性，28 岁。阵发性心悸 4 年，因过劳加重 6 天入院，既往健康。心电图检查提示异位心律，室上速。查体：体温 36.5℃，血压 140/105mmHg，消瘦，面色苍白，叩诊心界无扩大，心率 210 次/min，心律齐，各瓣膜听诊区未闻及病理性杂音。诊断：阵发性室上性心动过速。入院后立即口服普萘洛尔 15mg，于两小时后患者自觉症状消失，查体：心率 94 次/min。心电图：恢复窦性心律，继续观察 3 天未复发，痊愈出院。

- **病情分析**

　　1.阵发性室上性心动过速简称阵发性室上速，包括阵发性房性心动过速和阵发性交界性心动过速。前者的异位起搏点在心房，后者的异位起搏点在交界区，两者统称为阵发性室上性心动过速。室上速发作的时间长短不一，短者只数秒钟、几分钟、几小时，长者持续数月。

　　2.阵发性室上性心动过速的治疗主要是复律处理（包括药物、兴奋迷走神经及电复律）。普萘洛尔能阻断心脏上的 β 受体，降低心脏的兴奋性，使心率减慢，传导减慢，尤其对或运动、劳累或情绪激动所引起的快速型心律失常有效。

- **学习向导**

　　1.普萘洛尔治疗心律失常的机制是什么？

　　2.普萘洛尔的药理作用以及临床应用有哪些？

3.普萘洛尔用药期间应做好哪些用药护理?

肾上腺素受体拮抗药根据其对受体的选择性不同,可分为 α 受体拮抗药,β 受体拮抗药和 α、β 受体拮抗药三大类。

一、α 受体拮抗药

受体拮抗药能选择性地阻断 α 受体,对抗 NA 或拟肾上腺素药的 α 型作用。临床常用的药物有酚妥拉明、妥拉唑林及酚苄明。酚妥拉明及妥拉唑林属于竞争性短效类 α 受体拮抗药,酚苄明属于非竞争性长效类 α 受体拮抗药。

酚妥拉明(phentolamine,立其丁)

酚妥拉明为人工合成品,与 α_1、α_2 受体亲和力相同,口服生物利用度低,常注射给药。因与受体结合较弱,易于解离,因此作用温和,维持时间短。与激动药之间有竞争性。

1.作用

(1)扩张血管 通过阻断血管 α 受体及直接松弛血管平滑肌,而使血管明显扩张,血压下降。

(2)兴奋心脏 因血压下降反射性地兴奋交感神经和阻断突触前膜 α_2 受体,使 NA 释放增加,而导致心脏兴奋。

(3)其他 有拟胆碱和拟组胺作用,可使胃肠道平滑肌兴奋,胃酸分泌增加,出现恶心、呕吐、腹泻、腹痛、胃酸过多等症状。

2.用途

(1)外周血管痉挛性疾病 利用扩张血管作用可治疗血栓闭塞性脉管炎、肢端动脉痉挛性疾病及冻伤后遗症等,还可用来对抗去甲肾上腺素漏出血管外引起的局部血管强烈收缩,以防组织坏死(可用本药 5mg 溶于 10～20ml 生理盐水中,作皮下浸润注射)。

(2)抗休克 本药能增加心排出量并扩张血管,改善微循环,增加组织灌流量,纠正缺氧状态。可用于治疗感染性休克、心源性休克及神经性休克,但须补足血容量。有人主张合用去甲肾上腺素,目的是对抗去甲肾上腺素过强的。α 型收缩血管的作用,保留其 β 型加强心肌收缩力的作用。

(3)难治性充血性心力衰竭 通过扩张小动脉及小静脉,使外周阻力下降,回心血量减少,从而使心脏前后负荷下降。在心力衰竭时,因心排出量不足,交感张力增加,外周阻力增高,肺充血和肺动脉压力升高,易产生肺水肿。应用酚妥拉明扩张血管,降低外周阻力,使心脏后负荷明显降低,左室舒张末期压与肺动脉压下降,心排出量增加,心力衰竭得以减轻。

(4)其他 本药有降血压的作用,可用于诊断肾上腺髓质嗜铬细胞瘤及治疗由此病诱发的高血压危象以及手术前的准备。作诊断试验有猝死的报道,故应慎用。

3.不良反应及应用注意

(1)胃肠道反应 腹痛、腹泻、呕吐和诱发消化性溃疡。

(2)直立性低血压 体位变更时,动作要缓慢,如要站立,需平坐数分钟后缓起,以防直立性低血压。

(3)静脉注射过快可引起心动过速、心律失常和心绞痛,因此需缓慢注射或滴注。给药时要保持患者平卧位,注意监测血压、脉搏、心率,直至平稳为止。

(4)因可诱发或加剧消化性溃疡,故胃炎,胃、十二指肠溃疡患者慎用。严重的动脉硬化、低血压、器质性心脏病及肾功能减退者禁用。

妥拉唑林(tolazoline)

妥拉唑林对 α 受体的阻断作用与酚妥拉明相似,但较弱,而组胺样作用和拟胆碱作用较强。口服和注射都易吸收,大部分以原形从肾小管排泄。口服吸收较慢,排泄较快,效果远不及注射给药。主要用于外周血管痉挛性疾病的治疗,局部浸润注射用以处理去甲肾上腺素静脉滴注时药液外漏。

不良反应与酚妥拉明相同,但发生率较高。

酚苄明(phenoxybenzamine)

酚苄明口服吸收不完全,肌内或皮下注射刺激性强,仅作静脉注射。静脉注射 1 小时后可达最大效应。一次用药可持续 2～4 天,代谢产物随尿排出。酚苄明能阻断 α 受体,使血管扩张,外周阻力下降,也可改善微循环。其起效慢,但作用强大而持久。临床用于治疗外周血管痉挛性疾病,也可用于休克和嗜铬细胞瘤的治疗。

常见的不良反应有直立性低血压、心悸和鼻塞,口服可致恶心、呕吐等胃肠道反应,尚有嗜睡、疲乏等中枢神经系统反应。静脉注射用于休克时,必须缓慢注射并充分补液,并密切监护。

哌唑嗪(prazosm)

哌唑嗪能选择性阻断 α_1 受体,主要通过舒张小动脉及小静脉而发挥降压作用(详见"抗高血压药")。

二、β 受体拮抗药

本类药物对 β 受体具有高度选择性的阻断作用,而对抗递质或拟肾上腺素药的 β 型效应。临床常用的药物有:普萘洛尔、吲哚洛尔、噻吗洛尔(timolol,噻吗心安)、美托洛尔、纳多洛尔(nadolol)、阿替洛尔、醋丁洛尔(acebutolol)、倍他洛尔(betaxolol)等。

1.**分类**　根据对 β_1、β_2 受体的选择性和有无内在拟交感活性(ISA)分为以下两类(表 2-2)。

表 2-2　β 受体拮抗药分类及药理学特性

药物分类	口服生物利用度(%)	ISA	膜稳定作用	主要消除器官
非选择性 β 受体拮抗药				
普萘洛尔	～25	0	++	肝
噻吗洛尔	～50	0	0	肝
纳多洛尔	～35	0	0	肾
吲哚洛尔	～75	++	±	肝肾
β_1 受体拮抗药				
美托洛尔	～40	0	±	肝
阿替洛尔	～50	0	0	肾
醋丁洛尔	～40	+	+	肝

2.作用

(1)β受体阻断作用

1)心血管系统:①阻断心脏 β_1 受体,使心脏抑制,心率明显减慢,心收缩力减弱,心排出量减少,心肌耗氧量下降,血压稍降低;②阻断肾小球旁细胞的 β_1 受体,使肾素分泌减少,血管紧张素生成减少,血管扩张,加上心脏抑制,可导致血压降低(普萘洛尔该作用最强);③阻断 β_2 受体,使血管收缩,外周阻力增加,肝、肾和骨骼肌及冠脉血流量减少。

2)支气管平滑肌收缩:阻断 β_2 受体,收缩支气管平滑肌,导致呼吸道阻力增加。这种作用对正常人表现较弱,但对支气管哮喘患者,可诱发或加重哮喘的急性发作。选择性 β_1 受体拮抗药此作用较弱。

3)代谢:β受体拮抗药可抑制儿茶酚胺和拟肾上腺素药引起的脂肪分解,降低游离脂肪酸含量,可抑制糖原分解,亦可延缓应用胰岛素后血糖水平的恢复。故与胰岛素合用时,必须注意β受体阻断作用往往会掩盖低血糖的心悸症状,以免延误低血糖的及时发现。

(2)ISA 有些β受体拮抗药如吲哚洛尔,对β受体还有部分激动作用,这种作用被称为ISA。由于这种作用较弱,一般被其β受体阻断作用所掩盖而不易表现出来。若对实验动物预先给予利舍平以耗竭体内儿茶酚胺,使药物的β阻断作用无从发挥,这时再用β受体拮抗药,如该药具有 ISA,其激动β受体的作用便可表现出来,可致心率加速、心排出量增加等。ISA 较强的药物在临床应用时,其抑制心肌收缩力、减慢心率和收缩支气管的作用,一般较不具 ISA 的药物为弱。

3.用途
β受体拮抗药在心血管系统中被广泛应用。主要用于治疗心律失常、心绞痛、心肌梗死、高血压及甲亢等,噻吗洛尔也常用于治疗青光眼,以降低眼内压。

4.不良反应及应用注意

(1)常见的不良反应 恶心、呕吐、轻度腹泻等胃肠道反应,停药后迅速消失;头痛、失眠及抑郁等中枢神经系统症状,外周血管收缩、间歇性跛行及四肢发冷等;偶可发生过敏反应如皮疹、血小板减少等。

(2)抑制心脏 可引起急性心力衰竭、心动过缓及传导阻滞等严重的不良反应。

(3)诱发或加重支气管哮喘 由于阻断 β_2 受体,可使支气管平滑肌痉挛,增加呼吸道阻力,而诱发或加重支气管哮喘。

(4)反跳现象 普萘洛尔等无 ISA 的β受体拮抗药长期用后,突然停药,可引起病情明显恶化的反跳现象,因此,在病情控制后必须逐渐减量至停药。

(5)普萘洛尔口服后血浆浓度个体差异大,故应密切观察患者的反应,注意调整用量;普萘洛尔与食物同服可使吸收增多;利福平、苯妥英钠和苯巴比妥因可诱导肝药酶而加快普萘洛尔的代谢而降低疗效。

(6)即使是选择性 β_1 受体拮抗药,仍应慎用于支气管哮喘患者。心功能不全、心肌梗死、窦性心动过缓、重度房室传导阻滞和支气管哮喘等患者禁用。

三、α、β受体拮抗药

本类药物阻断肾上腺素受体的选择性不高,对 α、β受体均有阻断作用,但对β受体的阻断作用要强于对 α受体的阻断作用。已在临床应用的有拉贝洛尔、卡维地洛(carvedilol)。

拉贝洛尔(labetalol)

拉贝洛尔对 α、β 受体均有竞争性阻断作用。其中阻断 β_1、β_2 受体作用程度相似,对 α_1 受体作用弱,对 α_2 受体则无作用。口服吸收好,但首过效应明显。临床主要用于治疗中度至重度高血压,静注可用于高血压危象。

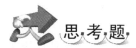
思考题

1. 试述酚妥拉明的药理作用及临床用途。
2. 酚妥拉明引起的低血压能否用肾上腺素解救?为什么?
3. 普萘洛尔的药理作用是什么?
4. 试述普萘洛尔的不良反应及禁忌证。

(魏艳丽)

项目三　麻醉药物的应用与护理

麻醉是指使机体或机体的一部分暂时失去对外界刺激反应性的一种方法,以利于外科手术、器械检查等。麻醉药是指能引起麻醉状态的药物,按照作用范围分为全身麻醉药和局部麻醉药。

任务一　全身麻醉药的应用与护理

学习目标

- **知识目标**
  1. 掌握常用吸入麻醉药的作用、用途、不良反应和用药护理。
  2. 熟悉常用静脉麻醉药的临床应用与用药护理。
  3. 了解吸入性麻醉药的应用与不良反应。
- **能力目标**
  1. 能对常用静脉麻醉药进行用药护理。

全身麻醉药简称全麻药,是一类能广泛抑制中枢神经系统功能,可逆性地引起感觉(尤其是痛觉)、意识、反射消失,骨骼肌完全或部分松弛的药物,以适用于进行外科手术。全麻药按其给药途径不同,分为吸入麻醉药和静脉麻醉药。

一、吸入麻醉药

吸入麻醉药是一类挥发性的液体或气体,经呼吸道迅速进入血液,然后分布至中枢神经系统发挥全麻作用,麻醉深度可通过对吸入气体中药物浓度的调节来控制,并可连续维持用药,满足手术的需要。

氟烷(halothane)

氟烷为无色透明液体,不燃不爆,用于全身麻醉及诱导麻醉。可使脑血管扩张,颅内压升高;对心肌有直接抑制作用,还可增加心肌对儿茶酚胺的敏感性。禁与肾上腺素和去甲肾上腺素合用,否则易引起室性心动过速或室性纤颤;反复应用易致肝损伤。禁用于肝功能不全、胆管疾病、难产或剖宫产的患者。

氟烷有扩张血管和降低心肌收缩力作用,可使血压下降,若遇血压下降可应用麻黄碱等升压,禁用去甲肾上腺素及肾上腺素。能增加心肌对儿茶酚胺的敏感性,诱发心律失常,注意严密观察。本药麻醉作用较强,但分期不够明显,安全范围小,易发生麻醉过深,应严格掌握用量。少数病人应用氟烷可发生恶性高热。

恩氟烷(enflurane)、异氟烷(isoflurane)和七氟烷(sevoflurane)

恩氟烷是目前较为常用的吸入麻醉药,对黏膜无刺激性,诱导麻醉迅速、平稳而舒适,苏醒快,肌肉松弛良好,不增加心肌对儿茶酚胺的敏感性。术后有恶心症状。癫痫患者禁用。恩氟烷对呼吸有抑制作用,应注意观察。麻醉时脑电图可见癫痫样波,有癫痫史者禁用。本品不适用于产科麻醉。

异氟烷也是目前较为常用的吸入麻醉药,其药理学性质与恩氟烷相似,但术后恶心、呕吐症状少见,可用于各种手术麻醉。异氟烷可引起血压下降和呼吸抑制,要密切注意血压和呼吸的变化。

七氟烷麻醉作用强,麻醉诱导和苏醒均较快。麻醉时的镇痛、肌松作用与氟烷和恩氟烷相同,临床上常作为全身麻醉用药。七氟烷的主要副作用为血压下降、心律失常、恶心及呕吐,发生率约13%。可发生重症恶性高热,可能与其损伤体温调节中枢有关。出现时必须立即停药,采用肌注肌松药、全身冷却及吸氧等措施。

二、静脉麻醉药

静脉麻醉药是静脉注射给药的非挥发性全麻药。此类麻醉的深度不易控制,一般仅适用于短时间、镇痛要求不高的小手术。

硫喷妥钠(thiopental sodium)

硫喷妥钠为超短效的巴比妥类药物。脂溶性高,易透过血脑屏障,麻醉作用迅速,无兴奋期,但作用持续时间短,可根据需要重复给药来维持麻醉。主要用于基础麻醉、诱导麻醉、脓肿切开引流、骨折、脱臼的闭合性复位等短时小手术。

硫喷妥钠对呼吸中枢有明显抑制作用,易引起呼吸抑制、喉头和支气管痉挛。新生儿、婴幼儿禁用;支气管哮喘者、对巴比妥类过敏者禁用。药液刺激性较强,故静注时勿漏出血管外,以免引起组织损伤。

氯胺酮(ketamine)

氯胺酮能阻断痛觉向丘脑和新皮层的传导,产生满意的镇痛效果,同时兴奋脑干和边缘系统,导致患者意识不完全消失,眼睛睁开,肌张力增高,血压上升,产生梦幻般的感觉,意识模糊和短暂性记忆缺失。这种感觉和意识分离的状态又称为"分离麻醉"。本品作用迅速但短暂,适用于各种小手术或诊断操作如烧伤清创、切痂、植皮等;也可作为其他全身麻醉的诱导剂使用。高血压、脑出血、青光眼及严重心功能不全者禁用。

对交感神经系统活性正常的病人可致心率加快,血压升高,脑血流增加和颅内压升高,故高血压和颅内压升高的病人禁用。对失代偿的休克病人或心功能不全的病人可引起血压剧降,心动过速,甚至心跳停止。苏醒时可出现不同的幻觉、谵妄、精神症状,还可出现恶心及呕吐,应注意及时护理。

丙泊酚(propofol)

丙泊酚为短效静脉麻醉药,是目前较为理想的静脉麻醉药。对中枢神经系统有抑制作用,可产生良好的镇静、催眠效果。镇痛作用较弱,起效快,作用时间短,苏醒迅速,约8分钟,且苏醒质量较好,但恢复期可出现头痛、恶心、呕吐。可抑制咽喉反射,有利于插管;对循环系统有抑制作用,表现为血压下降。常用于门诊小手术的辅助用药(如无痛人流),也用于全麻的诱导和维持、内镜检查等。

可能会发生低血压和短暂性呼吸暂停,应适当减少输注速度。在复苏期间,只有少部分病人出现恶心、呕吐和头痛。局部疼痛,可通过利多卡因或使用前臂或肘前窝较粗的静脉来减轻。

三、复合麻醉

目前各种全麻药单独应用效果都不够理想。为了克服全麻药的缺点,减少不良反应,增强麻醉的效果和安全性而采取的联合用药或辅以其他药物的方法,即称为复合麻醉。常用的复合麻醉方法有麻醉前给药、基础麻醉、诱导麻醉、低温麻醉、神经安定镇痛术、合用肌松药等。

麻醉前给药是指患者进入手术室前用的药物。主要目的是消除患者焦虑、紧张情绪,减少恐惧,使患者情绪稳定,增强麻醉效果、减少麻醉药用量和防止某些不良反应,调节自主神经功能,消除一些不利的神经反射活动。常用的药物有:镇静催眠药(苯二氮䓬类、巴比妥类药)、麻醉性镇痛药(吗啡、哌替啶、美沙酮)、M胆碱受体阻断药(阿托品、东莨菪碱等)。

表 3-1　复合麻醉常用药物

用药目的	常用药物
镇静、解除精神紧张	巴比妥类、地西泮
短暂性记忆缺失	苯二氮䓬类、氯胺酮、东莨菪碱
基础麻醉	巴比妥类、水合氯醛
诱导麻醉	硫喷妥钠、氧化亚氮、依托咪酯
镇痛	阿片类
骨骼肌松弛	骨骼肌松弛药
抑制迷走神经反射	阿托品、东莨菪碱
降温	氯丙嗪
安定、止吐	氟哌利多
控制性降压	硝普钠、硝酸甘油、钙拮抗剂

麻醉药和麻醉药品

麻醉药和麻醉药品是两类完全不同的药物,要正确区分:

麻醉药是指能够暂时引起机体全身或局部感觉(特别是痛觉)消失的药物。临床主要用于全身麻醉和局部麻醉,以便进行外科手术。如乙醚、普鲁卡因、利多卡因等。属于一般性剧药。

麻醉药品是指能产生欣快感,连续使用极易成瘾的药物,如吗啡、哌替啶、可卡因等镇痛药。属于国家重点管理药物,必须按《中华人民共和国药品管理法》、《麻醉药品管理条例》严格管理。

任务二 局部麻醉药的应用与护理

学习目标

- **知识目标**
  1. 掌握常用局麻药的作用、用途、不良反应和用药护理。
  2. 了解局部麻醉方法的分类。
- **能力目标**
  1. 能对常用局麻药进行用药护理。

- **学习案例**

患者李某,女,28 岁。因转移性右下腹疼痛 8 小时入院,经体检及辅助检查,诊断为急性阑尾炎。采用硬膜外麻醉进行手术治疗。局麻药选用含 1∶20 万肾上腺素的 2 ％利多卡因溶液。

- **病情分析**

硬膜外麻醉是将局麻药液注入硬脊膜外腔,使通过硬脊膜外腔穿出椎间孔的神经根麻醉。药液不扩散至脑组织,无腰麻时头痛或脑脊膜刺激现象。麻醉范围广,常用于胸腹部手术。常用利多卡因,也可用普鲁卡因或丁卡因。

- **学习向导**

1. 为何局麻药液中加入 1∶20 万肾上腺素?
2. 局麻药的毒性反应有哪些? 如何防治?

局部麻醉药(local anesthetic)简称局麻药,是一类能在用药的局部可逆性地阻断神经冲动的产生和传导在意识清醒的状态下,使局部痛觉暂时消失的药物。

本类药物可分为酯类和酰胺类。其作用的机制是通过阻断钠离子的内流,从而阻断神经冲动的产生和传导,产生局麻作用。用药后,痛觉、温觉、触觉、压觉依次消失,但不影响知觉,恢复时顺序相反。较小的无髓鞘神经纤维,如传导痛觉、温觉以及自主神经的纤维对局麻药敏感。

一、局麻药的给药方法

1. **表面麻醉** 将穿透性较强的麻醉药直接滴、喷或涂于黏膜表面,使黏膜下的感觉神经末梢麻醉。适用于眼、鼻、咽喉、气管、尿道等部位的浅表手术或检查。常选用丁卡因。

2. **浸润麻醉** 将局麻药注入皮下或手术野附近组织,使局部的感觉神经末梢被药液浸润而麻醉。麻醉效果好,对机体的正常功能无影响,但用量较大,麻醉区域小。用药量大则易产生全身毒性反应。适用于浅表小手术。常选用毒性较小、安全性较大的普鲁卡因,其次是利多卡因。

3. **传导麻醉** 是将局麻药液注射到外周神经干或神经丛周围,阻断神经冲动的传导,使该神经支配的区域麻醉。用量小,麻醉区域大,适用于四肢、面部、口腔等小手术。常用普鲁卡因、利多卡因和丁哌卡因。

4. **蛛网膜下腔麻醉** 又称腰麻,是将局麻药液经腰椎间隙注入蛛网膜下腔,作用于脊神经根、背根神经节及脊髓表面部分。首先被阻断的是交感神经纤维,其次是感觉神经纤维,最后是运动神经纤维。适用于下腹部、下肢、盆腔及肛门会阴部位的手术。可选用丁卡因、普鲁卡因或利多卡因。药物在椎管内的扩散受病人体位、姿势、药量、注射力量和溶液比重的影响。

5. **硬膜外麻醉** 是将局麻药液注入硬脊膜外腔,使通过硬脊膜外腔穿出椎间孔的神经根麻醉。药液不扩散至脑组织,无腰麻时头痛或脑脊膜刺激现象。麻醉范围广,常用于胸腹部手术。常用利多卡因,也可用普鲁卡因或丁卡因。

二、常用局麻药

普鲁卡因(procaine)

1. 作用和用途

(1)局部麻醉 属于酯类短效局麻药,亲脂性低,不易穿透黏膜。一般不作表面麻醉。毒性较小,主要用于浸润麻醉、传导麻醉、腰麻和硬膜外麻醉。注射给后1～3分钟起效,可维持30～45分钟,加用肾上腺素后维持时间可延长20%。

(2)局部封闭 用0.25%～0.5%的溶液注射于病灶周围,可减轻病灶对中枢神经系统的不良刺激,缓解损伤症状,并改善局部营养过程,促进病变愈合。

2. 不良反应及应用注意

(1)毒性反应 用量过大或误注入血管内,可产生中毒反应。表现出:①中枢神经先兴奋后抑制,出现兴奋不安、肌肉震颤,甚至惊厥,当中毒加深,兴奋转入抑制,出现昏迷、呼吸麻痹;②心血管系统表现为心脏抑制、血管扩张、血压下降。但心肌对局麻药耐受性较高,中毒时常致呼吸先停。严重中毒时,因呼吸麻痹,血压下降而死亡。

(2)过敏反应 极少数人用药数分钟出现皮肤潮红、荨麻疹、哮喘甚至休克。也可在给药数小时后,出现头痛,面、舌、颈、咽喉处的黏膜水肿,并伴有轻重不等的全身症状。故用药前应询问病人有无过敏史,有者禁用。用药前应做皮肤过敏试验,阳性者禁用。一旦有过敏症状时,立即停药,静脉注射肾上腺素,给氧和给抗过敏药物,对本药过敏者可用利多卡因代替。

(3)其他 普鲁卡因在体内可被假性胆碱酯酶水解成对氨基苯甲酸和二乙氨基乙醇,前者能对抗磺胺类药物的抗菌作用,后者可增强强心苷的毒性,因此本药不与磺胺类药物、强心苷类药物、胆碱酯酶抑制药合用。

利多卡因(lidocaine)

属于酰胺类局麻药,是目前应用最广的局麻药,与普鲁卡因相比,具有起效快、穿透力强、作用强而持久及安全范围较大的特点,同时无扩张血管及对组织的刺激性。可用于多种形式的局麻,有全能麻醉药之称。临床常用于表面麻醉(用2%～4%溶液)、浸润麻醉(用0.25%～0.5%溶液)、传导麻醉(用1%～2%溶液)以及硬膜外麻醉(用1%～2%溶液)。但由于扩散力强,麻醉范围不易控制,一般不做腰麻。本品尚有抗心律失常作用,毒性反应比普鲁卡因大,变态反应罕见。

丁卡因(tetracaine)

属于酯类长效局麻药,化学结构与普鲁卡因相似,其局麻强度比普鲁卡因大10倍,毒性大10～12倍。对黏膜穿透力强,主要用于表面麻醉(用1‰溶液),也用于腰麻(用10～15mg与脑脊液混合注入,浓度一般为0.3‰,不超过0.5‰)、传导麻醉(用0.1‰～0.3‰溶液)、硬膜外麻醉(用0.15‰～0.3‰溶液)。因毒性大,一般不用于浸润麻醉。

丁哌卡因(bupivacaine)

属于酰胺类局麻药,化学结构与利多卡因相似。局麻作用较利多卡因强4～5倍,作用持续时间长,可达5～10小时。主要用于浸润麻醉、传导麻醉和硬膜外麻醉。与等效剂量利多卡因相比,可产生严重的心脏毒性,并难以治疗,特别在酸中毒、低氧血症时尤为重要。

常用局麻药比较见表3-2。

表 3-2　常用局麻药比较

药物	相对麻醉强度	相对毒性	作用持续时间(小时)	组织穿透力	临床应用
普鲁卡因	1	1	1	弱	浸润麻醉、传导麻醉、腰麻和硬膜外麻醉
利多卡因	2	2	1～2	强	表面麻醉.浸润麻醉、传导麻醉和硬膜外麻醉
丁卡因	10	10	2～3	强	表面麻醉、传导麻醉、腰麻和硬膜外麻醉
丁哌卡因	8～10	5～8	5～6	弱	浸润麻醉、传导麻醉、腰麻和硬膜外麻醉

三、常用局麻药的用药护理

1.向患者介绍本类药物的疗效、不良反应和用药注意事项。了解患者既往有无心血管疾病、甲状腺功能亢进等病史,询问用药史及过敏史。

2.严格控制剂量和浓度,不得超剂量、超浓度给药。浸润麻醉用0.25‰～0.5‰水溶液,每小时不超过0.5g;传导麻醉用1‰～2‰水溶液,每小时不超过1.0g;腰麻用2‰水溶液,每小时不超过0.75g;蛛网膜下腔麻醉用盐酸结晶粉临用前溶入脑脊液中,浓度为3‰～5‰,一次用量不超过0.15g。对耐受力低下、年老体弱的病人,要适当减量。

3.浸润麻醉和传导麻醉时,为避免局麻药物误注入血管内,每次推药前必须回吸无血后方可注射。在局麻药中加入0.1‰的肾上腺素(每100ml加0.2～0.5ml),既可延缓局麻药吸收,延长局麻作用时间,又可减少吸收中毒反应的发生。但不用于肢体末梢部位,以免局部组织缺血坏死。但心脏病、高血压、甲状腺功能亢进症等患者进行局麻时禁加肾上腺素。

4.注意毒性反应,严密监测呼吸、心率、血压和中枢神经系统反应的变化。中毒时要注意维持呼吸,及时采取控制措施。若发现早期中毒症状,应及时抢救:采取维持呼吸和循环功能,加压给氧,输液,给予地西泮或硫喷妥钠。如果中毒症状经处理已经控制,还应注意复发的可能,必须密切观察。

5.腰麻和硬膜外麻醉时可引起血压下降,密切注意血压变化。术前肌内注射麻黄碱可预防血压下降。及时调整患者体位,术后应保持头低脚高卧位6小时,以防直立性低血压。

6.硬脊膜穿刺后脑脊液渗漏,易致麻醉后头痛。应注意药液的比重和患者的体位。一般用脑脊液溶解的药液,比重高,用于坐位患者;用注射用水溶解的药液因比重低,易使药液水平面提高,可导致呼吸肌瘫痪。

7.局麻药液不宜与碱性药液、葡萄糖液、胆碱酯酶抑制药及强心苷配伍应用。

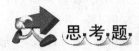

1.全身麻醉药分为几类?代表药物有哪些?

2.什么是复合麻醉?

3.局麻药中加入少量肾上腺素的目的是什么?

4.简述普鲁卡因的不良反应及应用注意。

（胡　珏　郑鸣之）

项目四　中枢神经系统药物的应用与护理

任务一　镇静催眠药的应用与护理

学习目标

- **知识目标**
  1. 掌握地西泮、苯巴比妥的作用、用途、不良反应和用药护理。
  2. 了解其他镇静催眠药的作用特点。
- **能力目标**
  1. 能对常用镇静催眠药进行用药护理。

- **学习案例**

患者刘某,37岁,某外资公司主管。5年前首次无明显诱因出现入睡困难、早醒,睡醒时仍感疲劳,乏力,白天情绪低落,对周围事物无兴趣。上述病情每隔数月出现一次,每次持续2周至更长不等,其后睡眠情况逐渐改善,心情也随之好转。最近这种失眠有加重趋势,发作次数增加,持续时间延长。患者一直服用地西泮来帮助睡眠,但效果不佳。入院后诊断为抑郁症失眠,加用抗抑郁药治疗。3个月后病情逐渐好转。

- **病情分析**

1. 失眠是常见的睡眠障碍,也是患者最多的主诉之一。失眠的原因很多,大多可分为3类:①环境改变破坏了机体的正常生物学节律;②神经精神疾病,特别是疼痛、焦虑和抑郁症;③药物影响,即药物性失眠。

2. 失眠的处理原则为:去除病因、规律生活、合理用药、短时间用药。

- **学习向导**

1. 目前最常用的镇静催眠药是哪一类?
2. 简述苯二氮䓬类镇静催眠药的主要药理作用和不良反应。

镇静催眠药(sedative-hypnotics)是一类作用于中枢神经系统的药物。能缓和激动、消除躁动、恢复安静情绪的药物称为镇静药。能促进和维持近似生理性睡眠的药物称催眠药。同一药物在较小剂量时起镇静作用,在较大剂量时则起催眠作用。两者之间有明显的量变和质变的关系,因此统称为镇静催眠药。

过去广泛用于镇静催眠和抗焦虑的药物主要是巴比妥类和水合氯醛、格鲁米特等。由于其易产生耐药性和依赖性,长期应用时可产生慢性中毒,中毒量可致呼吸麻痹而死亡,临床已较少应用。目前常用的镇静催眠药物可以大体分为苯二氮䓬类、巴比妥类和其他镇静催眠药,如唑吡坦(思诺思)、佐匹克隆(易梦返)等。

一、苯二氮䓬类

苯二氮䓬(benzodiazepine,BZ)类药物近年来发展迅速,是目前应用最广的镇静催眠药。常用药物有地西泮、氯氮䓬、硝西泮、艾司唑仑、阿普唑仑、氯硝西泮、氟西泮、三唑仑和劳拉西泮等(表4-1)。各种苯二氮䓬类药物作用相似。

表 4-1   其他常用苯二氮䓬类药物比较表

药物	主要作用特点
长效类	
氟西泮 (flurazepam)	属长效类,能显著缩短睡眠诱导时间和减少苏醒次数,延长睡眠时间。具有较好催眠作用,用于各种失眠症。肝、肾功能不全者及孕妇慎用,15岁以下小儿禁用。
氯氮䓬 (chlordiazepoxide)	具有抗焦虑、镇静、肌肉松弛等作用,用于神经官能症和失眠。可见嗜睡、便秘等,长期服用可产生耐受性和成瘾性,老人慎用,孕妇和哺乳期妇女禁用。
中效类	
硝西泮 (nitrazepam)	催眠、抗癫痫作用强,用于各种失眠和癫痫。服药期间禁酒,重症肌无力病人禁用。
艾司唑仑 (estazolam)	镇静、催眠作用比硝西泮强,可有效治疗入睡困难和睡眠维持困难。偶见乏力、嗜睡,1~2小时可自行消失。
替马西泮 (temazepam)	适用于频繁苏醒的患者,睡前2~3小时服药效果好。可见口干、无力等副作用。
短效类	
阿普唑仑 (alprazolam)	镇静、催眠和抗焦虑作用比地西泮强,用于焦虑、抑郁、恐惧、顽固性失眠及癫痫大发作和小发作。孕妇、哺乳期妇女禁用。
三唑仑 (triazolam)	作用持续时间短,适用于反复失眠的患者以诱导入睡,对睡眠维持困难者疗效不佳,患者可能出现早醒和白天焦虑现象。易产生耐受性,应间歇使用。急性闭角型青光眼、重症肌无力患者禁用,有抑郁症状患者慎用。

地西泮(diazepam,安定)

又名安定,属于第二类精神药品。口服吸收良好,约0.5~2小时血药浓度达峰值。地西泮及代谢产物易透过血脑屏障进入脑组织,但随后又再分布到脂肪等组织,故中枢作用迅速而短暂。可通过胎盘进入胎儿体内,也可经乳汁分泌进入婴幼儿体内。主要经肝脏代谢,经肾缓慢排泄。可产生肝肠循环,长期用药有蓄积作用。

1.作用和用途

(1)抗焦虑作用   小剂量(2.5~5mg)可产生良好的抗焦虑作用,能改善患者的烦躁不安、紧张、恐惧、忧虑等症状,是治疗焦虑症的首选药。临床常用于各种原因引起的焦虑症。对持续性焦虑状态宜选用长效类药物,对间断性严重焦虑患者宜选用中、短效类药物。

(2)镇静催眠作用   中等剂量(5~10mg)睡前服用可产生明显的镇静催眠作用,能使兴奋、躁动不安的患者安静而不影响其正常的精神活动和运动功能。能缩短诱导入睡时间,减少觉醒次数,延长睡眠持续时间。由于本类药物安全范围大,镇静作用发生快而确实,且可产生暂时性记忆缺失,即使大剂量应用亦不引起麻醉。临床上广泛用于缓解各种原因所致的兴奋不安和紧张、麻醉前给药、心脏电击复律或内镜检查前给药及失眠症等。

与巴比妥类催眠药相比较,地西泮催眠的优点有:①对肝药酶无诱导作用;②嗜睡等副作用轻;③安全范围大,对呼吸、循环系统抑制较轻,大剂量也不引起全身麻醉;④耐受性和依赖性较小;⑤停药后反跳现象较轻,醒后无后遗症状。因此地西泮现已取代巴比妥类成为首选的催眠药。

(3)抗惊厥和抗癫痫作用　有很强的抗惊厥作用。临床可用于辅助治疗高热、破伤风、子痫及药物中毒等所致的惊厥。地西泮尚能抑制癫痫病灶异常放电的扩散,对癫痫大发作、小发作均有效,地西泮静脉注射给药是治疗癫痫持续状态的首选药。

(4)中枢性肌肉松弛作用　肌松作用较强,能降低肌张力,但不影响机体正常活动。有助于加强全身麻醉药的肌肉松弛作用。临床可用于缓解脑血管意外或脊髓损伤等所致的中枢性肌肉强直及局部病变如腰肌劳损引起的肌肉痉挛。

2.不良反应及应用注意

(1)地西泮毒性较小,安全性大,很少由于用量过大引起死亡。治疗剂量时常见有嗜睡、乏力、头晕等,长效类尤易发生。护理人员应注意搀扶患者,避免摔倒。用药期间不宜从事高空及高速作业。其他常见的不良反应有:口干、腹泻、便秘、视力模糊等。某些病人可引起情绪低落、敌对行为等,应及时停药。

(2)耐受性、依赖性　地西泮属于第二类精神药品,最大的缺点是长期服用易产生耐受性和依赖性。产生耐药性时,剂量要逐渐增加以维持疗效。产生依赖性时,突然停药可产生戒断症状,表现为:恶心、腹泻、便秘、肌肉震颤、失眠、坐立不安、流鼻涕等,严重时可出现幻觉、心慌意乱、头痛甚至惊厥等。一般连续用药4~12个月即可产生。为防止发生戒断症状,要逐渐减量停药。

(3)静脉注射可致静脉炎,静注过快可抑制呼吸和循环系统功能,故应稀释后缓慢注射。

(4)少数患者可出现荨麻疹、粒细胞减少、肝功能异常。有过敏史者慎用,长期应用时应定期检查血象及肝功能。

(5)急性中毒　地西泮过量中毒时可致共济失调、语言含糊不清、昏迷和呼吸抑制和心跳停止等。除采用洗胃及对症治疗外,还可用中枢性苯二氮䓬受体拮抗药氟马西尼对抗。

(6)与其他中枢抑制药、吗啡、乙醇等合用可显著增强其毒性。孕妇和哺乳期妇女、急性青光眼、重症肌无力患者禁用。

二、巴比妥类

巴比妥类(barbiturates)是最早被使用的镇静催眠药,分为长效、中效及短效三类。主要药物有苯巴比妥、异戊巴比妥、司可巴比妥和硫喷妥钠等(表4-2)。

表4-2　常用巴比妥类的分类、作用和用途比较表

分　类	药　名	显效时间(小时)	作用维持时间(小时)	主要用途
长效	苯巴比妥 (phenobarbital)	0.5~1	6~8	抗惊厥

续表

分 类	药 名	显效时间（小时）	作用维持时间（小时）	主要用途
中效	戊巴比妥（pentobarbital）	0.25～0.5	3～6	抗惊厥
	异戊巴比妥（amobarbital）	0.25～0.5	3～6	镇静催眠
短效	司可巴比妥（secobarbital）	0.25	2～3	抗惊厥、镇静催眠
超短效	硫喷妥钠（thiopentone）	iv. 立即	0.25	静脉麻醉

1. 作用和用途 巴比妥类是普遍性中枢抑制药。随着剂量的增加，中枢抑制作用逐渐增强，依次出现镇静、催眠、抗惊厥和麻醉作用。10 倍催眠量时可麻痹延髓呼吸中枢和血管运动中枢，甚至死亡。

此类药物需用至镇静剂量时才显示抗焦虑作用。本类药物的安全性不及苯二氮䓬类药物，较易产生依赖性，目前临床已很少用于镇静催眠。但苯巴比妥仍用于抗惊厥、治疗癫痫大发作和癫痫持续状态；硫喷妥钠用作静脉麻醉和基础麻醉等。

2. 不良反应及应用注意

(1)后遗效应 服用催眠剂量的巴比妥类药物，次晨可出现眩晕、困倦、嗜睡、精神不振、注意力不能集中、思维和行动迟缓等后遗效应。催眠剂量的巴比妥类可导致患者苏醒后仍感觉疲倦。服药期间不可从事驾车、操作机器或登高作业等，宜向病人说明。

(2)耐受性和依赖性 短期内反复用药可产生耐受性。长期连续用药可使病人对该类药物产生精神依赖性和躯体依赖性。形成身体依赖后，一旦停药，可产生戒断反应，表现为肢体抖动、焦虑、无力、烦乱、恶心呕吐、发作、精神错乱和心脏停搏。因此，应避免长期使用或滥用。

(3)过敏反应 少数病人可引起荨麻疹、血管神经性水肿等过敏反应，偶可引起剥脱性皮炎等严重过敏反应。

(4)急性中毒及解救 巴比妥类药物中毒是药物过量致死的主要原因。剂量过大或静脉注射速度过快，可引起急性中毒，表现为昏迷、血压下降、呼吸抑制，甚至死亡。抢救以维持呼吸为首要，其余作对症处理。抢救措施：排除毒物，如服药不久则应洗胃；给予盐类泻药，维持呼吸和血压，给利尿剂；注射碳酸氢钠使尿碱化，可促进毒物排泄，必要时可输血或作血液透析。

三、其他镇静催眠药

近年来研究发现一些新型镇静催眠药能够选择性地作用于催眠相关作用受体，可避免苯二氮䓬类常见的不良反应，目前已用于临床的药物主要有唑吡坦(思诺思)、佐匹克隆(易梦返)等。

佐匹克隆(zopiclone,易梦返)

佐匹克隆是新一代的镇静催眠药，具有镇静、抗焦虑、抗惊厥和肌肉松弛作用。此药吸收快，达峰时间 0.5～1 小时，$t_{1/2}$ 5～6 小时。本药适用于各类失眠，对缩短入睡时间、延长睡眠时间以及提高睡眠质量均有效。不良反应较少，部分病人可有口干、口苦、恶心、便秘、晨间嗜睡、肌无力等。长期使用无明显的耐药现象，长期使用后停药后亦无明显的反跳现象。严重呼吸功能不全、本药过敏者禁用。肝功能不良、孕妇及哺乳期妇女慎用。

唑吡坦(zolpidem,思诺思)

为短效的镇静催眠药,作用类似于佐匹克隆,抗焦虑、肌肉松弛和抗惊厥作用均较弱,而镇静催眠作用较强。唑吡坦可缩短入睡时间,减少觉醒次数,延长睡眠时间。主要适用于偶发性、暂时性及慢性失眠症。不良反应常见眩晕、嗜睡、乏力、恶心、头痛等,偶见记忆障碍、噩梦、烦躁、腹泻及精神压抑等。此药耐药性及滥用危险较少见,但不主张长期服用。

水合氯醛(chloralhydrate)

水合氯醛口服或灌肠,约15分钟起效,催眠作用可持续6~8小时,睡眠时相接近生理睡眠。不缩短快动眼睡眠时相,停药无代偿性快动眼睡眠时相的延长,醒后无后遗效应,不易蓄积中毒;大剂量可呈现抗惊厥作用。临床用于催眠,尤其适用于顽固性失眠或对其他催眠药无效的失眠,也可用于子痫、破伤风、小儿高热及中枢兴奋药中毒所致的惊厥。

本药具有特殊的、令人不适的刺激性味道,易引起恶心、呕吐及上腹不适等,一般以10%溶液稀释后口服,也可直肠给药。久用产生耐受性和依赖性;口服4~5g可引起急性中毒。消化性溃疡病人及严重心、肝、肾功能不全者慎用或禁用。孕妇及哺乳期妇女、15岁以下儿童禁用。肝功能不良、呼吸功能不良以及肌无力患者,机械操作及驾车者慎用。

四、镇静催眠药的用药护理

1.本品有成瘾性,为国家特殊管理的精神药品,使用时必须严格遵守有关规定。

2.了解病人焦虑、失眠的原因、程度、性质、表现,是否用过镇静催眠药,应用的种类、剂量、时间、疗效等,有无药物依赖性或滥用现象;了解病人心、肺、肝、肾功能。

3.建议病人改变不利于睡眠的生活方式,增加体力活动,调整心理状态,有规律的作息,尽量用非药物方法缓解焦虑和失眠问题。

4.选用镇静催眠药时,剂量应个体化。一般采用小剂量短期给药和间断用药,有心肺疾病患者,剂量宜小,注意观察呼吸、血压、心跳等循环系统表现。

5.长期使用本类药物易产生耐药性及依赖性,因此应交替使用,在一定的时间内可考虑更换另一药物,尽量避免长期使用。

6.乙醇会增强药物毒性,服药期间不得饮用醇性饮料。烟、酒、茶、咖啡等饮品能影响睡眠;提醒病人用药后不要从事驾车、操作机器或登高作业;长期用药突然停药会引起戒断症状,应逐渐减量停药,以减少失眠的复发和可能出现的戒断症状。

7.因可透过胎盘屏障和随乳汁分泌,妊娠及哺乳期妇女应用镇静催眠药应权衡利弊。青光眼、前列腺增生引起的排尿困难的患者不得使用本类药品。

8.根据病人用药目的,指导病人正确服药。护士应视病人将药物服下后离开,以防病人囤积药物而发生意外。嘱咐病人用药后行走应缓慢,老弱者应搀扶,避免摔倒。

9.地西泮不能直接静脉推注,否则易形成静脉血栓或静脉炎。可从输液管内缓慢推注,一次剂量勿超过10mg。静注时,速度宜缓慢。成人不超过5mg/min,老年人应为2~5mg/min,小儿则不超过0.08mg/(kg·min),以免引起血压下降、心脏停搏和呼吸抑制。静脉注射24小时量最多不超过40mg。注入药后即刻用少量生理盐水冲洗静脉。肌内注射需注入深部肌肉。

10.苯二氮䓬类药物中毒时,可用苯二氮䓬受体拮抗剂氟马西尼(flumazenil)抢救。

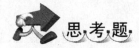 思·考·题·

1. 在执行苯二氮䓬类药物的医嘱时,作为护士你应该注意哪些问题?
2. 巴比妥类药物为什么被苯二氮䓬类所取代?

(胡 珏 郑鸣之)

任务二 抗癫痫药与抗惊厥药的应用与护理

学习目标

● **知识目标**

    1. 掌握苯妥英钠、地西泮、卡马西平、丙戊酸钠、苯巴比妥钠等的药理作用、临床应用、不良反应和抗癫痫药的用药护理。

    2. 了解抗癫痫药的应用原则。

● **能力目标**

    1. 能对常用抗癫痫药物进行用药护理和用药宣教。

一、抗癫痫药

● **学习案例**

    患者,女,15岁,发作性抽搐6年。发作前自觉腹部疼痛,几秒钟后大叫一声,突然意识丧失,跌倒在地,全身肌肉强直收缩,头向后仰,口张开后闭合,咬舌,口吐白沫,双眼上翻20秒,全身肌肉阵挛,上肢屈曲,两手握举,双下肢伸直强直。经3分钟清醒,瞳孔由大变为正常,昏睡,醒后对发病情况无记忆。该患者8岁时由树上跌下,2个月后出现发作性抽搐。每年发作次数频繁,无规律,受刺激时诱发。体格检查:心率86次/min,血压100/70 mmHg,发育良,神志清,瞳孔等大等圆,对光反射存在,颈软,心、肺、肝、脾及四肢无异常。神经系统检查阴性,EEG中度异常,CT正常。诊断:癫痫大发作。

● **病情分析**

    癫痫大发作又称强直-阵挛性发作,多见于青少年,意识丧失及先强直后阵挛发作形式为其特点,可由光、声刺激诱发,过度劳累、上呼吸道感染等因素可加重发作。

● **学习向导**

    1. 根据癫痫的发作类型,如何合理选用抗癫痫药?

    2. 应用抗癫痫药应遵循哪些用药原则?

    癫痫(epilepsy)是由多种原因引起的一类慢性、反复性、突发性大脑功能失调,其特征为脑神经元突发性异常高频放电并向周围扩散,表现为意识、感觉、运动或精神活动障碍,伴有脑电图异常。根据癫痫发作的表现,可分为如下各型(表 4-3)。

表 4-3　癫痫的分型及临床特征

发作类型		临床特征
部分性发作	单纯局限性发作	多种临床表现,主要由发作放电波及皮质区域而定。表现为局部肢体运动或感觉异常,持续时间 20~60 秒,无意识丧失
	复合性局限性发作(颞叶性、精神运动性发作)	发作时意识丧失,伴有无意识运动,如唇抽动、摇头等,持续30 秒至 2 分钟
	局限性发作继发全身强直-阵挛性发作	单纯或复合性局限性发作,可发展为伴有意识丧失的强直-阵挛性发作,全身肌肉处于强直收缩状态,而后进入收缩-松弛状态,可持续 1~2 分钟
全身性发作(惊厥或无惊厥)	失神性发作(小发作)	多见于儿童,突然发作,意识丧失,两眼凝视,活动停止,持续时间不超过 30 秒
	肌阵挛性发作	出现短暂(约 1 秒)的电刺激样肌肉节律性阵挛性收缩。可以是全身性的,也可以是身体某一部位,有意识丧失和明显的自主神经症状
	强直-阵挛性发作(大发作)	全身性惊厥,意识丧失,接着为同步的阵挛性抽搐。一般持续 1~5 分钟
	癫痫持续状态	大发作持续状态,反复抽搐,持续昏迷,不及时解救危及生命

抗癫痫药(antiepileptic drugs)可作用于病灶神经元,降低其兴奋性而抑制异常放电,或作用于病灶周围正常脑细胞,提高兴奋阈,阻止病灶异常放电的扩散而控制癫痫的发作。临床常用的抗癫痫药有苯妥英钠、苯巴比妥、乙琥胺、丙戊酸钠、卡马西平和苯二氮䓬类等。

(一)抗癫痫药类型

苯妥英钠(phenytoin sodium)

苯妥英钠又名大仑丁。口服吸收慢且不规则,连续应用 6~10 天才能达到稳定的血药浓度。癫痫持续状态可静脉注射给药。主要经肝脏代谢失效。常用剂量时血药浓度个体差异较大,故最好根据血药浓度随时调整剂量。

1. 作用和用途

(1)抗癫痫作用　苯妥英钠对癫痫大发作及局限性发作疗效高,对精神运动性发作疗效次之,且无催眠作用,为治疗大发作和局限性发作的首选药,静脉注射给药也可治疗癫痫持续状态。但口服作用缓慢,故开始时可与显效快的苯巴比妥合用,待苯妥英钠发挥作用后再减少后者的剂量、直至停药。本品对癫痫小发作无效,甚至可加重发作。

(2)抗外周神经痛作用　苯妥英钠可治疗三叉神经痛、舌咽神经痛、坐骨神经痛。能使疼痛减轻,发作次数减少。

(3)抗室性心律失常作用　对洋地黄所致室性心律失常的疗效显著。

2. 不良反应及应用注意

(1)本品碱性强,局部刺激性大,口服可刺激胃黏膜,引起恶心、呕吐、胃痛等,宜饭后服药,可减轻刺激症状;不宜作肌内注射,否则注射部位可产生硬结,影响吸收;静脉注射可致静脉炎,应选用较粗大的静脉,并应稀释后缓慢注射;避免静滴给药以防沉淀。

(2)齿龈增生为最常见的不良反应,多见于儿童和青少年。为胶原代谢改变引起结缔组织增生所致。应注意口腔卫生,经常按摩齿龈可减轻之。

(3)剂量过大或用药时间过久可引起小脑—前庭系统功能失调。当血药浓度超过 $20\mu g/ml$ 时,可引起头晕、共济失调、眼球震颤、复视等,当血药浓度超过 $40\mu g/ml$ 时,可出现语言障碍、精神异常以及昏睡昏迷等,停药后可恢复正常。患者不宜从事危险性的作业,如驾驶、高空作业等;避免去危险处,如河边、火旁等,避免暴饮暴食及情绪激动,勿受凉防感染,以免诱发癫痫发作。

(4)长期用药,可由于抑制二氢叶酸还原酶活性,阻止二氢叶酸还原为四氢叶酸,导致四氢叶酸缺乏而引起巨幼红细胞性贫血,可用甲酰四氢叶酸治疗。

(5)过敏反应可引起皮疹、药物热等,也可引起白细胞减少、血小板减少、再生障碍性贫血,偶可引起肝坏死,故用药期间应定期检查血象、肝功能,如有异常应及时停药。

(6)长期用药者不可突然停药,也不可突然换用其他抗癫痫药,以免发生停药反应,造成癫痫发作加剧,甚至诱发癫痫持续状态。如需更换药物,应采取逐渐过渡的方法,先在本药基础上加用新药,再逐渐减少本药用量直至完全停药。

(7)注射剂呈微黄尚可用,浑浊时不可用。用药后可使尿液呈粉红色,应事先告知患者。

(8)妊娠早期用药可致畸胎,如小头症、弱智、斜视等,称胎儿苯妥英钠综合征,故孕妇应慎用。

(9)苯妥英钠是影响女性容貌最严重的抗癫痫药,如引起面部皮肤粗糙、多毛等,应事先告知女性患者尤其是年轻女性。

(10)苯妥英钠是一药酶诱导剂,能加快维生素 D 的代谢,导致低血钙症,可服用维生素 D 和钙剂预防;也能加速糖皮质激素、避孕药等代谢而降低疗效。磺胺类、水杨酸类、保泰松、苯二氮䓬类、口服抗凝血药等能与苯妥英钠竞争血浆蛋白结合部位,可提高游离型苯妥英钠血浓度;氯霉素、异烟肼通过抑制肝药酶活性也可使苯妥英钠血浓度升高,故与以上药物合用时应适当减量。

苯巴比妥(phenobarbital)

1. 作用和用途　苯巴比妥又称鲁米那。呈弱酸性,难溶于水,口服吸收完全。部分以原形从尿中排出。具有显效快、毒性低、价格低廉等优点,对大多数癫痫类型有效。用于治疗强直-阵挛性发作及癫痫持续状态疗效好,对单纯性局限性发作及精神运动性发作也有效,对复杂部分性发作及失神性发作效果不如卡马西平,但对小发作疗效差。静注可治疗癫痫持续状态,但临床上更倾向于用戊巴比妥静脉注射控制。由于本药有明显的中枢抑制作用,目前已很少作为首选药。

2. 不良反应及应用注意

(1)神经毒性　①最常见的反应为嗜睡,治疗开始时明显,继续用药数周后很快适应而此症状消失。②兴奋多动:偶有发生,多见于儿童和老人。儿童常见表现为易激惹、好斗、多动。③高血药浓度可导致眼球震颤、发音障碍及共济失调。④学习能力下降:儿童长期用药可因注意力不集中,记忆力下降而致学习成绩下降。⑤停药反应:突然停药在数天内出现情绪不稳、嗜睡、震颤、出汗、精神错乱、癫痫发作等。

(2)血液系统　可导致巨细胞性贫血、凝血障碍等。用药期间要定时检查血象。

(3)少数病人有过敏反应　如皮疹、黄疸、高热、粒细胞减少等。如发现立即停药。

(4)骨骼肌　可导致骨软化及佝偻病等。用药同时应补充钙片及维生素 D。

(5)对有严重的心、肺、肝、肾疾病的患者禁用。

(6)苯巴比妥钠注射剂 10% 溶液偏碱性(pH 为 9.7),作注射时用无菌注射水或生理盐水稀释,加入溶媒后需旋转安瓿瓶以助溶解,深部肌注。

(7)可加强其他药物如镇静催眠药、麻醉药等的中枢抑制作用。

(8)苯巴比妥为一肝药酶诱导剂,与双香豆素、氢化可的松、苯妥英钠等合用时,可加速代谢,降低疗效。丙戊酸钠和卡马西平则可抑制苯巴比妥的代谢,延长其作用时间。

乙琥胺(ethosuximide)

乙琥胺对癫痫小发作有效,疗效虽不如氯硝西泮,但副作用小,不易产生耐受性,是防治小发作的首选药。但其能加重大发作,故伴有大发作的患者宜合用苯妥英钠或苯巴比妥。常见不良反应有消化道反应和中枢抑制作用,偶见嗜酸性粒细胞增多症、粒细胞减少症、再生障碍性贫血等,故长期用药时应定期检查血象。

丙戊酸钠(sodium valproate)

丙戊酸钠是广谱抗癫痫药,对各型癫痫均有效。对大发作的疗效虽不及苯妥英钠和苯巴比妥,但对上述药物不能控制的顽固性癫痫可能奏效。对小发作的疗效优于乙琥胺,但因肝毒性较大而不作为首选药。对精神运动性发作的疗效与卡马西平相似。

不良反应及应用注意

(1)胃肠道反应　表现为厌食、恶心、呕吐等。宜饭后服用。

(2)肝毒性　可增高转氨酶,严重者可因肝衰竭而致死,故用药期间应定期作肝功能检查。

(3)体重增加　用此药可见体重增加,但原因不明。

(4)血液系统　偶见血小板减少和血小板功能异常。

(5)致畸　多见脊柱裂。妊娠早期禁用。

(6)有共济失调时注意搀扶患者。

(7)先用丙戊酸钠能显著提高苯妥英钠、苯巴比妥、氯硝西泮和乙琥胺的血药浓度;而先用苯妥英钠、苯巴比妥、扑米酮和卡马西平则能降低丙戊酸钠的浓度,故丙戊酸钠与其他抗癫痫药合用,应根据血药浓度监测调整剂量。

卡马西平(carbamazepine)

卡马西平又名酰胺咪嗪、氨甲酰氮。口服不完全,个体差异大。主要在肝内代谢。本药为药酶诱导剂,可加速自身代谢而降低疗效。

1. **作用和用途**　卡马西平的作用与苯妥英钠相似,治疗精神运动性发作疗效显著,对大发作也有效,但对小发作疗效差。治疗三叉神经痛疗效优于苯妥英钠,对舌咽神经痛也有效。本药还有抗狂躁作用,且副作用较锂盐少,可用于锂盐无效的躁狂症。

2. **不良反应及应用注意**

(1)神经系统　头晕、嗜睡、视力模糊等,停药后可消失,对病人应加强护理。老年人易出现精神症状,需注意观察临床表现。

(2)血液系统　偶见粒细胞减少、血小板减少、再生障碍性贫血。长期使用应定期检查血象。

（3）胃肠道症状　多见于开始用药的几周内，如恶心呕吐、食欲不振等。

（4）皮肤反应　多在开始用药时出现皮疹（斑丘疹），一般不需停药。剥脱性皮炎较少见，需停药。

（5）肝损伤　偶见阻塞性黄疸，长期使用应定期检查肝功能。

（二）抗癫痫药的用药护理

癫痫是一种慢性病，需要长期治疗，有些甚至要终身服药，因此应用时除要求药物疗效高、毒性低、价格便宜等以外，还应注意以下几方面：

1.药物的选择　不同的药物对不同类型的癫痫有不同的疗效，因此应根据癫痫发作的类型选用药物。大发作首选苯妥英钠；小发作首选乙琥胺；精神运动性发作可选用卡马西平或苯妥英钠；癫痫持续状态首选地西泮静注，也可选用苯妥英钠静注或苯巴比妥肌注。

2.剂量　从小剂量开始，逐渐增大剂量，直至控制癫痫的发作而又不出现严重不良反应。要做到剂量个体化，必要时应作血药浓度监测。

3.用法　治疗初期一般用一种药，如疗效不佳时可考虑合用其他药物。治疗过程中不宜随意调换药物或突然停药。调换药物采用过渡方法，即在原药基础上加用其他药物，待后者生效后再逐渐减少原有药物直至停用。否则可诱发癫痫发作或癫痫持续状态。

4.疗程　一般需长期用药。如症状完全控制3～4年后，可在严密观察下逐渐减量直至停药。

5.用药期间　定期作体格检查，定期检查血象、肝、肾功能，以便及时发现毒性反应，并采取相应的措施。

二、抗惊厥药

● 学习案例

患者，女性，26岁，曾因先兆子痫而终止妊娠。此次为第二次受孕，产前30周出现显著蛋白尿，38周行择期剖官产。产后第9天发现其有低热、心动过缓、低血压等体征。夜间血压升至186/92mmHg，初始给予硝苯地平降压，血压仍继续上升，最高达200/112mmHg，患者出现头痛，双眼突发视力丧失，继而出现全身强直阵挛性惊厥，浅昏迷，面色青紫，被动体位，双眼上翻，流涎，舌咬伤。颈项强直。血生化检查未见异常。尿液（一）。诊断：产后子痫；产后脑高血压脑病。

治疗经过：冬眠合剂镇静及对症支持治疗，同时静脉予以肼屈嗪降压，继以硫酸镁治疗。血压控制好后24小时内患者视力恢复，10天后出院，带药拉贝洛尔。

● 病情分析

强烈持续的惊厥可致呼吸循环衰竭，应及时救治。硫酸镁由于 Mg^{2+} 与 Ca^{2+} 化学性质相似，并与 Ca^{2+} 特异性竞争作用靶点，拮抗 Ca^{2+} 的作用，从而可抑制骨骼肌、平滑肌（血管、支气管、胆管等的平滑肌）和心肌收缩。

● 学习向导

1.惊厥的治疗可选用那些药物？

2.硫酸镁有哪些药理作用和应用？使用过程中应注意哪些事项？

惊厥是由各种原因引起的中枢神经过度兴奋的一种症状,表现为全身骨骼肌不自主的强烈收缩,常见于小儿高热、破伤风、强直阵挛性发作、癫痫持续状态、子痫和中枢兴奋药中毒等。临床常用的抗惊厥药有巴比妥类、水合氯醛、地西泮和硫酸镁等。

硫酸镁(magnesium sulfate)

硫酸镁可因给药途径不同而产生不同的药理作用。口服给药产生导泻和利胆作用;注射给药产生骨骼肌松弛、血管扩张、血压下降、镇静和抗惊厥作用。临床上主要用于缓解子痫和破伤风引起的惊厥,以及高血压危象。

镁离子有中枢抑制作用,安全范围小,过量可引起呼吸抑制、腱反射消失、心脏抑制、血压骤降甚至死亡。硫酸镁过量可中毒,应立即进行人工呼吸,静脉缓慢注射氯化钙或葡萄糖酸钙可拮抗 Mg^{2+} 的作用。肾功能不良者禁用。

硫酸镁须深部肌内注射。静脉注射有一定危险,故注射时应密切观察病人呼吸、血压,若有中毒表现,如呼吸抑制、血压剧降现象,可静脉注射 10% 葡萄糖酸钙 10ml 或 10% 氯化钙 10ml 进行解救。用药过程需注意尿量,如果 4 小时尿量少于 100ml 时,应缓慢或停止输药。

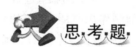

思考题

1. 应用抗癫痫药时有哪些主要事项?
2. 硫酸镁有哪些用途? 如何安全用药?

(郑鸣之 胡 珏)

任务三　抗帕金森病药的应用与护理

学习目标

● **知识目标**
　　1. 掌握左旋多巴的作用、用途、不良反应和用药护理。
　　2. 了解卡比多巴、金刚烷胺、苯海索的作用和主要不良反应。
● **能力目标**
　　1. 能对左旋多巴进行用药护理。

● **学习案例**

患者,男,68 岁。患者于 5 年前出现右上肢不自主震颤,以手指表现明显,用力持物及夜间睡眠时震颤消失。近 2 年来右上肢震颤加重,且左上肢亦出现轻度震颤,服用苯海索(1mg,3 次/日)2 个月,症状无明显变化,因排尿不畅而停用。1 年前出现四肢僵硬、行动迟缓、表情呆板、言语减少,伴有记忆力、计算力下降。体格检查:神志清醒,表情淡漠,双上肢可见静止性震颤,左手可见"搓丸样"动作,四肢肌张力稍增强,"慌张步态",浅感觉正常,双侧巴氏征阴性。脑 CT 显示轻度脑萎缩。诊断:特发性帕金森病。

治疗:①美多巴 62.5mg,3 次/日,餐前 1 小时服药,服用 7 天后疗效不佳,增加剂量至 125mg/次,3 次/日。②注意日常生活功能锻炼。

● **病情分析**

帕金森病的典型临床症状为静止性震颤、肌僵直、运动迟缓和姿势反射受损,严重患者伴有记忆障碍和痴呆,如不及时有效治疗,病情呈慢性进行性加重,晚期往往全身僵硬,活动障碍,严重影响生活质量。

● **学习向导**

1. 对帕金森病的患者如何选择药物治疗?

2. 服用美多巴应注意什么?

帕金森病(Parkinson disease,PD)又称震颤麻痹症,是一种锥体外系慢性退行性疾病。多见于老年人,主要表现为静止性震颤、肌肉僵直、运动迟缓和姿势反射受损,严重者伴记忆障碍和痴呆。发病机制不明,目前大多数学者认为 PD 是由于黑质-纹状体系统多巴胺能神经元变性、数目减少,多巴胺(DA)合成及释放不足,造成胆碱能神经递质乙酰胆碱作用相对占优势,对脊髓前角运动神经原的抑制作用减弱,从而使骨骼肌肌张力增高所致。脑血管硬化、脑炎、中毒和长期服用抗精神病药所致的类似 PD 的症状,统称为帕金森综合征。

治疗帕金森病药可分为拟多巴胺药和中枢性抗胆碱药。

一、拟多巴胺药

左旋多巴(levodopa)

左旋多巴口服易吸收,约 0.5～2 小时血药浓度达峰值。进入体内后,绝大部分被外周多巴脱羧酶作用转变为多巴胺(不能透过血脑屏障)。故仅 1% 左右的左旋多巴透过血脑屏障进入脑组织,在中枢多巴胺能神经元内经多巴脱羧酶催化转变为多巴胺而发挥作用。

1. 作用和用途

(1)抗帕金森病 左旋多巴通过增加纹状体内多巴胺含量,增强多巴胺的抑制作用从而改善 PD 症状,尤以改善肌肉僵直和运动困难更明显。本药作用缓慢,服用 2～3 周后显效,连续应用 1～6 个月后才获得最大疗效。对轻症及年轻患者疗效较好,而对重症及老年患者效果较差。对吩噻嗪类抗精神病药引起的锥体外系症状无效。

(2)治疗肝昏迷 左旋多巴在脑内可转化为多巴胺、去甲肾上腺素,补充脑内正常神经递质,从而使肝昏迷患者神志清醒,但不能根治肝昏迷。

2. 不良反应及应用注意 不良反应是由于左旋多巴在体内转变为多巴胺引起的。

(1)胃肠道反应 左旋多巴治疗早期可出现恶心、呕吐、厌食或上腹部不适等,与 DA 对消化道的直接刺激作用及刺激延髓催吐化学感受区有关。连续用药产生耐受性。与外周脱羧酶抑制药同服,胃肠道反应可明显减轻。偶可致消化性溃疡出血或穿孔。饭后服药可减轻胃肠道反应。

(2)心血管反应 用药初期常见有轻度直立性低血压,继续治疗可减轻。为防止因直立性低血压而发生意外,服药后由卧位改为直立位时应搀扶病人,并缓慢站起。此外,由于多

巴胺对 β 受体的激动作用，可引起心动过速或心律失常，冠心病患者禁用。若与单胺氧化酶抑制剂、拟交感胺合用或剂量过大，可使血压升高。

（3）不自主异常运动 长期用药约有 50％的病人可出现异常的不随意运动，多见于面部肌群，如张口、咬牙、伸舌、皱眉、摇头，也可累及躯干和四肢，作各种摇摆运动或过度呼吸、喘息样呼吸。此外还可出现"开—关"现象，即病人突然多动不安（开），而后又出现肌强直性运动不能（关），两种现象交替出现，严重妨碍患者正常活动。此时宜适当减少左旋多巴剂量。

（4）精神障碍 可引起幻觉、妄想、躁狂、失眠、焦虑、恶梦和精神抑郁等，可能与多巴胺作用于大脑边缘叶有关，需减量或停药。

（5）药物相互作用

1）维生素 B_6 是多巴脱羧酶的辅酶，可增强外周组织多巴脱羧酶的活性，促进左旋多巴在外周组织转变为多巴胺，从而加重外周的副作用，并使进入中枢的左旋多巴减少而降低疗效。

2）非选择性单胺氧化酶抑制剂如苯乙肼、异卡波肼，由于抑制单胺氧化酶活性使多巴胺降解减慢，加重多巴胺的外周作用，引起血压明显增高、心率加快，甚至引起高血压危象。拟肾上腺素药也可加重左旋多巴对心血管系统的不良反应。

3）吩噻嗪类等抗精神病药可阻断中枢多巴胺受体，利舍平能耗竭中枢多巴胺能神经递质，均可降低左旋多巴的疗效，因此不宜合用。

4）拟肾上腺素药物可加重左旋多巴对心血管系统的副作用。

卡比多巴（carbidopa）

卡比多巴是左旋的 α-甲基多巴肼，是左旋多巴的增效剂。卡比多巴具有较强的抑制 L-芳香氨基酸脱羧作用，且不容易透过血脑屏障。本品抑制外周组织多巴脱羧酶活性，减少左旋多巴转变为多巴胺而减轻外周的不良反应；同时可使较多的左旋多巴进入中枢神经系统，提高脑内多巴胺浓度，从而增强左旋多巴的疗效，所以卡比多巴是左旋多巴治疗帕金森病的重要辅助药。临床上将卡比多巴和左旋多巴按 1∶10 剂量配合，可减少左旋多巴的最适剂量减少 75％。

苄丝肼（benserazide）的作用与卡比多巴相似。

金刚烷胺（amantadine）

1. 作用和用途 金刚烷胺是一抗病毒药，可预防 A_2 型流感。后发现有抗 PD 作用，疗效不及左旋多巴，但较胆碱受体阻断药强，与左旋多巴合用可产生协同作用。且显效快，服用数天即可达最大疗效，但连续应用 6～8 周后疗效逐渐减弱 。其抗 PD 的机制是：促进黑质-纹状体内残存的完整的多巴胺能神经末梢释放多巴胺，并阻止突触前膜对多巴胺的重摄取而显效。

2. 不良反应及应用注意

（1）下肢网状青斑 长期应用常见下肢皮肤出现网状青斑，有时伴踝部水肿，可能与局部释放儿茶酚胺引起血管收缩和通透性改变所致。停药后症状可消失。

（2）与抗胆碱药合用或伴有精神病的 PD 患者应用金刚烷胺后可出现幻觉、精神错乱、恶梦。偶见失眠、眩晕、昏睡等。

二、中枢性抗胆碱药

苯海索(trihexyphenidyl)

又名安坦,是治疗 PD 的有效药物之一。自从左旋多巴应用临床以来,因疗效不如左旋多巴而降为次要地位。苯海索是一中枢性胆碱受体阻断药,通过阻断黑质-纹状体通路胆碱受体,使乙酰胆碱的兴奋作用减弱而发挥抗 PD 作用。本品抗震颤效果好,但改善僵直和运动迟缓较差,与左旋多巴合用可增强疗效。主要用于:①轻症的 PD 患者;②不能耐受或禁用左旋多巴的患者;③还可用于抗精神病药引起的帕金森综合征。

苯海索也有阻断外周胆碱受体作用。不良反应与阿托品相似,但对心脏影响较阿托品弱,其他副作用也较轻。前列腺肥大、闭角型青光眼患者慎用。

卡马特灵(kamadrine,开马君),为中枢性抗胆碱药。其作用、用途、不良反应及禁忌证均与苯海索相似。

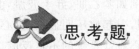

思考题

1.抗帕金森病药的分类和代表药物分别是什么?

（郑鸣之　胡　珏）

任务四　抗精神失常药的应用与护理

学习目标

- **知识目标**
  1.掌握氯丙嗪、碳酸锂、丙咪嗪的作用、用途、不良反应和用药护理。
  2.了解氯氮平、利培酮、氟西汀的作用、用途、不良反应。
- **能力目标**
  1.能对氯丙嗪、碳酸锂进行用药护理。

学习案例

患者,男,22 岁。言行怪异并出现幻觉、妄想 1 年入院。患者自小少言寡语,交往少,脾气暴躁,1 年前因父亲病故和失恋,开始失眠、呆滞、郁郁不乐,说"我活不了几天了,我有罪";听到火车鸣响就害怕,见到鸡鸣狗叫也恐慌,见到公安人员就称"我有罪",不时侧耳倾听"地球的隆隆响声";患者记忆、智能无障碍,只是孤独离群,生活懒散,时而恐惧、激越,时而自语自笑、凝神倾听,认为自己被监视,"监视器就是邻居家的录音机和自己的手表";声称自己被死者控制,哭笑不受自己支配。入院诊断为"精神分裂症偏执型",经氯丙嗪治疗数月,病情好转。

● **病情分析**

氯丙嗪能显著改善患者妄想、幻觉等阳性症状,但对淡漠、意志减退等阴性症状疗效不明显。对急性患者效果显著,但不能根治,需长期用药。

● **学习向导**

1.氯丙嗪治疗精神分裂症的机制是什么? 在使用过程中应注意观察哪些反应?

精神失常是由多种原因引起的以思维、情感和行为等精神活动障碍为主要特征的一类疾病。治疗这类疾病的药物统称为抗精神失常药。根据临床用途可分为抗精神病药、抗躁狂药、抗抑郁药和抗焦虑药。

一、抗精神病药

氯丙嗪(chlorpromazine)

又名冬眠灵(wintermin),为吩噻嗪类代表药。口服吸收慢且不规则,肌注吸收迅速。易透过血脑屏障,脑组织浓度约为血浆浓度的 10 倍。主要在肝内代谢,代谢产物及部分原形药经肾缓慢排泄。

1. 药理作用

(1)对中枢神经系统作用

1)镇静安定作用和抗精神病作用:正常人服用治疗量的氯丙嗪后,可出现镇静安定作用。表现为活动减少、感情淡漠,在安静环境中易诱导入睡,但易唤醒。大剂量不产生麻醉作用。精神分裂症患者服用氯丙嗪后,能迅速控制兴奋躁动,安静下来。镇静安定作用在连续应用后可产生耐受性。长期大剂量用药,可消除精神分裂症病人的幻觉、妄想症状,恢复正常理智,情绪安定,使生活能够自理。长期应用无耐受性。氯丙嗪的镇静安定作用与其阻断脑干网状结构上行激动系统侧支的 α 受体有关。抗精神病作用是通过阻断中脑-边缘系统通路和中脑-皮质通路的多巴胺受体(D_2 受体)所致。

2)镇吐作用:氯丙嗪有较强的镇吐作用。小剂量时与阻断延髓催吐化学感受区的多巴胺受体有关,大剂量还可直接抑制呕吐中枢。但对前庭受刺激所致的呕吐(如晕车、晕船等)无效。此外,本药对顽固性呃逆也有治疗作用。

3)降温作用:在物理降温的配合下,氯丙嗪能使发热病人及正常体温降低到正常以下。氯丙嗪对丘脑下部体温调节中枢有很强的抑制作用,使其调节体温功能减退,因而体温随环境温度变化而升降。在炎热环境中可使体温升高。故氯丙嗪用于降温时一般应配合物理降温。

4)增强中枢抑制药的作用:氯丙嗪能增强全身麻醉药、镇静催眠药、镇痛药等的中枢抑制作用,因此上述药物与氯丙嗪合用时应适当减少剂量。

(2)对自主神经系统作用

1)降压作用:氯丙嗪有阻断 α 受体作用,并有抑制血管运动中枢及直接扩张血管作用,可引起血管扩张,血压降低,心率反射性增快。降压作用快而强,但反复用药降压作用可因耐受性而减弱,且不良反应较多,故不宜用于治疗高血压。

2)抗胆碱作用:有较弱的阻断 M 胆碱受体作用。大剂量应用可出现口干、视力模糊、便秘、尿潴留等副作用。

（3）对内分泌系统作用　氯丙嗪有阻断结节－漏斗通路多巴胺受体的作用，可抑制下丘脑释放催乳素抑制因子，因而垂体前叶分泌催乳素增加，导致乳房肿大、溢乳，男性乳房发育。抑制促性腺激素的释放而影响卵泡成熟及排卵，引起闭经。还可抑制促肾上腺皮质激素和生长激素的分泌。

2. 临床用途

（1）精神分裂症　临床上可用于治疗精神分裂症，对妄想型、幻觉妄想型和紧张型疗效较好，尤其对急性患者效果显著。但无病因治疗作用，须长期用药。氯丙嗪也可用于控制其他精神病的躁狂症状。

（2）止吐　氯丙嗪可用于控制多种疾病和药物引起的呕吐，对妊娠呕吐、顽固性呃逆也有显著疗效。但对晕动病所致的呕吐无效。

（3）人工冬眠和低温麻醉　氯丙嗪在物理降温配合下，体温可降到正常以下，使机体处于"冬眠"状态。用于治疗严重感染、中枢性高热、甲亢危象、妊娠毒血症等的辅助治疗。此时机体组织代谢降低，对各种病理性刺激的反应减弱，提高机体对缺氧的耐受能力，并能扩张血管，改善微循环，增加器官血液供应，有利于机体渡过危险的缺氧缺能阶段，为进行其他有效的对因治疗争取时间。此外也可用于人工低温麻醉。

3. 不良反应及应用注意

（1）一般反应　常见中枢神经系统症状（嗜睡、淡漠、乏力等）、α受体阻断症状（鼻塞、血压下降、直立性低血压、反射性心动过速等）、M受体阻断症状（口干、无汗、视力模糊、便秘、眼压升高等）。局部刺激性强，可加1%普鲁卡因做深部肌注；静注可致血栓性静脉炎，故应以生理盐水或葡萄糖溶液稀释后缓慢注射。为防止直立性低血压，注射用药后静卧2小时，然后缓慢起立。

（2）锥体外系反应　长期大剂量服用时出现。临床表现有：

1）帕金森综合征：最常见，多见于中、老年病人。表现为肌张力增高，流涎、面部表情呆板、动作迟缓、静止性震颤等。

2）静坐不能：多见于中年人，坐立不安，来回走动不能控制，伴有明显的烦躁与焦虑。

3）急性肌张力障碍：多见于青少年，起病急，出现在用药初期，主要是头颈部肌肉受累，舌、口、眼、面等肌群痉挛，引起各种奇怪的动作姿势，如强迫性张口、伸舌、斜颈、口眼歪斜、眼球上翻凝视、呼吸运动障碍、吞咽困难等。

以上三种情况与阻断黑质－纹状体通路的多巴胺 D_2 受体有关，使纹状体中的 DA 功能减弱、ACh 的功能相对增强所致。处理方法：减少药量或停药，可给予中枢性抗胆碱药（东莨菪碱、安坦等）、抗组胺药、抗焦虑药等来缓解。

4）迟发性运动障碍：仅见于部分长期用药患者，又以老年人、原有脑血管疾病患者多见，表现为扣－舌－颊三联征：吸允、舐唇、弄舌、咀嚼肌不自主的刻板、四肢舞蹈样运动，停药后也难消失，使用抗胆碱药反而可加重症状，可能是因 DA 受体长期被阻断，受体敏感性增加或反馈抑制减弱，使突触前 DA 释放增多所致。此症目前尚无有效治疗，一旦出现先兆症状应及时停药。早期诊断、早期停药或换用其他抗精神病药可使某些患者好转。

（3）直立性低血压　大剂量注射给药后病人从卧位突然站立时出现，可因脑部缺血而晕倒。故注射给药后应平卧2小时，然后缓慢坐起。当出现头昏无力、眼前发黑、心慌时，应立即平卧,取头低足高位;在报告医师的同时做好抢救准备,如测量血压、脉搏、呼吸、瞳孔大小,准备好输液及升压药等。禁止用肾上腺素。平时避免洗热水浴。

(4)过敏反应　常见有皮疹、光敏性皮炎。少数患者可出现肝脏损害、微胆管阻塞性黄疸,也有少数患者出现急性粒细胞缺乏症,故用药期间应定期检查血象和肝功能。一旦发生应立即停药。

(5)药源性精神失常　氯丙嗪本身可引起精神异常,如兴奋、躁动、幻觉、妄想,或委靡、淡漠、消极、抑郁及意识障碍等,应与原有疾病加以鉴别,一旦发生应立即减量或停药。

(6)神经阻滞剂恶性综合剂　多由于增加剂量过多,或多种药物联用引起的体温调节和锥体外系功能紊乱,产生的一种较为严重不良反应,临床表现为持续性高热、肌僵直、意识障碍和自主神经功能紊乱,其病死率较高。处理原则:及时停药,试用 DA 激动剂(如溴隐停、金刚烷胺)或肌松药(如丹曲林)以及补液、降温等支持治疗。

(7)惊厥与癫痫　少数患者用药过程中出现局部或全身抽搐,脑电有癫痫样放电,有惊厥或癫痫史者更易发生,应慎用,必要时加用抗癫痫药物。

(8)心血管系统　表现为直立性低血压、心动过速、心电图改变(如 Q-T 间期延长、S-T 段下移、T 波低平或倒置等),多见于老年伴动脉硬化、高血压患者。心血管反应一般与剂量有关,多为可逆性,经减量或停药后大多可恢复正常。

(9)内分泌系统　长期用药可引起内分泌系统紊乱,如乳腺增大、泌乳、月经紊乱、性欲减退、儿童生长受抑制。

(10)急性中毒　过量服用可造成急性中毒,表现为昏睡、昏迷、瞳孔缩小、体温下降、血压降低以致严重休克、心动过速、心电图异常(P-R 间期或 Q-T 间期延长,T 波低平或倒置)、脑水肿等。如不及时抢救可导致呼吸、循环衰竭,肾衰竭、弥散性血管内凝血等严重后果。应及时进行抢救,主要采取对症治疗,升压宜用去甲肾上腺素。

(11)其他　少数患者可出现肝损害、粒细胞减少或缺乏、再生障碍性贫血等,应立即停药或换药。

(12)药物相互作用　氯丙嗪可增强中枢抑制药(如催眠药、麻醉药、镇痛药、乙醇)的抑制作用。当与中枢抑制药合用时,应适当减量,以免加重对中枢神经系统的抑制,尤其是与吗啡、哌替啶等合用时要特别注意呼吸抑制和血压下降。氯丙嗪的去甲基代谢物可阻止胍乙啶被神经末梢摄入,拮抗胍乙啶的降压作用。某些肝药酶诱导剂如苯妥英钠可加速氯丙嗪的代谢,应适当调整剂量。氯丙嗪可翻转肾上腺素的升压作用,故禁止两药合用。

(13)禁忌证　严重的心血管、肝脏、肾脏疾病,急性肝炎、肝功能不全、严重的中枢抑制或昏迷(特别是中枢抑制药中毒所致者),有癫痫及惊厥病史、青光眼、乳腺增生症和乳腺癌患者禁用;老年人、儿童和孕妇慎用。

4. 用药护理

(1)开始治疗前,病人应进行立位及卧位血压、脉搏、肺活量、白细胞计数与分类、肝功能及眼科检查,50 岁以上患者还应脑电图检查。治疗期间,应定期复查,如有明显异常者,应立即报告医师。

(2)事先告知病人用药期间,尿液可能呈粉红色或红色,以免产生疑虑。

(3)治疗中,应防止病人尿潴留。如有便秘,可给予缓泻药。如出现视物模糊、视力下降、畏光、视物呈棕色等症状,应停药进行眼科检查。如出现黄疸、出血、皮疹、软弱无力、颤抖、喉痛、发热、血管神经性水肿等症状,应及时停药处理。

(4)应嘱病人或监护者,用药期间应注意:①本品应放于儿童不能触及处。②应严格遵医嘱服药,不可擅自增加剂量和服药次数,亦不可自行加服其他药物,长期用药者不可擅自停药,应得到医师指导。③有胃肠刺激症状者,可与食物同服,亦可加半流质或牛奶等混合服用,以减少胃肠道反应;每日1次用药者,宜晚上睡前服。勿饮酒及含乙醇饮料,宜少量多次饮水,摄取易消化的食物,并多吃水果及富含粗纤维的食物。④由蹲、坐或卧位直立时,宜扶持,应缓慢,站立勿过久,以免引起直立性低血压而跌伤或坠床。⑤不宜热水浸浴,热水淋浴时间也不宜过长,以免发生晕厥。⑥避免驾驶、机械操作或高处作业。⑦防日晒,以免因光过敏而致日光性皮炎。

(5)由于本品可使病人失去体温调节能力,如病人发冷时要注意适当加衣被;如病人发热或处在高温环境中则易中暑,应作物理降温。

(6)注射给药时,应注意:①本品刺激性强,药液不可接触皮肤,以免产生接触性皮炎。不应作皮下注射。②肌注宜深宜慢,并注意注射点有无疼痛及硬结。③静脉注射可引起血栓性静脉炎,应以0.9%氯化钠注射液稀释至1mg/ml,然后以不超过1mg/min的速度缓慢注入,也可采用静脉滴注给药。④静脉注射易引起直立性低血压,尤其是体弱和饥饿时更易发生,故应尽量避免空腹时给药。注射用药后应卧床1~2小时后方可缓慢起立。⑤老年人或小儿注射给药时,应从小剂量开始,并尽量缓慢静滴,避免静注,同时密切观察可能发生的血压降低与锥体外系反应,以免发生意外。⑥密切监测血压,必要时用少量去甲肾上腺素或间羟胺处理,但禁用肾上腺素。

(7)长期用药不可骤然停药,可导致严重胃肠功能紊乱及迟发性运动障碍。因此,停药时,应在几周内逐渐减量,可服用氯硝西泮1~2mg/d,并给予神经保护治疗。对于出院病人,应嘱咐患者注意上述症状,一旦出现,应立即回诊。

(8)本品锥体外系反应发生率较高,故给药期间应特别注意观察下列几个主要症状:①帕金森综合征;②急性肌张力障碍;③静坐不能。如发现这些症状,可立即注射东莨菪碱,或口服苯海索或阿托品。老年人、儿童、妇女、急性感染及脱水病人易于出现锥体外系反应,故需要特别注意。

(9)恶性综合征症状一般在治疗开始时或开始治疗的前3周内突然发生。因此,在开始用本品治疗的15天内应仔细观察病人,如发现此症的早期症状,应立即停药,并及时报告医师,对症处理。处理方法为:肌强直首选丹曲林静脉注射,剂量为0.9~1.6mg/kg;心动过速则可用普鲁卡因胺控制。同时,给予支持疗法,如吸氧、冷敷、给予肾上腺糖皮质激素等。

(10)急性中毒。一次应用超大剂量(1~2g)氯丙嗪后,可发生急性中毒,出现昏睡、血压下降、心动过速、心电图异常,应立即进行处理。①尽早洗胃或服用含有泻盐的活性炭混悬液,禁止催吐;②监测体温和心血管功能至少5天;③注射苯妥英钠,以控制心律失常,剂量9~11mg/kg;④可用去甲肾上腺素治疗低血压,禁止用肾上腺素;⑤为控制惊厥,服用苯妥英钠后可再服用地西泮,同时进行心电监护;⑥应用苯妥英钠或苯海拉明,以治疗可能出现的帕金森症状。

其他吩噻嗪类药物

其他吩噻嗪类药物作用特点见表4-4。

表 4-4　常用吩噻嗪类药物作用比较表

药物	抗精神病剂量（mg/d）	副　作　用		
		镇静作用	锥体外系反应	降压作用
氯丙嗪	300～800	＋＋＋	＋＋	＋＋＋（肌注）＋＋（口服）
氟奋乃静	1～20	＋	＋＋＋	＋
三氟拉嗪	6～20	＋	＋＋＋	＋
奋乃静	8～32	＋＋	＋＋＋	＋
硫利达嗪	200～600	＋＋＋	＋	＋＋

＋＋＋强；＋＋次强；＋弱

氟哌啶醇（haloperidol）

又名氟哌丁苯，口服吸收快，消除缓慢，有蓄积作用。氟哌啶醇为丁酰苯类药物的代表药，能选择性阻断 D_2 受体，抗精神病作用很强且较持久，控制躁狂、幻觉、妄想为主的精神分裂症及躁狂症疗效显著，对吩噻嗪类无效者也有治疗作用。也可用于焦虑性神经官能症、呕吐及顽固性呃逆。

锥体外系反应多见，发生率达 80％。长期大剂量应用可引起心肌损害。少数患者可出现精神抑郁，故应注意情绪的变化。出现情绪低落时应及时报告医师并交班，以防发生自杀等意外事故。有致畸报道，孕妇禁用。

五氟利多（penfluridol）

为口服长效的抗精神病药。口服一次疗效可维持一周，其原因与药物吸收后迅速贮存于脂肪组织，然后缓慢释放入血并进入脑组织有关。作用与氟哌啶醇相似，抗精神病作用较强、持久，而镇静作用较弱，引起精神迟钝较其他药物少见。适用于急、慢性精神分裂症，尤其适用于慢性患者以维持和巩固疗效。易产生锥体外系症状，且较严重。

舒必利（sulpiride）

对急慢性精神分裂症有较好疗效，对长期用其他药无效的难治疗性病例也有一定的疗效。对紧张型精神分裂症疗效好，奏效快，有"药物电休克"之称。有活跃情绪、减轻幻觉和妄想的作用，对情绪低落、忧郁等症状也有治疗作用。本药不良反应少，无明显镇静作用，对自主神经系统几无影响。舒必利对中脑—边缘系统的 D_2 受体有高亲和力，对黑质—纹状体系统的 D_2 受体亲和力低，故锥体外系反应轻微。舒必利还有抗抑郁作用，也可用于治疗抑郁症。禁用于高血压、嗜铬细胞瘤和躁狂症患者。

氯氮平（clozapine）

为苯二氮䓬类药物。有较强的抗精神病作用，对其他药物无效的患者本药仍有治疗作用，且几乎无锥体外系反应。这可能与阻断纹状体的多巴胺受体作用很弱及有较强的抗胆碱作用有关。适用于慢性精神分裂症。较严重的不良反应是粒细胞减少，应予警惕。亦有致畸变报道。

利培酮（risperiolone）

为第二代抗精神失常药。适用于急慢性精神分裂症，对阳性症状和阴性症状均有效，锥体外系反应及抗胆碱作用较轻,常见不良反应有失眠、头晕、头痛、焦虑、注意力不集中、食欲减退、腹痛等。过量或增量过快可见直立性低血压,目前已成为治疗精神分裂症的一线药物。

二、抗抑郁症药

抑郁症属于情感障碍性疾病,表现为情绪低落、语言减少、动作迟缓、思维迟钝,患者常自责自罪,消极悲观,甚至企图自杀。可能是脑内突触间隙中5-羟色胺(5-HT)、儿茶酚胺类物质(尤其是去甲肾上腺素)绝对或相对减少所致。目前常用的抗抑郁药有丙米嗪、阿米替林、氟西汀、舍曲林、多塞平等。

丙米嗪(imipramine,米帕明)

1. 作用和用途 又名丙咪嗪,为三环类抗抑郁药。正常人服用后出现困倦、头晕、口干、视力模糊、血压稍降。对抑郁症患者有明显抗抑郁作用,可出现情绪高涨、活动增加、思维活跃、食欲和睡眠改善。但作用缓慢,一般连续应用2~3周后才显效,故不能作为应急药物应用。作用机制未明,可能与抑制突触前膜对去甲肾上腺素(NA)及5-HT的重摄取,使突触间隙NA增加,从而促进突触传递功能有关。

临床上可用于治疗各种类型的抑郁症,尤其对内源性、反应性及更年期抑郁症疗效较好。也可用于治疗小儿遗尿症。

2. 不良反应及应用注意

(1)抗胆碱作用 有明显的阻断M胆碱受体作用,可引起口干、瞳孔散大、视力模糊、心率增快、便秘、尿潴留等副作用。青光眼、前列腺肥大患者禁用。

(2)心血管反应 可引起心肌收缩力减弱、心动过速、血压下降,严重者可致心律不齐、传导阻滞甚至出现室颤或心脏骤停。治疗期间也可发生心肌梗死和充血性心力衰竭。因此,应密切观察患者的面色,定期测血压、脉搏及心电图检查。有心血管疾患者、肝肾功能不全、老年人禁用。

(3)神经及精神症状 如震颤、头晕、易疲劳、失眠等,严重者可出现中毒性谵语、恐惧症等,诱发躁狂发作。该类药物可降低痉挛阈值而诱发癫痫,癫痫患者禁用。

(4)其他 性功能障碍、肝功能异常、粒细胞缺乏症等禁用。

(5)药物相互作用 丙米嗪等三环类抗抑郁药与单胺氧化酶抑制药(MAOI)合用,可引起血压明显升高,这是由于三环类抗抑郁药抑制NA再摄取后,MAOI对NA灭活减少,导致NA浓度增高所致。与抗精神病药、苯海索合用可增强抗胆碱作用。丙米嗪也可增强中枢抑制药的抑制作用。与苯妥英钠、保太松、阿司匹林合用可提高丙米嗪游离型药物浓度。

3. 用药护理

(1)应嘱咐患者或其监护者,给药期间应注意:①应戒烟戒酒,并避免服用含乙醇药剂,为减少胃部刺激,应餐后服用;②本品的抗抑郁作用一般在用药2~3周后才显效,不需急于求效,应坚持按医嘱服药,不要半途而废;③骤然停药可产生头痛、恶心与不适,故停药宜在1~2个月内逐渐减量;④由蹲、坐或卧位直立时,宜扶持,应缓慢,站立勿过久,防止发生直立性低血压性晕厥;⑤避免驾驶、机械操作或高处作业。

(2)治疗中,应密切观察和随访用药后不良反应。病人如出现行为异常、高热、、血压高,应考虑药物过量,故应立即减量或停药;如持续出现口干、出汗、视物模糊、便秘、尿潴留、失眠、精神紊乱、震颤等症状,应引起警惕,并及时对症处理。

(3)给药期间,应注意监测血压、心率变化及白细胞计数。长期或大量应用,应定期进行眼科、心电图及神经精神病学检查。

本类药物尚有阿米替林、地昔帕明、多塞平等。

氟西汀(fluoxetine)

商品名为百忧解,是选择性 5-HT 再摄取抑制药。选择性抑制神经末梢对 5-HT 的再摄取,增强 5-HT 的作用而产生抗抑郁、抗焦虑双重作用。对 NA 和多巴胺的重摄取抑制作用很弱,对 M 胆碱受体也无明显的阻断作用。其抗抑郁作用与三环类药物相似,但其选择性更高,镇静作用较弱,不良反应少。但作用缓慢,需 2～3 周才显效。适用于脑内 5-HT 减少所致的抑郁症,也可用于其他药物无效或不能耐受的患者。用药初期可出现失眠、易激动、头痛、精神紧张、震颤等中枢兴奋症状,大剂量可出现精神症状。不能与单胺氧化酶抑制药合用。

同类药物还有帕罗西汀、舍曲林、氟伏沙明、文拉法辛等。

其他抗抑郁药

以马普替林(maprotiline)为代表的四环类抗抑郁药是一类新型抗抑郁药。能选择性抑制神经末梢对 NA 的重摄取,也可能通过阻断脑内突触前膜肾上腺素 α_2 受体,抑制负反馈使神经末梢释放 NA 增加有关。本类药物为广谱抗抑郁药,具有显效快(3～4 天)、对心脏副作用小、患者易耐受的特点。可用于各型抑郁症,尤其对老年抑郁症患者更适用。一般从小剂量开始,缓慢增加;严重者也可用生理盐水稀释后静滴给药。

同类药物还有米安色林(mianserin)、米他扎平(mirtazapine)等。

三、抗躁狂症药

躁狂症也属于情感障碍性疾病。与抑郁症相反,表现为情感病态高涨,思维活动加快,言语动作增多。其发病机制可能与脑内 5-HT 减少的基础上,同时伴有 NA 功能亢进有关。常用药物有碳酸锂,抗精神病药氯丙嗪、氟哌啶醇及抗癫痫药卡马西平等对躁狂症也有效。

碳酸锂(lithium carbonate)

口服易吸收,但吸收后透过血脑屏障进入脑组织及神经细胞较慢,故显效较慢。主要经肾排泄,在近曲小管与 Na^+ 竞争重吸收,故增加钠盐摄入可加快其排泄。排泄速度个体差异大,老年人排泄缓慢,易蓄积中毒。

1. **作用和用途** 有明显抗躁狂作用,特别对急性躁狂和轻度躁狂疗效显著。使患者情绪安定,思维过快、动作过多等症状得到改善。但对正常人精神活动几乎无影响。显效缓慢,为迅速控制急性患者症状,开始时宜用大剂量。与氯丙嗪合用可增强疗效,且可减轻副作用。

锂盐作用机制不明,可能与抑制中枢神经末梢释放 NA 和 DA,并促进突触前膜的再摄取,降低突触间隙中 NA 和 DA 浓度有关;也可能与抑制肌醇单磷酸酶,抑制脑组织中肌醇的生成,从而减少第二信使(二磷酸磷脂酰肌醇,PIP_2)的释放量有关。

主要用于治疗躁狂症,也可用于控制精神分裂症的兴奋症状。

2. **不良反应及应用注意** 碳酸锂不良反应多,安全范围较窄,常见不良反应有:

(1)副作用 多见,有恶心、呕吐、腹痛、腹泻、肢体震颤、头晕、乏力、心悸、皮疹等。可减慢增加药量的速度,并减少白天的药量,增加晚间的药量。

（2）有抗甲状腺作用　锂盐可引起甲状腺功能低下或甲状腺肿大,应定期测定 T_3、T_4 浓度,密切观察甲状腺功能。一旦发生时及时停药可恢复。

（3）急性中毒　剂量过大或长期合用利尿药而减少钠摄入时可出现急生中毒。早期表现为乏力、反应迟钝、嗜睡、食欲不振、恶心、呕吐、眩晕、震颤及抽搐。严重者出现意识障碍、肌张力增高、腱反射亢进、共济失调、发音困难、震颤及癫痫样发作、昏迷直至死亡。为保证用药安全,应经常测定血锂浓度。一旦出现中毒症状时即应报告医师,立即停药,并补充氯化钠,进行腹膜透析等,以促进锂盐排泄。

（4）下列情况禁用　严重肾脏疾病、缺钠、低盐饮食、急性心肌梗死、室性期前收缩、重症肌无力、帕金森病、孕妇特别是妊娠 3 个月内。

（5）下列情况慎用　哺乳期妇女、老年人、体弱者及 10 岁以下儿童。

（6）血锂浓度与疗效及不良反应关系密切。治疗躁狂症时,本品的用量一般为每次 $0.5\sim0.75g$,3 次/d,最佳血锂浓度为 $0.8\sim1.2mmol/L$。为确保用药安全,对服用锂盐患者,应每日测定血锂浓度,血锂浓度高至 $1.5\sim2.0mmol/L$ 时,应立即减量或停药。并注意剂量个体化。

3. 用药护理

（1）应嘱咐患者或其监护者,服药期间应注意:①多饮水,至少每天 2000ml,以增强锂盐的排泄,避免蓄积中毒;②避免饮酒或服用含乙醇的药剂,以免增加锂盐的毒性;③服用缓释片时,应整片以水吞服,切勿嚼碎或掰开服用。

（2）治疗中,应密切观察和随访用药后的不良反应。病人如持续出现失眠、头昏、头痛、口渴、多尿、便秘、肌痛及双手震颤等症状,应及时减量或停药。一旦出现脑病综合征,应立即停药,并适当补充 0.9% 氯化钠注射液,静脉注射氨茶碱,以促进锂盐的排泄。

（3）治疗过程中出现的持久呕吐、腹泻、高热、日晒及大量出汗,致使体液大量流失,应注意调整用量及补充液体和钠的摄入量。

（4）在急性躁狂发作状态下,病人对锂的耐受很高,但随着躁狂症状好转,其耐受性会下降,也应及时调整用量。

（5）给药期间,应定期进行以下检查:①肾功能;②血锂浓度测定,按规定需要在末次服药后 12 小时采集血液标本,治疗期间一般每隔 2 周测定一次,直至病情稳定时为止;③甲状腺功能测定,必要时可合用甲状腺制剂;④白细胞分类与计数;⑤血钾浓度,尤其是可疑中毒时更应立即检查。

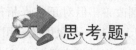

思考题

1.氯丙嗪可阻断脑内哪几条多巴胺通路?分别产生哪些作用和不良反应?

（郑鸣之　胡　珏）

任务五　中枢兴奋药的应用与护理

学习目标

- **知识目标**
  1. 掌握尼可刹米、哌甲酯的作用、用途、不良反应和用药护理。
  2. 了解咖啡因、二甲弗林作用特点。
- **能力目标**
  1. 能对尼可刹米、哌甲酯等中枢兴奋药进行用药护理。

- **学习案例**

患者张某,男,36 岁。因家庭矛盾饮酒后自服地西泮 50 片(0.125g),2 小时后家人发现昏迷,小便失禁,无呕吐。急送入院。患者血压 100 / 68mmHg,体温降低,全身抽搐,出现昏迷、呼吸抑制,反射消失。诊断为地西泮药物急性中毒。给予对症处理,纠正低血压,呼吸循环功能不全应用中枢兴奋剂咖啡因 0.25g,尼可刹米 0.375g,每 1～2 小时交替使用。

- **病情分析**

中枢兴奋药选择性一般较低,安全范围小,兴奋呼吸中枢的剂量与致惊厥剂量之间的距离小。对中枢性呼吸衰竭患者,临床主要采用人工呼吸机维持呼吸,有效且安全可靠。中枢兴奋药宜用于短时就能纠正的呼吸衰竭患者。

- **学习向导**

1. 咖啡因的临床用途有哪些?
2. 根据主要作用部位的不同,中枢兴奋药可分为哪几类?

中枢兴奋药(central stimulant)是指能提高中枢神经系统功能活动的一类药物。其作用强度与中枢神经的功能状态有关,当中枢神经处于抑制状态时,其兴奋作用就更加明显。临床常用以治疗某些严重疾病或中枢抑制药中毒所致的中枢抑制状态及中枢性呼吸衰竭。本类药物虽然对整个中枢神经系统都有兴奋作用,但由于剂量大小和作用部位的不同,其作用强弱和选择性也有所不同。根据其主要作用部位的不同可分为四类:

1. **大脑兴奋药**　又称精神兴奋药。主要提高大脑皮层的兴奋性,如咖啡因类。
2. **脑干兴奋药**　主要对延脑、中脑部位有选择性兴奋作用,兴奋延脑呼吸中枢和血管运动中枢,如尼可刹米、二甲弗林等。
3. **反射性延脑兴奋药**　通过颈动脉体和主动脉体的化学感受器,反射性引起延髓呼吸中枢兴奋,如洛贝林等。
4. **脊髓兴奋药**　能选择性兴奋脊髓部位,提高脊髓反射功能,大剂量可引起强直性痉挛。脊髓兴奋药因毒性较大,临床应用较少。

一、主要兴奋大脑皮层的药物

咖啡因

咖啡因是咖啡、可可豆或茶叶的主要生物碱,现已能人工合成。咖啡因给药后迅速吸收,但吸收不规则,吸收率取决于剂量和给药途径。口服 1～2 小时后血药浓度可达高峰。$t_{1/2}$ 为 3.5 小时,与血浆蛋白结合率低。本药脂溶性高,易通过血脑屏障,也可通过胎盘进入胎儿体循环。在肝内被迅速代谢,约 10% 以原形由尿排出。咖啡因微溶于水,可与苯甲酸钠形成可溶性复盐,即苯甲酸钠咖啡因(简称安钠咖,CSB),供临床使用。

1. **作用及用途**

(1)对中枢神经系统作用 小剂量咖啡因(50～200mg)对大脑皮层有选择性兴奋作用,能疲劳减轻、睡意消失、精神振奋、思维敏捷,工作学习效率提高。较大剂量(250～500mg)时能直接兴奋延脑呼吸中枢和血管运动中枢,提高呼吸中枢对 CO_2 刺激的敏感性,使呼吸频率增加幅度增大、换气量增加,血管收缩,血压升高,尤其在呼吸中枢处于抑制状态时更为明显。中毒剂量时则可引起整个中枢神经系统广泛兴奋,甚至导致惊厥。

临床上可用于提神,饮后可使精神振奋,消除睡意,促进工作效率;可对抗镇静催眠药、抗组胺药等所致的中枢抑制状态;也常用于治疗严重感染及中枢抑制药中毒所致的昏睡、呼吸中枢抑制及循环衰竭。

(2)对心血管系统作用 咖啡因有直接兴奋心脏和扩张血管作用,但此外周作用常被兴奋迷走神经中枢及血管运动中枢的作用所掩盖,故无治疗意义。但对脑血管有收缩作用,临床上常与解热镇痛药合用,治疗因脑小动脉扩张或搏动过强引起的头痛;也可与麦角胺合用治疗偏头痛。

(3)其他 咖啡因还有较弱的松弛支气管平滑肌作用、利尿作用和促进胃酸分泌作用。

2. **不良反应及应用注意**

(1)不良反应少见。剂量较大时因过度兴奋大脑皮层可致兴奋不安、头痛、失眠、震颤、心悸等;过量引起惊厥。尤以乳婴儿为多见,故小儿高热应选用不含咖啡因的复方解热药。

(2)咖啡因属第一类精神药品,长期使用可产生精神依赖性,应严格管理、控制使用。

(3)胃溃疡患者不宜长期使用,孕妇及哺乳期妇女慎用。

哌甲酯(methylphenidate)

1. **作用和用途** 又名利他林。本品为人工合成,属一类轻度精神兴奋药。中枢兴奋作用较温和,尤其对精神活动兴奋作用较强,消除疲劳;较大剂量也有兴奋呼吸中枢作用。临床上常与山梗菜碱、二甲弗林联合(称为呼吸三联针)治疗中枢抑制药过量引起的昏迷和呼吸抑制。也可用于治疗困倦、嗜睡和小儿遗尿症;此外,对儿童多动症(MBD)有较好疗效,能使注意力集中,促进动作协调并提高智商,故可用于治疗儿童多动症。

2. **不良反应及应用注意**

(1)副作用 不良反应少,常见有食欲不振、口干、焦虑、眩晕、头痛、失眠、体重减轻。因此,每周测体重 2 次。

(2)大剂量可引起心悸、血压明显上升、心动过速,用药期间每日测血压、脉搏 2 次。

(3)过量也能引起惊厥。久用可产生耐受性和精神依赖性,应严格管理、控制使用。此外可抑制儿童生长发育。癫痫、高血压患者禁用。

甲氯芬酯(meclofenoxate)

又名氯酯醒、遗尿丁。人工合成药,易溶于水。本药能促进脑细胞氧化还原反应,增加对碳水化合物的利用。对中枢抑制状态的患者有兴奋作用。临床用于颅脑外伤后昏迷、脑动脉硬化及中毒所致意识障碍、儿童精神迟钝、小儿遗尿症等。作用缓慢,需反复用药。

吡拉西坦(piracetam)

又名吡乙酰胺、脑复康。能促进大脑皮层细胞代谢,增进线粒体内 ATP 的合成,提高脑组织对葡萄糖的利用率,保护脑缺氧所致的脑损伤,促进正处于发育的儿童大脑及智力的发展。临床可用于脑外伤后遗症,慢性酒精中毒,老年人脑功能不全综合征,脑血管意外及儿童的行为障碍。

二、主要兴奋延脑呼吸中枢的药物

尼可刹米(nikethamide)

1. **作用和用途** 又名可拉明,主要直接兴奋延脑呼吸中枢,也可通过刺激颈动脉体和主动脉体化学感受器,反射性兴奋呼吸中枢,提高呼吸中枢对 CO_2 的敏感性,使呼吸加深加快。当呼吸中枢处于抑制状态时作用较明显。对血管运动中枢也有较弱的兴奋作用。本药作用温和,安全范围大,是临床上最常用的呼吸兴奋药之一。作用时间短,一次静脉注射作用仅维持 5～10 分钟。故常静脉间歇给药。

临床常用于各种原因所致中枢性呼吸抑制,对肺心病引起的呼吸衰竭及吗啡中毒所致的呼吸抑制解救效果较好,对巴比妥类中毒所致的效果较差。

2. **不良反应及应用注意** 本药毒性小,较安全。但过量或反复应用可致血压上升、心动过速、肌震颤及僵直、出汗等,中毒时可出现惊厥,可及时静注地西泮解救。

洛贝林(lobeline)

1. **作用和用途** 又名山梗菜碱,是北美山梗菜中所含的主要生物碱。本药在治疗量时对呼吸中枢无直接兴奋作用,而是通过刺激颈动脉体和主动脉体的化学感受器,反射性地兴奋延脑呼吸中枢,使呼吸加深加快。作用快而弱,持续时间短暂,一次给药作用可维持 0.5 小时。对大脑和脊髓影响小,安全范围大,不易引起惊厥。临床主要用于治疗新生儿窒息、一氧化碳中毒及各种疾病引起的呼吸衰竭。

2. **不良反应及应用注意** 剂量较大可因兴奋迷走神经而致恶心、呕吐、心动过缓、传导阻滞、血压下降。过量可因兴奋交感神经节及肾上腺髓质而致心动过速,严重时可引起惊厥。

二甲弗林(dimefline)

1. **作用和用途** 又名回苏灵。对延髓呼吸中枢有较强的直接兴奋作用,其作用较尼可刹米强 100 倍,能明显改善呼吸,增加肺换气量,提高动脉血氧饱和度,降低二氧化碳分压。作用快,维持时间短。主要用于中枢抑制药及各种严重疾病所致的中枢性呼吸抑制,对肺性脑病也有较好疗效。

2. **不良反应及应用注意** 本品安全范围小,过量易引起惊厥。静脉给药需用 5% 的葡萄糖溶液或生理盐水稀释后缓慢注射,并严密观察患者反应,一旦出现惊厥先兆症状时应立即停药,严重时可用地西泮或短效巴比妥类药物解救。孕妇及肝肾功能不全者禁用,小儿及有惊厥史者慎用。

三、中枢兴奋药的用药护理

1.中枢兴奋药主要用于对抗中枢抑制药中毒或某些传染病引起的中枢性呼吸衰竭,对因呼吸肌麻痹等原因所致的周围性呼吸衰竭无效。

2.应用中枢兴奋药是抢救中枢性呼吸衰竭的综合措施之一,必须同时配合病因治疗、吸氧、人工呼吸等,方能取得较好的效果。

3.中枢兴奋药选择性一般较低,安全范围小,兴奋呼吸中枢的剂量与致惊厥剂量之间的距离小。对深度中枢抑制的患者,大多数中枢兴奋药在不产生惊厥的剂量时往往无效;且它们的作用时间都很短,需要反复用药,因而很难避免惊厥的发生。所以对中枢性呼吸衰竭患者,临床主要采用人工呼吸机维持呼吸,有效且安全可靠。中枢兴奋药宜用于短时就能纠正的呼吸衰竭患者。

4.中枢兴奋作用强的药物易引起惊厥,故应尽量选用作用温和、安全范围大的药物。为防止中枢过度兴奋导致惊厥,应严格控制剂量和给药间隔时间。最好选用几种药物交替使用。

5.用药过程中,应严密观察病情的变化,出现躁动不安、面部肌肉抽搐等中毒先兆症状时应立即停药。一旦出现惊厥时,可注射适量的地西泮或巴比妥类药物对抗。

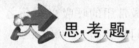

1.怎样合理应用中枢兴奋药?

(胡　珏　郑鸣之)

任务六　解热镇痛抗炎药的应用与护理

学习目标

- **知识目标**

　　1.熟悉本类药物的解热、镇痛、抗炎的基本作用。

　　2.掌握阿司匹林的药理作用、临床应用、不良反应及用药护理。

　　3.熟悉对乙酰氨基酚、布洛芬、萘普生、尼美舒利的特点。

　　4.了解其他药的主要用途。

- **能力目标**

　　1.能对常用解热镇痛药进行用药护理。

- **学习案例**

　　患者,女,55岁,工人。关节疼痛、肿胀4年多,近3个月症状明显加重,并伴全身不适入院治疗。发病初期,出现双手腕关节、双侧膝关节肿胀和疼痛,疼痛时轻时重,病情反复发作,后逐渐影响生活和工作。近 3 个月来关节肿胀加重,晨起后关节僵硬,日常生活需家人照料。体格检查:体温 37.5℃,脉搏 95 次/min,血压 133/84mmHg。双侧腕关节、双侧掌关节、双侧膝关节肿胀,压痛(十),活动受限。实验室检查:血沉加快,类风湿因子(十)。关节 X 线检查,双侧膝关节间隙狭窄。

处理措施:阿司匹林 1.0g/次,3 次/日,饭后服用,第 5 天后出现上腹不适,关节疼痛及晨僵症状减轻。

● **学习向导**

1. 上腹不适应如何处理?

2. 为何要饭后服用?

解热镇痛抗炎药(analgesic and anti-inflammatory drugs)是一类具有解热、镇痛作用,大多数还具有显著抗炎、抗风湿作用的药物,为此,又称为解热镇痛抗炎药。本类药物的化学结构虽然差别较大,但有相似的药理作用、作用机制和不良反应。鉴于本类药物与糖皮质激素类药物不同,将这类药归入非甾体类抗炎药类(non-steroidal anti-inflammatory drug,NSAIDs)。

本类药物的解热、镇痛和抗炎作用机制是抑制环氧酶(COX),干扰前列腺素(PGs)的合成。根据作用机制可分为非选择性环氧酶抑制药,如阿司匹林、对乙酰氨基酚、布洛芬等;选择性环氧酶-2(COX-2)抑制药,如塞来昔布、美洛昔康、尼美舒利等。后者,胃肠道、肾脏和血液的不良反应少。按化学结构可分为许多类:水杨酸类:阿司匹林;乙酸类:吲哚美辛、双氯芬酸;丙酸类:布洛芬、萘普生;吡唑酮类:安乃近、保泰松;昔康类:美洛昔康、吡罗昔康;昔布类:罗非昔布。

一、解热镇痛药的基本作用

1. 解热作用　下丘脑体温调节中枢通过对产热和散热两个过程的调节,使体温维持在相对恒定水平。当体温升高时,本类药物通过抑制中枢环氧酶,减少前列腺素的合成,使升高的体温恢复到正常水平。只能使发热者的体温下降至正常值,对正常体温没有影响。临床上主要用于治疗高热及持久发热者,但解热药只是对症治疗,故仍应着重病因治疗。

2. 镇痛作用　抑制前列腺素的合成,具有中等程度的镇痛作用,对临床常见的慢性钝痛如头痛、痛经、关节痛、肌肉痛等有较好的镇痛作用,对轻度癌性疼痛也有较好镇痛作用,对创伤性剧痛及内脏绞痛无效。不抑制呼吸、不产生欣快感和成瘾性。

3. 抗炎作用　在炎症反应过程中,前列腺素可致血管扩张和组织水肿,与缓激肽协同致炎。本类药抑制炎症反应时前列腺素的生物合成,从而缓解炎症。大多数解热镇痛药都具有抗炎作用,对控制风湿性及类风湿性关节炎的症状有较好疗效,但不能根治,也不能防止疾病发展及并发症的发生。

二、水杨酸类

阿司匹林(aspirin)

1. 药理作用和临床应用

(1)解热镇痛　常用剂量(0.5g)即具有显著解热镇痛作用。增加散热过程,使发热者的体温降至正常水平,对正常体温不影响;临床主要用于高热者退热,如感冒发热。对轻、中度疼痛,特别是炎症性疼痛有明显疗效;临床用于关节痛、神经痛、偏头痛、痛经、肌肉痛等治疗,但对内脏绞痛无效。

(2)影响血小板功能 小剂量(25~50mg)抑制血小板环氧酶,减少血少板中血栓素 A_2(TXA_2)的合成,而影响血小板的聚集及抗血栓形成,达到抗凝作用。临床用于预防和治疗血小板高聚集性者,治疗缺血性心脏病、心绞痛,预防脑血栓的形成。但大剂量的阿司匹林可促进血小板聚集,促进血栓形成。

(3)抗风湿作用 大剂量(3~5g)有明显的抗炎、抗风湿作用。临床用于治急性风湿热、风湿性关节炎和类风湿性关节炎。

本药口服主要从肠道吸收,1~2小时达到血药浓度峰值。在碱性尿时,可加速药物的排泄。

2. 不良反应及用药护理

(1)胃肠反应 最为常见,包括恶心、呕吐、上腹部不适或疼痛等。较大剂量口服可引起胃溃疡及不易察觉无痛性胃出血或穿孔;原有溃疡病者症状加重。将药压碎,饭后服用或与食物同服,同服抗酸药如三硅酸镁,或服用肠溶制剂可减轻或避免上述反应的发生。

(2)水杨酸反应 过量出现的头痛、恶心、呕吐、耳鸣、听力下降,称为水杨酸反应,是水杨酸类中毒的表现,严重者可出现过度呼吸,甚至惊厥和昏迷。静脉滴注碳酸氢钠碱化尿液可加速药物的排泄。

(3)凝血障碍 长期使用因抑制血小板聚集功能,使血液不易凝固,出血时间延长。大剂量可抑制凝血酶原的形成,引起凝血障碍,加重出血倾向,维生素K可以预防。严重肝病、低凝血酶原血症、维生素K缺乏,产妇和孕妇,血友病等有出血倾向者禁用。如需手术,术前2周应停用阿司匹林。长期或大量服用阿司匹林,注意观察凝血功能,有无出血,如皮下紫癜、小便带血或柏油便等。

(4)过敏反应 主要为荨麻疹、血管神经性水肿和过敏性休克。某些哮喘者服用阿司匹林或其他解热镇痛药后可诱发哮喘,称为"阿司匹林哮喘",与白三烯合成增多有关。肾上腺素治疗"阿司匹林哮喘"无效,可用抗组胺药、糖皮质激素及白三烯拮抗药治疗。本药与其他非水杨酸类抗炎药有可能发生交叉过敏反应。

(5)瑞夷综合征(Reye syndrome) 在小儿感染病毒性疾病如水痘、流感、麻疹者使用阿司匹林退热时,可引起急性肝脂肪变性脑病综合征,即瑞夷综合征,表现开始有短期发热,随之可出现惊厥、频繁呕吐、颅内压升高与昏迷等,也可出现肝功能异常,此症虽少见,但可致死。病毒感染患儿不宜用阿司匹林退热,可用对乙酰氨基酚。

(6)对肝、肾功能的影响 偶见老年人引起水肿、多尿等肾功能受损症状。大剂量可产生剂量依赖性肝脏毒性,主要表现为转氨酶升高。

(7)禁忌证 活动性胃溃疡病或其他原因引起的消化道出血者禁用。哮喘、鼻息肉和慢性荨麻疹者禁用阿司匹林。有阿司匹林或其他非甾体类抗炎药过敏者尤其是出现哮喘、血管神经性水肿或休克者禁用。

本药仅能缓解症状,不能治疗引起发热和疼痛的病因,故需同时进行病因治疗。高热时消耗体力并有头痛、失眠等症状,特别是小儿高热易引起惊厥甚至昏迷,适当使用解热药是需要的。但热型常是诊断疾病的依据,如回归热、疟疾、结核等病的热型有益于诊断。同时发热本身也是机体的一种防御反应,可升高白细胞,增强吞噬细胞功能,增加抗体等,因此不要滥用解热药。年老体弱或体温在 40℃ 以上者,退热时宜小量,以免大量出汗引起虚脱。退热时应多饮水,以利排汗和降温,否则出汗过多可造成水和电解质平衡失调或虚脱。饮酒前后不宜服用本药,因可损伤胃黏膜屏障而致胃出血;扁桃体摘除或口腔手术后 7 日内应整片吞服,以免碎片接触伤口引起损伤。本品易通过胎盘,可致畸胎。在妊娠期间长期大量服用阿司匹林可增加过期产综合征及产前出血的危险,增加胎儿出血或新生儿出血的危险,增加死胎及新生儿死亡率。

赖氨酸阿司匹林(aspirin-dl-lysine)

赖氨酸阿司匹林是阿司匹林和赖氨酸的复盐,作用同阿司匹林,特点是可肌内注射或静脉注射,血药浓度高。主要用于治疗发热和疼痛,如感冒发热、风湿痛、关节痛等。对阿司匹林过敏和消化道溃疡者禁用。

三、苯胺类

对乙酰氨基酚(acetaminophen)

对乙酰氨基酚,又名扑热息痛,本药抑制中枢神经系统前列腺素合成,产生解热镇痛作用,其作用与阿司匹林相似,但镇痛作用较弱。对血小板及凝血机制几乎无影响。不引起起胃肠出血。主要用于退热和镇痛,也可用于对阿司匹林过敏、不能耐受或不适于应用阿司匹林的病例,如血友病、水痘、流感以及其他出血性溃疡病者。对外周的环氧酶没有明显的作用,几乎无抗炎作用,临床不用于风湿病的治疗。本药口服易吸收,血药浓度0.5～1 小时达到峰值。本药主要与体内葡萄糖醛酸结合而失活,与抗病毒药齐多夫定合用时,由于两药可互相降低与葡萄糖醛酸的结合而降低清除率,从而增加毒性,应避免合用。偶见粒细胞减少症、皮疹、药物热等。服用过量时,可很快出现恶心、呕吐、胃痛、腹泻及多汗等到症状,可给予拮抗药 N-乙酰半胱氨酸抢救。慎用于乙醇中毒、肝病或病毒性肝炎、肾功能不全者。

四、吡唑酮类

吲哚美辛(indomethacin)

吲哚美辛又名消炎痛,是最强的环氧酶抑制药之一,抗炎作用比阿司匹林强 10～40 倍。制止炎症组织痛觉神经冲动的形成,抑制炎症反应,还可抑制粒细胞游走和淋巴细胞的增殖,故具有显著的抗炎和解热镇痛作用。适用于各种关节炎、痛风、滑囊炎、肩周炎,以及扁头痛、痛经、肌肉痛等镇痛治疗,对癌性发热及其他不易控制的发热常能见效。但不良反应较多,胃肠道有恶心、腹痛、上消化道溃疡及出血,偶可致穿孔,可引起急性胰腺炎;造血系统可引起粒细胞减少、血小板减少及再生障碍性贫血等;过敏反应,严重者可诱发哮喘。

五、其他解热镇痛抗炎药

布洛芬(ibuprofen)

布洛芬具有较好的抗炎和镇痛作用,主要用于缓解类风湿关节炎、痛风性关节炎、风湿性关节炎等急性发作或持续性关节痛症状,无病因治疗和控制病程作用。胃肠反应较轻,易于耐受。偶见视力模糊及中毒性弱视,一旦出现及时停药。禁用于对阿司匹林或其他非甾体类抗炎药过敏者,鼻息肉综合征、血管性水肿及 14 岁以下小儿禁用。

尼美舒利(nimesulide)

尼美舒利是一种新型非甾体抗炎药,通过选择性抑制环氧酶减少前列腺素合成,降低活性过氧化物,抑制金属蛋白酶及抑制组胺释放等环节产生抗炎、镇痛和解热作用。具有很强的抗炎、止痛和解热作用,而胃肠道不良反应较少。本药抑制组胺释放,也不会促使白三烯增多,因而不会产生像阿司匹林引起的过敏反应导致的支气管痉挛。临床用于治疗关节及结缔组织病,如关节炎、腰背痛、肩周炎,用于鼻炎、口腔炎及牙痛、癌性疼痛的治疗。偶见失眠、兴奋、头痛、肝转氨酶升高、黄疸。

应注意和谨慎的联合用药

双嘧达莫可导致阿司匹林血药浓度升高;口服避孕药会降低阿司匹林的药效;饮酒可增加胃黏膜损伤发炎,血便和出血时间延长;阿司匹林可使卡托普利降压作用降低;与普萘洛尔合用可引起血压升高;阿司匹林可增加口服降糖药的作用,可致低血糖昏迷。

表 4-5 解热镇痛药成药一览

成药名	剂型	成　　分
速效伤风胶囊	胶囊剂	对乙酰氨基酚,人工牛黄,咖啡因,马来酸氯苯那敏
散利痛	片剂	对乙酰氨基酚,咖啡因,异丙安替比林
臣功再欣	颗粒剂	布洛芬,葡萄糖酸锌,马来酸氯苯那敏
索米痛	片剂	氨基比林,咖啡因,非那西丁,苯巴比妥
泰诺感冒片	片剂	对乙酰氨基酚,伪麻黄碱,右美沙芬,马来酸氯苯那敏
可立克	胶囊剂	对乙酰氨基酚,人工牛黄,金刚烷胺,咖啡因,氯苯那敏

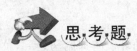

思考题

1. 应用阿司匹林应如何作用药护理?

2. 阿司匹林的解热作用和氯丙嗪的降温作用有哪些区别?

(姚晓伟)

任务七 镇痛药的应用与护理

学习目标

- **知识目标**
  1. 掌握吗啡的作用、用途、不良反应和用药护理。
  2. 熟悉哌替啶、芬太尼的作用用途及特点。
  3. 了解曲马朵、罗通定的作用用途。
- **能力目标**
  1. 能对吗啡、哌替啶进行用药护理。

- **学习案例**

  患者,男,24岁。技校毕业后一直没有工作,家境不好,自感心烦,一次偶然机会,朋友给了一些白粉,服用几次后忘却烦恼,感觉轻松愉快,若停止服用就会出现全身不适,流鼻涕,易激动、恶心呕吐等,非常痛苦。后被家人送到戒毒所。

- **学习向导**

  1. 如何预防毒品上瘾?
  2. 远离毒品的意义何在?
  3. 镇痛药与毒品有何区别?

镇痛药(analgesics)是作用于中枢神经系统,选择性地消除或缓解疼痛的药物。疼痛是许多种疾病的一种症状。它不仅使患者感到痛苦,剧烈的疼痛还可能引起多种生理功能紊乱,甚至发生神经性休克。因此,适当地应用镇痛药可缓解疼痛,预防休克的发生,这在临床救护中具有十分重要的意义。但疼痛的性质与部位往往是诊断疾病的重要依据,故对诊断不明的疼痛患者不宜使用镇痛药,以免掩盖病情,延误诊断、治疗。另外,镇痛药反复应用易产生依赖性,故这类药物又称为麻醉性镇痛药,必须严格控制使用,防止滥用。

镇痛药分为阿片生物碱类镇痛药(如吗啡、可待因等)、人工合成镇痛药及其他药等三类。

吗啡(morphine)

阿片(opium)为罂粟科植物罂粟未成熟蒴果浆汁的干燥物,含有20余种生物碱,其中吗啡含量最高约10%,是阿片镇痛的主要成分。吗啡口服后吸收良好,但首过消除明显,生物利用度低约为30%,皮下注射30分钟后吸收量可达60%。肌内注射快,约20分钟起效。吗啡吸收后迅速分布于全身,仅有少量透过血脑屏障进入中枢神经系统,但足以发挥镇痛作用。本品也可透过胎盘进入胎儿体内。代谢物及原形主要经肾脏排泄,小量可经乳汁的分泌排出。

1. 对中枢神经系统作用

(1)镇痛、镇静作用 吗啡对各种疼痛都有强大的镇痛作用,皮下注射5～10mg即能明显减轻或消除疼痛,且可维持 4~5 小时。其中对慢性持续性钝痛的效力较间断性锐痛更强,与全身麻醉药不同,在镇痛的同时对意识和其他感觉无明显影响。吗啡还有明显镇静作用,能消除由疼痛所引起的焦虑、紧张、恐惧等情绪反应,可显著提高对疼痛的耐受力。如周围环境安静,则可诱导入睡。有些患者还可出现欣快感,促使病人渴望再次用药,这是产生依赖性的主要原因。

阿片类镇痛药的镇痛作用与激动丘脑内侧、脑室及导水管周围的阿片受体有关。感觉神经末梢上存在阿片受体。脑啡肽能神经元释放的脑啡肽可与阿片受体结合,减少感觉神经末梢释放 P 物质,从而减少痛觉冲动传入脑内而产生镇痛作用。外源性阿片类药物可能是通过与不同脑区的阿片受体结合,类似于脑啡肽而发挥镇痛作用。目前发现,在中枢神经系统内至少存在 4 种亚型,即 μ、κ、σ 和 δ 亚型。激动不同亚型的阿片受体可产生不同效应。不同的阿片类药物对不同亚型的阿片受体有不同的亲和力和内在活性。因此药物的作用也有差异。

(2)抑制呼吸作用 吗啡对呼吸中枢有明显的抑制作用,治疗量即可降低呼吸中枢对血液 CO_2 敏感性,使呼吸频率减慢、潮气量减少。急性中毒时呼吸频率可减慢至 3~4 次/min,出现严重缺氧。吗啡急性中毒致死的主要原因是呼吸抑制,但这种作用易被中枢兴奋药拮抗。

(3)镇咳作用 吗啡能直接抑制咳嗽中枢,产生很强的镇咳作用。但因本品易产生依赖性,故临床上一般不用于镇咳,常用可待因代替。

(4)缩瞳作用 吗啡兴奋中脑盖前核阿片受体,兴奋动眼神经缩瞳核,引起缩瞳作用。中毒时,瞳孔可呈针尖样大小,这是吗啡中毒的特征。

2. 对平滑肌作用

(1)胃肠道 吗啡有兴奋胃肠平滑肌作用,使肌张力增高,甚至达到痉挛的程度。因而胃排空延迟;推进性肠蠕动减弱,食糜通过延缓;又能使消化液分泌减少,加上吗啡对中枢的抑制,使患者便意迟钝,因而引起便秘,腹泻患者可止泻。

(2)胆管、输尿管 吗啡可引起胆管奥狄括约肌痉挛性收缩,使胆管排空受阻,胆囊内压力明显提高,可导致上腹部不适甚至诱发胆绞痛。此外,吗啡也能提高输尿管平滑肌的张力。因此治疗胆绞痛、肾绞痛时需合用阿托品等解痉药。

(3)其他 吗啡能提高膀胱括约肌张力,导致尿潴留。大剂量也可引起支气管平滑肌收缩。

3. 对心血管系统作用 吗啡可扩张阻力血管及容量血管,引起直立性低血压,其降压作用与抑制血管运动中枢和促进组胺的释放有关。此外,可因抑制呼吸使体内 CO_2 蓄积,引起脑血管扩张而使颅内压增高。

4. 临床应用

(1)急性锐痛 吗啡对各种疼痛都有镇痛作用,但久用易产生依赖性,所以除癌症剧痛可长期应用外,一般仅用于其他镇痛药无效的急性锐痛,如严重创伤、大面积烧伤、外科手术后切口疼痛等,且只能短时间使用。也可用于血压正常的急性心肌梗死引起的剧痛。还可与阿托品合用治疗胆绞痛、肾绞痛。

(2)心源性哮喘 心源性哮喘是左心衰竭患者突然发生急性肺水肿而引起的呼吸困难和喘息状态。除吸氧及注射速效强心苷、氨茶碱等外,静脉注射小剂量吗啡常可产生良好效果。其理论依据有:① 由于吗啡抑制呼吸中枢,降低呼吸中枢对肺部传入刺激及 CO_2 的敏感性,从而使急促浅表的呼吸得以缓解;② 吗啡扩张外周血管,降低外周阻力,减少回心血量,减轻心脏前后负荷,因此有利于消除肺水肿;③ 吗啡还有镇静作用,有利于消除患者的紧张恐惧情绪,间接地减轻心脏负荷。伴有休克、昏迷及严重肺功能不全或痰液过多患者禁用。

(3)其他 用于严重单纯性的急、慢性腹泻的止泻;用于麻醉前给药和全麻辅助用药。

5. 不良反应及用药护理

(1)不良反应 治疗量吗啡可引起嗜睡、恶心、呕吐、便秘、排尿困难、瞳孔缩小、呼吸抑制等。下床活动病人应防止因眩晕而摔倒。因吗啡可引起直立性低血压,故卧床病人要改为直立位时,应先缓慢坐起,然后再缓慢站立。

(2)耐受性及依赖性 吗啡反复应用易产生耐受性、依赖性。一旦停药可出现戒断症状,表现为兴奋、失眠、打呵欠、流泪、流涕、出汗、震颤、呕吐、腹泻甚至虚脱、意识丧失等。若再给以治疗量吗啡,则症状立即消失。成瘾者为追求吗啡的欣快感及避免停药所致戒断症状的痛苦,常不择手段获取吗啡(称为"强迫性觅药行为"),对社会危害极大。用药过程中,应密切观察患者耐受性和依赖性的产生。

(3)急性中毒 吗啡剂量过大可致急性中毒。表现为昏迷、瞳孔极度缩小(但严重缺氧时则瞳孔散大)、呼吸深度抑制、发绀、体温下降、血压降低甚至休克。最后因呼吸中枢麻痹而致死。防治措施:①控制剂量及给药间隔时间,尤其在反复用药时更应注意;②注意观察中毒的早期症状,如呼吸频率减慢、幅度变小、瞳孔缩小、嗜睡等,出现以上症状时应及时向医师报告;③出现中毒时,主要针对呼吸抑制,采取吸氧、人工呼吸、给以中枢兴奋药如尼可刹米等,同时静脉注射阿片受体拮抗药纳洛酮对呼吸抑制有显著效果。

(4)吗啡属于麻醉药品,按照《麻醉药品管理办法》规定,实行专人负责管理、专柜加锁、专用账册、专用处方、专册登记。处方保存三年备查。医务人员不得为自己开处方使用麻醉药品。

(5)禁忌证 吗啡禁用于分娩止痛及哺乳期妇女止痛。对支气管哮喘、肺心病、颅脑损伤颅内压增高患者及肝功能严重减退患者也禁用。

哌替啶(pethidine,度冷丁)

本品是临床常用的人工合成镇痛药,常采用注射给药。可透过胎盘屏障进入胎儿体内。主要在肝内代谢,代谢产物去甲哌替啶有中枢兴奋作用,中毒时发生惊厥可能与此有关。少量经乳汁排出。

1. 作用和用途

(1)镇痛、镇静 与吗啡相似,作用于中枢神经系统的阿片受体产生镇静、镇痛作用,其特点有:①镇痛作用弱,约为吗啡的 1/10;持续时间比吗啡短,仅 2～4 小时。②在等效镇痛剂量时,抑制呼吸的程度与吗啡相等,但持续时间较短;③ 用药后也出现欣快感,但依赖性较吗啡小,故临床上较吗啡常用。

哌替啶常用于治疗各种剧痛,如创伤、大面积烧伤、手术后切口疼痛、晚期恶性肿瘤疼痛等。对平滑肌有兴奋作用,故治疗胆绞痛、肾绞痛时需与解痉药合用。另外,哌替啶对子宫节律性收缩无影响,不延长产程,故也可用于分娩止痛。但产妇临产前 2～4 小时内不宜使用,以防新生儿呼吸受抑制。

(2)心源性哮喘 作用原理与吗啡相似,治疗心源性哮喘时可取代吗啡。

（3）麻醉前给药　利用哌替啶镇痛镇静作用，可消除患者对手术的紧张、恐惧情绪，增强麻醉作用，并可减少麻醉药用量。其缺点是可引起呼吸抑制和血压降低。

（4）人工冬眠　哌替啶常与氯丙嗪、异丙嗪组成冬眠合剂，用于人工冬眠。

2. 不良反应及用药护理

（1）副作用　治疗剂量下可引起口干、恶心呕吐、眩晕、心动过速及直立性低血压等。

（2）耐受性、依赖性　哌替啶属于麻醉药品，反复使用可产生耐受性、依赖性，应严格控制使用。管理同吗啡。

（3）急性中毒　哌替啶过量中毒时表现与吗啡相似，出现昏睡昏迷、呼吸深度抑制。但因有阿托品样作用，可出现瞳孔散大、心动过速等。另外哌替啶代谢产物去甲哌替啶有中枢兴奋作用，可引起谵妄、震颤、肌肉痉挛、反射亢进甚至惊厥。一旦发生中毒，阿片受体拮抗剂只能对抗哌替啶的呼吸抑制作用，但不能对抗惊厥症状，故必须合用抗惊厥药。

（4）禁忌证　颅脑损伤颅内压增高者、疑有颅内占位性病变者、严重肝功能不全者、支气管哮喘及慢性阻塞性肺部疾患者禁用。老年人、儿童应慎用。

芬太尼（fentanyl）

芬太尼是人工合成短效镇痛药。镇痛作用较吗啡强 100 倍，注射 0.1mg 芬太尼产生的镇痛效果与 10mg 吗啡相似。肌注 15 分钟起效，维持 1～2 小时。依赖性较吗啡、哌替啶小。可用于各种剧痛，也可用于静脉复合麻醉或麻醉辅助用药。由于芬太尼对心血管系统影响小，常用于心血管手术的麻醉。还可与氟哌利多配伍用于Ⅱ型神经安定镇痛术。

不良反应有眩晕、恶心、呕吐及胆管括约肌痉挛，大剂量可产生明显肌肉僵直。静脉注射过速易抑制呼吸，可用纳洛酮对抗。支气管哮喘、颅脑损伤颅内压增高引起的昏迷患者、2 岁以下小儿禁用。

美沙酮（methadone）

美沙酮为人工合成镇痛药。主要激动 μ 受体，其镇痛强度及持续时间与吗啡相当，且口服与注射同样有效。镇静作用较弱，但多次用药后镇静作用明显增强。美沙酮主要特点是产生耐受性与依赖性较慢，戒断症状较轻，易于治疗。主要用于创伤、手术及晚期癌症等所致的剧烈疼痛；也可用作吗啡或海洛因成瘾者的脱毒治疗。因呼吸抑制作用较强，故分娩止痛禁用。苯妥英钠、利福平等可加快代谢而降低疗效。

二氢埃托啡（dihydroetorphine）

二氢埃托啡为我国生产的强镇痛药。通过激动阿片受体产生镇痛作用。其镇痛作用是吗啡的 12000 倍，是目前镇痛作用最强的药物。用量小，一次 20～40μg。镇痛作用短暂，仅 2 小时左右，但舌下含化可达 4～6 小时。小剂量间断用药不易产生耐受性，但长时间大剂量使用也可产生耐受性和依赖性，但较吗啡轻。主要用于各种剧烈疼痛或吗啡等成瘾者的戒毒。过量中毒可引起呼吸明显抑制、昏迷，宜用纳洛酮或烯丙吗啡解救。

喷他佐辛（pentazocine，镇痛新）

喷他佐辛为人工合成镇痛药，是阿片受体的部分激动药，主要激动 κ、σ 受体，但又可拮抗 μ 受体。镇痛效力为吗啡的 1/3，皮下或肌内注射 30mg 的镇痛效果与吗啡 10mg 相当。其呼吸抑制作用约为吗啡的 1/2。肌注 15 分钟显效，持续 2～3 小时；口服 1 小时开始起作用，持续 5 小时以上。喷他佐辛对平滑肌兴奋作用弱；对心血管系统的作用不同于吗啡，能提高血浆中去甲肾上腺素水平,大剂量可增快心率,升高血压。由于本药有一定的拮抗 μ 受体的作用,因而成瘾性很小,已列入非麻醉性镇痛药。同时由于能拮抗 μ 受体,因此能减弱吗啡的镇痛作用;对吗啡已产生依赖性的患者,可促进戒断症状的产生。适用于各种慢性剧痛。

不良反应常见镇静、眩晕、恶心、出汗,有时可引起焦虑、恶梦、幻觉等。剂量过大能引起呼吸抑制、血压升高、心率增快。纳洛酮能对抗其呼吸抑制。

曲马朵(tramadol)

曲马朵为阿片受体激动药,通过兴奋阿片受体而产生镇痛作用,其镇痛作用强度与喷他佐辛相似。口服与注射给药的镇痛效果相似。本品对呼吸无抑制作用,对心血管系统也无明显的影响,依赖性小,临床上主要用于治疗中、重度的急、慢性疼痛,也可用于手术后痛、创伤痛、癌性痛、关节痛、神经痛及分娩痛。口服 0.5 小时生效,可维持 6 小时。

常见不良反应有眩晕、恶心、呕吐、口干、镇静等,剂量过大时可引起呼吸抑制。静脉注射过快可出现心悸、出汗等。心肝肾功能不全者慎用。长期使用有产生依赖性的可能。禁止与单胺氧化酶抑制剂合用。与地西泮合用宜减小剂量。

罗通定(rotundine)

延胡索又名玄胡、元胡,为罂粟科草本植物。其有效成分为左旋四氢巴马汀,现多用人工合成品,即罗通定。口服罗通定吸收良好。研究证明其镇痛作用与脑内阿片受体无关。镇痛作用较解热镇痛药强,对慢性持续性钝痛效果较好,对创伤或手术后疼痛或晚期癌症的止痛效果较差。此外,还有镇静催眠作用。罗通定反复使用不产生依赖性,属于非麻醉性镇痛药。因本品不引起平滑肌痉挛,故可用于胃肠道及肝胆系统等疾病所引起的慢性钝痛,对一般性头痛、脑震荡后头痛、痛经、分娩止痛也有效。不良反应小,偶见眩晕、乏力、恶心等,大剂量罗通定对呼吸中枢有抑制作用。长期使用可引起锥体外系症状。

药物滥用

药物滥用是国际通用的术语,我国俗称"吸毒",指的是与医疗目的无关、反复、大量、自行地使用具有依赖性潜力的药物,其后果是滥用者对药物产生身体的依赖性和精神依赖性,迫使他们无止境地追求使用,由此造成健康损害,进而引发一系列社会、经济、治安等问题。

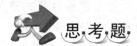

思考题

1.为什么吗啡可用于治疗心源性哮喘而禁用于治疗支气管哮喘?

2.试述吗啡的药理作用。

(姚晓伟)

项目五　作用于血液与造血系统药物的应用与护理

　　血液存在着生理性凝血与抗凝血，纤溶与抗纤溶两种对立统一的机制，保证血液在血管内正常流动。当血管或组织受损，启动内源性或外源性凝血，经一系列凝血因子的连锁反应生成以因子X_a为主的凝血酶原激活物，使凝血酶原转变为凝血酶，后者使可溶性纤维蛋白原转变为不溶性的纤维蛋白，使血凝块形成而止血。在纤维蛋白溶解酶的作用下，纤维蛋白降解液化，溶解血凝块。血液中还存在抗凝血酶III等抗凝血物质，能灭活因子IX_a、X_a、XI_a、XII_a和凝血酶等。本项目主要介绍抗凝药、纤溶药、止血药的应用与护理；抗贫血药及血容量扩充药的应用与护理。

任务一　抗凝血药的应用与护理

学习目标

- **知识目标**
  1. 掌握肝素、香豆素类的药理作用、临床应用、不良反应及护理用药。
  2. 了解枸橼酸钠的临床应用。
- **能力目标**
  1. 能对肝素、香豆素类进行用药护理。

- **学习案例**

　　患者，男，63岁。十余年前始每逢劳累即出现胸痛，近一年来加重，稍活动出现胸痛。入院后先冠状动脉造影显示右冠状动脉99%狭窄，诊断为冠心病，劳累性、自发性心绞痛。术中在全麻低温体外循环下行冠状动脉搭桥术，体外循环用肝素抗凝，剂量3mg/kg，行动脉和静脉插管前于静脉内注入，同时转流前机内预充液加入肝素，剂量为每100ml预充液加入3mg肝素。转流停止后，用鱼精蛋白静脉滴注，中和肝素使凝血恢复，注射量为肝素的1.5倍，缓慢注射（约10分钟注入），同时观测血压变化。手术成功，术后患者转入恢复室进行治疗。十余天后出院。

- **病情分析**

　　冠状动脉搭桥术是用冠心病患者的静脉替代已严重狭窄的冠状动脉，保证患者的心肌供血及供氧，降低病死率，提高患者的生存质量。冠状动脉搭桥术需要在全麻低温体外循条件下进行，冠心病患者在手术时运用了常用的抗凝血药物肝素。体外循环结束后，用硫酸鱼精蛋白中和肝素,以防止患者术后出血。

● 学习向导

1.肝素的抗凝血作用机制。

2.肝素的抗凝作用特点。

3.肝素的过量出血用何药解救?

能降低血液凝固性以制止血栓形成和扩大的药物称抗凝血药(anticoagalants)。

肝素(heparin)

肝素由动物小肠黏膜或肺中提取的带有大量负电荷的大分子物质,不易通过生物膜,口服无效。皮下注射血药浓度较低,肌内注射易致局部血肿,故常作静脉给药。

1. 药理作用　肝素在体内、外均有迅速而强大的抗凝作用。其作用机制是激活抗凝血酶Ⅲ,使其与凝血因子Ⅱ$_a$、Ⅸ$_a$、Ⅹ$_a$、Ⅺ$_a$、Ⅻ$_a$等形成复合物并灭活这些因子,肝素加速这一反应达千倍以上。静脉给药抗凝作用10分钟内发生。肝素还具有降血脂、抗炎、抗血管内膜增生、抑制血小板聚集等作用。

2. 临床应用

(1)血栓栓塞性疾病　如心肌梗死、脑栓塞、深静脉血栓等,可防止血栓形成与扩大,但不能溶解血栓。

(2)弥散性血管内凝血(DIC)　早期使用可防止因凝血因子及纤维蛋白原耗竭而发生继发性出血。DIC低凝期禁用,避免加重出血。

(3)其他　心血管外科手术、血液透析、心导管检查等时用作体内、外抗凝。

2. 不良反应及护理用药

(1)自发性出血　过量易引起自发性出血,如淤斑、便血、黏膜出血等,同时告诉患者要报告任何活动性出血情况,一旦发生立即停药,严重者可静注鱼精蛋白(protamine)解救,1mg鱼精蛋白可中和100单位肝素。阿司匹林、双嘧达莫等抗血小板药与肝素合用,可增加出血的危险。

(2)过敏反应　偶见皮疹、发热、哮喘等过敏反应,为防止严重过敏反应,可先注射小剂量观察有无发热、荨麻疹等。

(3)其他反应　可发生血小板减少;长期应用可引起暂时性秃发、骨质疏松和自发性骨折;孕妇可引起早产及胎儿死亡。

(4)肝素剂量以"单位"表示,注意给药剂量;静滴应经常检查针头插入处以防外漏;用药过程要定期测定部分凝血活酶时间(aPTT),使其维持在正常值的1.5～2.5倍。

肝、肾功能不全,出血性疾病及有出血倾向者,如血友病、活动性溃疡病及孕妇禁用。肝素与碱性药物有配伍禁忌。

低分子量肝素(low-molecular-weight heparins,LMWHs)

低分子量肝素是肝素经化学或酶法解聚的小分子片段,其选择性高,抗凝血因子Ⅹ$_a$活性强,使得抗血栓作用与致出血作用分离,降低了出血的危险;抗凝血作用强;半衰期较长,每天只需皮下注射一次;比较安全,引起出血的不良反应少。本药逐渐取代普通肝素用于血栓栓塞性疾病的防治,尤其是预防。目前临床使用的替地肝素(tedelparin)、替地肝素

(dalteparin)和依诺肝素(enoxaprin)是低分子量肝素。

香豆素类

华法林(warfarin)、双香豆素(dicoumarol)、醋硝香豆素(acenocoumarol)等。目前临床上以华法林多用。

1. 药理作用与临床应用 本药口服吸收完全、起效慢、作用久,仅在体内有抗凝作用。作用机制为竞争性拮抗维生素 K 由环氧型转变为氢醌型,干扰凝血因子Ⅱ、Ⅶ、Ⅸ、Ⅹ在肝内活化,使这些因子停留于无凝血活性的前体阶段,因而发挥抗凝作用,但对已合成的凝血因子无效。口服后需 12～24 小时才能发挥抗凝作用,停药后作用尚可维持数天。与其他香豆素类抗凝药相比,华法林起效快,副反应少。用于防治血栓栓塞性疾病,常用作肝素使用后的维持用药。

2. 不良反应及护理用药

(1)自发性出血 过量可致出血,发生率约为 5%,与剂量偏大有关,早期可见轻度牙龈出血和鼻出血、也可见血尿、便血、皮肤淤斑、伤口以及溃疡出血,严重者用维生素 K 救治。用药期间应定期测定凝血酶原时间(控制在 25～30 秒,正常值 12 秒)。应告诉患者该药有出血可能,加强观察,以便及时处理。

(2)肝药酶诱导剂如苯巴比妥、苯妥英钠等,可加快华法林代谢,减弱其抗凝作用;肝药酶抑制剂如氯霉素、西咪替丁、甲硝唑、丙咪嗪等可抑制华法林代谢,使其血药浓度增高;阿司匹林、水合氯醛、甲苯磺丁脲等可将华法林从血浆蛋白中置换出来,使其游离型增加,抗凝作用增强。维生素 K、螺内酯、考来烯胺等可减弱本药的抗凝作用。

禁忌证同肝素。

枸橼酸钠(sodium citrate)

枸橼酸钠中的枸橼酸根离子与血浆中的 Ca^{2+} 形成难解离的可溶性络合物,使血中游离 Ca^{2+} 浓度降低而发挥抗凝作用。

本药用于体外血液保存及输血时用,每 100ml 全血中加入 2.5%枸橼酸钠 10ml 可防止血液凝固。

大量输血(超过 1000ml)或输入速度太快,可使血中游离 Ca^{2+} 浓度降低导致手足抽搐,尤其在新生儿及幼儿容易发生,必要时用钙盐防治。

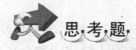
思考题

1.肝素、香豆素类、尿激酶的主要药理作用及临床应用各有哪些? 有何共同不良反应?过量时如何选用对抗药?

2.临床输血抗凝为什么选用枸橼酸钠而不用华法林或肝素?

(李睿明　易燕锋)

任务二 纤维蛋白溶解药和抗血小板药的应用与护理

学习目标

- **知识目标**
  1. 熟悉链激酶的药理作用应用、临床应用、不良反应及护理用药。
  2. 了解噻氯匹啶、双嘧达莫的临床应用。
- **能力目标**
  1. 能对常用溶栓药和抗血小板药进行用药护理。

- **学习案例**

  患者,男,53 岁。于入院前 2 小时酒后发病。主要症状:四肢无力,写字歪斜,越写越小,语言不清。CT 查左侧基底节阴影大约 13mm×27mm. 诊断为:脑血栓形成。静脉给基础重组组织型纤溶酶激活剂(rh-PA)30mg/kg,先将剂量的 10% 静脉推入,剩余剂量在 70 分钟时间内静脉滴注完。治疗 2 小时后患者行动自如,语言清晰,一切如常。

- **病情分析**

  重组组织型纤溶解酶原激活剂 rh-PA 在用药 6 小时内溶栓效果好,2 小时内效果更佳。患者在 2 小时内使用了此药,症状改善明显,行动自如,语言清晰。提示:对血栓性疾病患者应尽早使用溶栓药物,最佳治疗时间在 2 小时以内。

- **学习向导**

  1. 纤维蛋白溶解药有哪些特点?
  2. 各代纤维蛋白溶解药有何不同?

一、纤维蛋白溶解药(fibrinolitics)

链激酶(streptokinase,SK,溶栓酶)

链激酶是从溶血性链球菌提取的一种非酶性蛋白质,现已用基因工程方法制备出重组链激酶(recombinant streptokinase)。

1. **药理作用与临床应用** 本药能使纤溶酶原激活因子的前体活化为激活因子,激活因子使纤溶酶原转变为纤溶酶,降解纤维蛋白而溶解血栓。临床用于急性血栓栓塞性疾病,如急性心肌梗死、肺栓塞等,应早期使用(血栓形成在 6 小时内),否则不能发挥溶栓作用。

2. **不良反应及护理用药**

(1)自发性出血 因本药选择性低,可引起全身纤溶系统激活,一般于注射部位出现血肿,一旦发生严重出血,必须立即停药,救治应选用输鲜血,注射纤维蛋白原、氨甲苯酸等。

(2)过敏反应 本药有抗原性,可引起皮疹、畏寒、发热,甚至过敏性休克,在用药前 30 分钟使用异丙嗪或氢化可的松可减轻或防止严重过敏反应发生。

(3)溶解链激酶时不得剧烈振摇;溶解后在冰箱内(5℃)保存不得超过 12 小时,本药常作静脉注射,注射后应压迫针眼处;避免皮下或肌内注射。

(4)本药是一种酶制剂,许多化学品如蛋白质沉淀剂、生物碱、消毒灭菌剂等都可使其活性降低,不能合用。

3个月内有活动性出血、近期要手术者、有出血倾向、消化性溃疡、严重高血压及癌症患者禁用。

尿激酶(urokinase,UK)

尿激酶直接激活纤溶酶原,而溶解新鲜血栓,无抗原性,但价格昂贵,用于对链激酶过敏或耐药者。对纤维蛋白溶解选择性也不强,也易致出血。禁忌证同链激酶。

重组组织型纤溶酶原激活剂

重组组织型纤溶酶原激活剂(recombinant tissue-type plasminogen activator,rt-PA,栓体舒)用基因工程方法制备,能选择性激活血栓中已与纤维蛋白结合的纤溶酶原,对循环血液中的纤溶系统作用较弱,临床用于急性心肌梗死和肺栓塞。过量也可引起出血。

二、抗血小板药

噻氯匹啶(ticlopidine)

噻氯匹啶为强效抑制血小板聚集药,其作用是抑制 ADP 诱导的血小板聚集,对花生四烯酸、胶原、凝血酶和血小板活化因子等所引起的血小板聚集亦有不同程度的抑制作用。临床用于预防急性心肌再梗死、脑缺血性疾病及冠状动脉栓塞性疾病。

不良反应有出血、恶心、腹泻、胃肠不适或皮疹,停药可消失。偶可引起骨髓抑制,故用药期间应勤查血象。

近期出血、活动性消化性溃疡、对本药过敏者、血小板减少患者禁用。

双嘧达莫(dipyridamole,潘生丁)

双嘧达莫能抑制血小板聚集。机制为抑制磷酸二酯酶,抑制腺苷的摄取,最后激活腺苷酸环化酶,使 cAMP 浓度增高。与阿司匹林合用可增强疗效。临床用于防治血栓栓塞性疾病。每日用量达 400mg 时易发生头痛、恶心、呕吐等;静注不超过 5mg/min,以免引起低血压;不宜与葡萄糖液以外的其他药物混合注射。

前列环素(prostacyclin,PGI_2)

前列环素能激活腺苷酸环化酶而使 cAMP 浓度增高。既能抑制多种诱导剂引起的血小板聚集与分泌,又能扩张血管,有抗血栓形成作用。用于急性心肌梗死、外周闭塞性血管疾病等。

阿司匹林的抑制血小板聚集药理作用与临床应用详见第四章第五节。

利多格雷(ridogrel)

利多格雷为强大的 TXA_2 合成酶抑制药且具有中度 TXA_2 的受体拮抗药,能降低再栓塞、反复心绞痛及缺血性脑卒中的发生率。

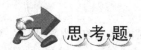

思·考·题

1.链激酶主要用于什么疾病的治疗？应用时注意哪些问题？

（李睿明　易燕锋）

任务三　促凝血药的应用与护理

学习目标

- **知识目标**
  1.掌握维生素 K 的药理作用、临床应用、不良反应及护理用药。
  2.熟悉氨甲苯酸的药理作用和临床应用。
  3.了解垂体后叶素、酚磺乙胺的临床应用。
- **能力目标**
  1.能对常用促凝血药进行用药护理。

本类药物主要用于防治出血。引起出血的原因甚多,而促凝血药的作用机制各异,故应适当选用。如维生素 K 可用于防治低凝血酶原所致的出血。氨甲苯酸等可用于纤维蛋白溶解亢进所致的出血。而酚磺乙胺,主要在于增强毛细血管对损伤的抵抗力,降低毛细血管的通透性,适用于毛细血管渗血。垂体后叶素能使小动脉、小静脉和毛细血管收缩,常用于治疗肺咯血。

一、促进凝血因子生成药

维生素 K

维生素 K_1(vitamin K_1)广泛存在于苜蓿和菠菜等绿色植物中;维生素 K_2 肠道细菌能合成,为脂溶性,经肠道吸收需胆汁协助;人工合成的维生素 K_3、K_4 是水溶性的,不需胆汁协助其吸收。

1. **药理作用**　维生素 K 的氢醌型作为羧化酶的辅酶,参与凝血因子 Ⅱ、Ⅶ、Ⅸ、Ⅹ 的活化。维生素 K 缺乏时,上述凝血因子停留于前体状态,导致凝血障碍引起出血。

2. **临床应用**

(1)防治维生素 K 缺乏引起的出血　如梗阻性黄疸、胆瘘、新生儿、早产儿及长期使用广谱抗生素等引起的出血。也用于长期使用华法林、阿司匹林等抑制肝脏凝血酶原合成引起的出血。

(2)解痉止痛　大剂量维生素 K_1 或 K_3 有解痉止痛作用,可缓解胆绞痛等。

3. 不良反应和用药注意

(1)维生素 K_1 静注过快可出现面部潮红、出汗、胸闷等,甚至有因血压剧降而死亡者,故应以肌内注射为宜,如急需时可缓慢静注,但不得超过 5mg/min。

(2)溶血性贫血　较大剂量维生素 K_3、K_4 可致新生儿高铁血红蛋白血症、溶血性贫血,故新生儿应用必须慎重。葡萄糖-6-磷酸脱氧酶(G-6-PD)缺乏者也可诱发溶血性贫血。临产妇女大剂量用药时可使新生儿出现溶血、黄疸或胆红素血症。

(3)胃肠道反应　口服常引起恶心、呕吐等。

(4)应用时必须注意,该药对光敏感,需避光保存,静滴时也要避光;用药期间应定期测定凝血酶原时间以调整其用量及给药次数;肝硬化及晚期肝病者出血用本药无效。

二、促血小板药

酚磺乙胺(etamsylate,止血敏)

1. 药理作用与临床应用
酚磺乙胺可促使血小板增生,增强血小板聚集和黏附性,促进凝血活性物质释放,并能增强毛细血管抵抗力,降低毛细血管渗透性。临床用于防治手术前后出血、内脏出血、血小板减少性紫癜及过敏性紫癜。

2. 不良反应及护理用药

(1)可见恶心、头痛、皮疹、暂时性低血压等;静脉注射有时可出现过敏反应,应注意。

(2)本药静滴或静注时用生理盐水或等渗葡萄糖注射液稀释,不宜与碱性药液配伍,否则可致药物氧化、变色而失效。

(3)本药与氨基己酸混合注射可致中毒反应,与右旋糖酐(抑制血小板聚集)合用使本药的促凝血作用减弱,应避免合用。

三、抗纤维蛋白溶解药

氨甲苯酸(aminomethylbenzoic acid,止血芳酸)、**氨甲环酸**(tranexamic acid,止血环酸)

1. 药理作用与临床应用
氨甲苯酸和氨甲环酸竞争性抑制纤溶酶原激活因子,使纤溶酶原不能转变为纤溶酶,抑制纤维蛋白的降解而达到止血目的。临床用于纤溶亢进引起的出血,如肺、肝、脾、甲状腺、前列腺、子宫、肾上腺等手术时的过多出血以及产后出血,也可用于链激酶、尿激酶过量所致的出血、弥散性血管内凝血后期应用防止纤溶亢进引起的出血。氨甲环酸的作用比氨甲苯酸强。

2. 不良反应及护理用药

(1)可有头痛、头晕、恶心、呕吐、胸闷、食欲减退等,快速静注可产生低血压,故宜缓慢静注,以防低血压,心律失常发生。

(2)泌尿科手术后、肾扭伤病人应慎用或忌用 6-氨基己酸,以免在输尿管内形成凝块造成尿路堵塞。

(3)对不是由于纤溶酶活性亢进所引起的出血无明显止血效果,故不可滥用。

(4)用量过大可促进血栓形成,甚至诱发心肌梗死。

有血栓形成倾向或有血栓栓塞病史者禁用。

抑肽酶(aprotinin)

抑肽酶既能抑制纤溶酶原激活因子,又能直接抑制纤溶酶。适用于防治各种纤溶亢进引起的出血,还可用于防治胰腺炎。偶见过敏反应。

四、血管收缩药

垂体后叶素(pituitrin)

1. 药理作用与临床应用 垂体后叶素含缩宫素和血管升压素(抗利尿激素),本节主要介绍后者的药理作用与临床应用。

(1)止血作用 收缩肺及肠系膜小动脉,降低肺及门静脉压力而达到止血目的,临床主要用于肺咯血和门脉高压引起的上消化道出血。

(2)抗利尿作用 增加远曲小管和集合管对水的重吸收,适用于尿崩症的治疗。

2. 不良反应及护理用药

(1)由于血管收缩,可出现面色苍白、心悸、胸闷、血压升高等。

(2)对胃肠道平滑肌有兴奋作用,可引起腹痛、腹泻及恶心等。

(3)可引起过敏反应如出汗、心悸、胸闷等。

(4)禁用于高血压及冠心病患者。

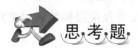

思考题

1.维生素 K 和氨甲苯酸主要作用及临床应用各有哪些? 如何指导患者用药?

(李睿明 金志华)

任务四 抗贫血药的应用与护理

📖 学习目标

- **知识目标**
  1.熟悉铁制剂、叶酸、维生素 B_{12} 的药理作用和临床应用。
  2.熟悉影响铁剂吸收的因素。
- **能力目标**
  1.能正确指导患者服用铁剂;能肌注枸橼酸铁胺及护理。

● 学习案例

患者,女,35 岁。乏力半年,面色苍白 2 个月,伴活动后心悸、气短 1 个月入院。入院查体:重度贫血貌,余未见明显异常。辅助检查:血常规:红细胞 $2.65 \times 10^{12}/L$,血红蛋白 $47g/L$,红细胞平均容积 60fL。骨穿显示:有核红细胞体小,胞浆量小,成熟红细胞中淡染区扩大,铁染色外铁阴性,内铁 1%,骨髓小粒造血面积丰富。血象显示:成熟红细胞中心淡染区扩大。诊断为缺血性贫血。补充铁剂硫酸亚铁,100mg,1次/日,肌内注射,15天后,无明显头晕、乏力及活动后心悸、气短,查体:无贫血貌,复查血常规:RBC3.5×10^{12}/L,Hb110g/L。随后改为口服治疗。

● **病情分析**

患者呈贫血貌,血常规检查,红细胞(RBC)、血红蛋白(Hb)均低于正常值,骨穿示有核红细胞体小,外铁阴性,内铁减少,诊断为缺铁性贫血。缺铁性贫血的治疗主要是补充体内铁的不足,临床采用硫酸亚铁治疗后患者症状消失,检查结果,各项指标恢复正常。

● **学习向导**

1. 铁制剂以何种形式吸收?

2. 影响铁制剂吸收的因素有哪些,如何做好用药护理?

贫血系指循环血液中红细胞数、血红蛋白含量或红细胞比容低于正常的一种病症。贫血有多种类型,病因各异,治疗药物也有不同。缺铁性贫血最为常见,主要选用铁剂如硫酸亚铁治疗。巨幼红细胞性贫血和恶性贫血,前者以叶酸缺乏为主,后者以维生素 B_{12} 缺乏为主、可分别补充叶酸或维生素 B_{12} 治疗。再生障碍性贫血主要是因为骨髓造血功能减退或衰竭而引起的,常采用雄激素(睾酮)、同化激素(苯丙酸诺龙)、氯化钴及中药复方制剂等。自身免疫性溶血性贫血,可选用皮质激素及免疫抑制剂等治疗。

铁剂

常用的铁剂有硫酸亚铁(ferrous sulfate)、富马酸亚铁(ferrous fumarate)、葡萄糖酸亚铁(ferrous gluconate)、右旋糖酐铁(iron dextran)等。

口服铁剂以 Fe^{2+} 形式在十二指肠和空肠上段吸收。成年男性每日摄入铁 1mg 已能满足需要,育龄期妇女因月经丢失铁,故每日摄入铁量为 2mg,孕妇与小儿需铁量更多。

1. **药理作用与临床应用** 铁参与构成血红蛋白、肌红蛋白和含铁的酶。铁缺乏可引起缺铁性贫血,此时由于红细胞体积小,血红蛋白减少,故又称小细胞低色素性贫血。临床主要用于慢性失血(如钩虫病、痔疮、月经过多等)、需铁量增加(如小儿生长期、妊娠期等)和吸收障碍(如慢性腹泻、萎缩性胃炎等)引起的缺铁性贫血。血红蛋白含量恢复正常值需 1～3 个月,此后铁剂需减半量再用 2～3 个月,使体内铁贮存恢复正常。

2. **不良反应及护理用药**

(1)胃肠道反应 常见胃部不适、恶心、呕吐、腹泻,长期服用可引起便秘,饭后服可减轻。

(2)铁使大便发黑,较大剂量时可干扰大便隐血检查,应注意与上消化道出血相区别。口服溶液剂或糖浆剂易致牙齿变黑,服后宜漱口,以保护牙齿。

(3)急性中毒 小儿误服 1g 以上可致急性中毒,表现为坏死性胃肠炎症状,甚至休克、呼吸困难而致死。急救用磷酸盐或碳酸盐溶液洗胃,并用特效解毒药去铁胺(deferoxamine)注入胃内以结合残存的铁。

(4)维生素 C、稀盐酸、果糖、半胱氨酸等可使 Fe^{3+} 还原为 Fe^{2+},故能促进铁吸收;胃酸缺乏、抗酸药、高钙、高磷酸盐食物、含鞣酸的茶和植物及四环素等可妨碍铁吸收。

(5)右旋糖酐铁 供深部肌内注射用,仅限用于严重贫血又不能口服者,应正确计算给药量,严防过量应用中毒。

血色素沉着症、肝肾功能严重损害、对铁剂过敏者禁用。

叶酸(folic acid)

叶酸广泛存在动、植物性食物中,新鲜蔬菜中叶酸含量最多,人体每日至少需从食物摄取 $50\mu g$ 叶酸才能满足机体需要。

1. **药理作用与临床应用**　叶酸在体内还原为具有活性的四氢叶酸,后者参与传递一碳单位,参与嘌呤核苷酸和脱氧胸苷酸的合成,以及某些氨基酸的互变。并与维生素 B_{12} 共同促进红细胞的生成和成熟。叶酸缺乏,上述代谢障碍,使 DNA 合成受阻,细胞有丝分裂减少,可造成巨幼红细胞性贫血,其他可出现舌炎、腹泻等症状。

临床主要用于各种原因引起的巨幼红细胞性贫血,辅以维生素 B_{12} 效果更好。叶酸拮抗药如甲氨蝶呤等引起的贫血,因二氢叶酸还原酶被抑制,叶酸不能转变为四氢叶酸,故需用亚叶酸钙(calcium folinate)治疗。孕妇服用叶酸可预防胎儿发生神经管畸形。"恶性贫血"用叶酸可纠正血象,但不能改善神经症状。

2. **不良反应及护理用药**　口服叶酸对人体没有毒性,但应注意:

(1)长期服用可产生厌食、恶心、呕吐等胃肠道反应。

(2)维生素 C 可增强本药疗效,但两者注射液不可混合同注,维生素 C 可使本药破坏失效。

(3)营养性巨幼红细胞性贫血常伴有缺铁,应注意同时补充铁剂、蛋白质及其他 B 族维生素。

(4)苯妥英钠可抑制叶酸吸收,故不可同服。

(5)注射液不能静注,以防不良反应。

维生素 B_{12} (vitamin B_{12})

维生素 B_{12} 广泛存在于动物肝、蛋黄中,为一类含钴化合物。它必须与胃壁细胞分泌的"内因子"结合,才能免受肠液消化,有利于在肠道吸收。正常人每天只需 $1\mu g$ 维生素 B_{12},因此不易造成维生素 B_{12} 缺乏。

1. **药理作用与临床应用**

(1)参与叶酸的循环利用　维生素 B_{12} 促使同型半胱氨酸转变为甲硫氨酸,5-甲基四氢叶酸转变为四氢叶酸,后者再发挥传递一碳单位作用。维生素 B_{12} 缺乏,则产生叶酸缺乏症状。

(2)维持有髓鞘神经纤维功能　维生素 B_{12} 参与甲基丙二酰辅酶 A 变为琥珀酰辅酶 A 进入三羧酸循环,对神经髓鞘中脂质形成非常重要,缺乏时则使有髓鞘神经功能障碍,出现神经损害症状。

临床主要用于恶性贫血,与叶酸合用治疗巨幼红细胞性贫血,还可用于神经炎、神经萎缩等。

2. **不良反应及护理用药**

(1)恶性贫血患者口服本药无效,必须肌注,并终身使用。

(2)本药无毒性,偶可致过敏反应,甚至过敏性休克,有过敏史者禁用。

(3)本药遇氧化还原物质(抗坏血酸)、重金属盐类及微生物均能失效,故应避光、在无菌条件下保存。

重组人红细胞生成素(recombinant human erythropoietin,rHuEPO)

重组人红细胞生成素为基因工程药物,与人体内源性红细胞生成素(EPO)的生物效应相同,其主要作用在于与红系干细胞的表面受体结合,促进红细胞生长和分化,生成增多,促进红细胞成熟,增加红细胞数和血红蛋白含量。主要用于慢性肾衰性贫血和晚期肾病所致的贫血。

主要不良反应为血压升高,用药期间应严格监测患者血压。少数病人可产生过敏反应,如皮肤瘙痒、发热等。偶可诱发脑血管意外或癫痫样发作和注射部位可形成血栓。

骨髓肿瘤、白血病患者及孕妇禁用。

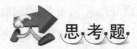

1.哪些因素可促进或妨碍铁剂的吸收?铁剂不良反应有哪些?如何给患者进行用药指导?

(金志华　李睿明)

任务五　血容量扩充药的应用与护理

学习目标

- **知识目标**
  1.了解不同分子量右旋糖酐的药理作用、临床应用及不良反应。
- **能力目标**
  1.能正确对右旋糖酐进行用药护理。

右旋糖酐(dextran)

右旋糖酐是葡萄糖的聚合物。临床应用的有右旋糖酐70(中分子右旋糖酐),右旋糖酐40(低分子右旋糖酐)和右旋糖酐10(小分子右旋糖酐)。

1. 药理作用与临床应用

(1)扩充血容量　中分子和低分子右旋糖酐分子量较大,静脉给药后,不易渗出血管,提高血浆胶体渗透压而扩充血容量,维持血压,临床用于防治各种原因引起的低血容量性休克。

(2)抑制红细胞和血小板聚集　低分子和小分子右旋糖酐能使已聚集的红细胞和血小板解聚,且扩充血容量后血液稀释,降低血液黏滞性,可防止血栓形成,临床用于血栓栓塞性疾病及各种休克的辅助治疗,亦可用于 DIC 的治疗。

(3)渗透性利尿　小分子右旋糖酐易经肾排泄,使肾小管腔内渗透压升高,水的重吸收减少而利尿,临床用于防治急性肾衰竭。

2. 不良反应及护理用药

(1)过敏反应 少数病人用药后可出现皮肤瘙痒、荨麻疹等皮肤过敏反应,严重者可出现休克症状,发现症状应立即停药并及时予以抢救。本药使用前需询问过敏史、做皮试;初次滴注时应严密观察 5～10 分钟,以便及时发现症状。

(2)用量过大易致出血如鼻出血、牙龈出血、皮肤黏膜出血、创面渗血等,故用量不宜超过 1000～1500ml/d。

(3)本药可影响血型鉴定,大量应用可致低蛋白血症。

(4)本药不具有全血或血浆所特有的生理特性,大量出血时不能以此代替输血。

(5)与双嘧达莫、维生素 C、维生素 K、维生素 B_{12} 混合可发生变化,故不宜混合使用。

血小板减少症及出血性疾患者禁用。充血性心力衰竭、肝肾功能不全者慎用。

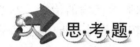

1. 不同分子量右旋糖酐的临床应用有何不同?

（金志华　李睿明）

项目六　心血管系统药物的应用与护理

任务一　利尿药和脱水药的应用与护理

利尿药(diuretics)是一类广泛应用于治疗各种水肿、高血压和慢性心衰等疾病的药物。脱水药利用其渗透性利尿用于脑水肿等疾病的治疗。本章学习的重点是呋塞米、氢氯噻嗪的作用、应用、不良反应及防治,比较各类利尿药、脱水药的作用特点,学会本类药物的用药护理。

学习目标

- **知识目标**
  1. 掌握呋塞米、氢氯噻嗪、螺内酯的作用、用途、不良反应及用药护理。
  2. 掌握甘露醇的作用、用途、不良反应及用药护理。
- **能力目标**
  1. 能为利尿剂治疗高血压、心力衰竭、肾衰竭等疾病制定不良反应的防治措施。

- **学习案例**

患者,男,48岁。一年来,每逢活动后即感心悸、胸闷,近半个月来,夜间不能平卧。否认有高血压史。体格检查:血压120/80mmHg,半卧位口唇发绀,颈静脉怒张,两肺可闻及湿啰音和干啰音。心界向左下扩大,心率104次/min,律齐,心尖区可闻及3/6全收缩期杂音。腹软,肝脏肿大,肝-颈回流征阳性,双下肢呈凹陷性水肿。X线检查:心脏增大,肺淤血。心脏彩超:全心扩大,射血分数40%。心电图示:室性心动过速,安全性左束支传导阻滞。诊断:扩张性心脏病、心功能Ⅳ级,用呋塞米、依那普利、地高辛、螺内酯后,患者心慌、气短症状明显减轻,下肢水肿减轻,双肺湿性啰音基本消失,可平卧入睡。

- **病情分析**

本例患者心悸、胸闷,夜间不能平卧,结合体格检查、心电图、X线、心脏彩超等,可确诊为扩张性心脏病、心功能Ⅳ级。目前治疗以强心、利尿,扩血管为主。地高辛、呋塞米、依那普利联合运用后,病情很快就缓解了。使用地高辛时也要防止强心苷中毒、低钾低钠血症的发生。

- **学习向导**

1. 各种利尿药通过什么环节达到利尿的作用?为什么有强弱之分?

2. 保钾利尿药和失钾利尿药合用有什么好处,尤其在治疗哪些疾病时最好合用?

3. 呋塞米可引起听力损害,临床应用应注意什么?

4.利尿药和脱水药都能增加尿量,有什么异同点?

一、利尿药

利尿药是作用于肾脏,增加电解质和水的排出,使尿量增多的药物,临床主要用于各种原因引起的水肿,有的药物也用于高血压、青光眼、尿崩症等非水肿性疾病的治疗。

(一)利尿药作用的生理学基础

肾的结构与功能的基本单位是肾单位,由肾小球、肾小囊和肾小管构成。尿的生成是经肾小球的滤过和肾小管的重吸收与分泌而实现的。利尿药则是通过增加肾小球的滤过或减少肾小管和集合管的重吸收,或影响肾小管和集合管的分泌而呈现利尿作用。

1.增加肾小球的滤过 肾小球的滤过受肾血流量、有效滤过压等因素的影响,肾血流量又受神经、体液的调节,一般都保持相对稳定。肾小球滤过的液体(原尿)成人每天约180L。但每日排出的终尿仅为1~2L,可见99%以上的原尿被肾小管和集合管重吸收,所以利尿药对肾小球滤过的影响临床实际意义不大。

2.减少肾小管和集合管的重吸收 从原尿的生成到终尿量和质的变化,主要经过一系列肾小管和集合管的重吸收和分泌完成的。

(1)近曲小管 近曲小管重吸收的 Na^+ 约占原尿 Na^+ 量的 $60\%\sim65\%$,原尿中约有 85% 的 $NaHCO_3$ 及 40% 的 $NaCl$ 在此段被重吸收。某些药物虽然可抑制近曲小管的重吸收,但近曲小管本身及以下各段可出现代偿性重吸收现象,不会产生明显的利尿作用,因而呈弱效利尿作用。

(2)髓袢升支粗段的髓质和皮质部髓袢升支功能与利尿药作用关系密切。此段可将原尿中 Na^+ 的 $30\%\sim35\%$ 重吸收,而不伴有水的重吸收,是强效利尿药的重要作用部位。髓袢升支粗段 $NaCl$ 的重吸收,是依赖于管腔内侧 Na^+-K-$2Cl^-$ 共同转运系统,该转运系统可将 2 个 Cl^-、1 个 Na^+ 和 1 个 K^+ 同向转运到细胞内。进入细胞内的 Na^+ 由间液侧的 Na^+-K^+-ATP 酶主动转运至细胞间质,Cl^- 经细胞旁路进入组织液,K^+ 则沿管腔膜侧的钾通道返回管腔内,形成 K^+ 的再循环(图6-1)。

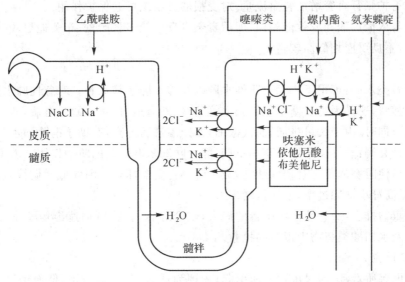

图6-1 肾小管各段功能和利尿药作用部位

当原尿流经髓袢升支粗段时,随着 NaCl 的重吸收,管腔内尿液逐渐由高渗变为低渗,这就是肾对尿液的稀释功能。NaCl 被重吸收到髓质间质后与尿素共同使髓袢所在的髓质组织间液的渗透压提升为高渗状态。这样,当尿液流经开口于髓质乳头的集合管时,由于管腔内液体与高渗髓质间存在着渗透压差,在抗利尿激素(ADH)作用下,大量水被重吸收回去,这就是肾对尿液的浓缩功能。因此,当髓袢升支粗段髓质和皮质部对 NaCl 的重吸收被抑制时,肾的稀释功能与浓缩功能都降低,呈现强大的利尿作用。高效利尿药呋塞米等抑制升支粗段髓质部和皮质部,而中效利尿药噻嗪类等则抑制髓袢升支粗段皮质部和远曲小管开始部分对 NaCl 的重吸收,产生利尿作用。

(3)远曲小管和集合管约 5%～10% 的 Na^+ 和 20% 的水在此段重吸收。重吸收的方式除继续进行 Na^+-H^+ 交换外,同时也有 Na^+-K^+ 交换,这是在醛固酮调节下进行的。如能对抗醛固酮的调节功能或直接抑制 Na^+-H^+ 交换,就会造成排 Na^+ 留 K^+ 而致利尿。螺内酯、氨苯蝶啶等药物作用于此部位,又称留钾利尿药。

3. 影响肾小管和集合管的分泌 近曲小管、远曲小管和集合管均有分泌功能,主要分泌 H^+ 和 K^+,均与小管内 Na^+ 进行交换。此外,远曲小管还分泌 NH_3 可与 H^+ 及 Cl^- 结合成 NH_4Cl 排出。Na^+-K^+ 交换由醛固酮促进,螺内酯拮抗醛固酮的作用,可引起排 Na^+ 留 K^+ 而利尿。因为 H^+ 是由 H_2CO_3 分解形成的,具有抑制碳酸酐酶活性的药物乙酰唑胺可因 H_2CO_3 合成减少,而使 H^+ 浓度降低抑制 Na^+-H^+ 交换,使 Na^+ 重吸收减少而呈现利尿作用。

(二)常用的利尿药

常用的利尿药按利尿作用分类如下:

1. 高效利尿药 本类药主要有呋塞米(furosemide)、依他尼酸(etacrynic acid)、布美他尼(blametlanide)。

三药的药理作用相似,均作用于髓袢升支粗段的髓质部与皮质部,能特异性地与 Cl^- 竞争 Na^+-K^+-$2Cl^-$ 共同转运系统的 Cl^- 结合部位,抑制 NaCl 重吸收而发挥强大的利尿作用。强效利尿药可使肾的稀释功能与浓缩功能降低,排出大量近于等渗的尿液,Na^+、K^+、Mg^{2+}、Cl^-、H_2O 的排出都增加,Cl^- 的排出往往超过 Na^+,故可出现低氯性碱血症。

呋塞米可扩张肾血管增加肾血流量,对受损的肾组织可起保护作用。

呋塞米与依他尼酸利尿效能相似,但后者不良反应较多且严重;布美他尼较呋塞米利尿作用更强大,不良反应相似而较轻。

(1)用途

1)治疗各类水肿:可用于心、肝、肾性水肿以及肺水肿和脑水肿。对急性肺水肿,静注后能迅速解除症状,这是因为呋塞米能扩张血管,降低外周阻力,减少回心血量,从而减轻左心负荷的缘故。同时,由于大量排尿,血液浓缩,血浆渗透压升高,有助于消除脑水肿。

2)防治肾衰竭:急性少尿型肾衰竭早期,静注呋塞米有较好的防治作用。由于利尿作用强大、迅速,可使阻塞的肾小管得到冲洗,减少肾小管萎缩坏死。因降低肾血管阻力,增加肾血流量,可提高肾小球滤过率,使尿量增多。

3)加速毒物排出:对急性药物中毒的病人,配合静脉输液,可加速毒物随尿排出。常用于巴比妥类及水杨酸类药物中毒时的抢救。

(2)不良反应

1)水与电解质紊乱:因过度利尿所引起,表现为低血容量、低血钾、低血钠、低氯碱血症等。其中低血钾症最为多见,也尤为重要。注意及时补充钾盐,或加服留钾利尿药可避免或减少低血钾症的发生。长期应用还可引起低血镁症,缺镁可诱发缺钾,若低血钾和低血镁同时存在时,如不纠正低血镁,即使补充 K^+ 也不易纠正低血钾。

2)耳毒性:长期大剂量静脉给药,可引起耳鸣、听力下降或耳聋。这可能与药物引起内耳淋巴液电解质成分改变而造成耳蜗管内基底膜上的毛细胞受损有关,当肾功能不全时较易出现。故应用本类药物期间,应避免和易损伤听神经的药物如氨基糖苷类抗生素合用。三药相比,依他尼酸耳毒性最强,呋塞米次之,布美他尼耳毒性最小。

3)胃肠反应:常见有恶心、呕吐、上腹不适及胃肠出血等,宜饭后服用。

4)其他:由于抑制尿酸排泄,可引起高尿酸血症而诱发痛风。少数病人可发生粒细胞减少、血小板减少、溶血性贫血、过敏性间质性肾炎等。严重肝、肾功能不全者及孕妇慎用。

2. 中效利尿药　主要为噻嗪类利尿药。本类药物的利尿作用从弱到强的顺序依次为:氯噻嗪(chlorothiazide)<氢氯噻嗪<氢氟噻嗪<苄氟噻嗪(abemroflltmethiazide)<环戊噻嗪(cyclopenthiazide),临床最为常用的是氢氯噻嗪。氯噻酮(chlortalidone)因其药理作用与噻嗪类相似,故在此一并介绍。

(1)作用

1)利尿作用:本类药物作用于髓袢升支粗段皮质部和远曲小管起始部位,抑制 NaCl 的重吸收。随着 Na^+ 在管腔液中浓度的增加,使远曲小管的 Na^+-K^+ 交换增多。本类药物同时对碳酸酐酶有轻度抑制作用,故 H^+ 分泌减少,使:Na^+-H^+ 交换减少,因此利尿的同时也排出较多的 Na^+、K^+、Cl^-、HCO_3^-。

2)抗利尿作用:噻嗪类能明显减少尿崩症患者的尿量,其作用机制可能是抑制磷酸二酯酶使细胞内 cAMP 含量增加,从而提高远曲小管和集合管对水的通透性;同时因 Na^+、Cl^- 排出增加,使血浆渗透压下降,口渴减轻,饮水量减少,故尿量减少。

3)降压作用:早期通过利尿、减少血容量而降压,长期用药可以使血管平滑肌松弛,而呈现降压作用。

(2)用途

1)治疗各型水肿:对心性及肾性水肿疗效较好。在治疗心性水肿与强心苷合用时,强心苷对低血钾的患者易引起药物中毒,故应及时补充钾盐。

2)治疗高血压:为常用的基础降压药,多与其他降压药联合使用。

3)治疗尿崩症:主要用于肾性尿崩症及用加压素无效的垂体性尿崩症。

低血钾的危害

低血钾的主要危害是造成神经、肌肉系统和心血管系统功能障碍,突出的表现为四肢酸软无力,出现不同程度的迟缓瘫痪,以下肢为先,并重于上肢,肌张力减弱,腱反射减退,同时可伴心悸、胸闷、腹胀、食欲缺乏、恶心等症状,严重者还可能引起呼吸困难、呼吸肌麻痹、严重心律失常等。

---

(3)不良反应

1)电解质紊乱:如低血钾、低血镁、高钙血症等,合用留钾利尿药可防治。

2）可引起高尿酸血症、高血糖、高脂血症。痛风、糖尿病患者慎用。

3）其他：可增高血尿素氮，加重肾功能不全，偶见过敏反应、粒细胞减少等。

3.低效利尿药 本类药物包括螺内酯、氨苯蝶啶和乙酰唑胺，前两者是留钾利尿药，后者是碳酸酐酶抑制药。

螺内酯（spironolactone）

本药化学结构与醛固酮相似，可与远曲小管和集合管靶细胞的醛固酮受体结合，从而对抗醛固酮的潴钠排钾作用，呈现排钠留钾作用，使 Na^+、Cl^- 和水的排出增加而利尿。利尿作用弱而缓慢、持久，口服吸收不完全，服后 1 日显效，2～3 日达高峰，停药后持续 2～3 日。主要用于治疗与醛固酮增多有关的顽固性水肿或腹水，如慢性充血性心力衰竭、肾病综合征、肝硬化等引起的水肿或腹水。

该药毒性较低。但长期单独使用，可因 K^+ 排出减少而引起高血钾症，肾功能不全时更易发生，故肾功能不全者应禁用。

氨苯蝶啶（triamterene）

本药也属于排钠留钾利尿药，其作用机制是直接抑制远曲小管和集合管对 Na^+ 的重吸收，使 Na^+、Cl^- 和水的排出量增加而利尿。由于 Na^+ 的重吸收被抑制，Na^+-K^+ 交换随之减少，故 K^+ 的排出减少。单用时利尿作用较弱，常与强效或中效利尿药合用治疗心、肝、肾性水肿。

不良反应较少，偶有恶心、呕吐、腹泻、头痛、口干、嗜睡、皮疹等。长期用药者可致高血钾，肾功能不全者尤应警惕高血钾的倾向。

乙酰唑胺（acetazolaiilide）

本药抑制肾小管细胞中的碳酸酐酶，由于利尿作用弱，目前很少用于利尿。

乙酰唑胺还可抑制睫状体上皮细胞中的碳酸酐酶，减少房水和脑脊液的产生，使眼压降低。主要用于治疗青光眼和脑水肿。长期使用可致代谢性酸中毒和粒细胞缺乏症。

(三)利尿药的用药护理

1.了解患者治疗前的血压、体重及水肿情况，心、肝、肾功能，有无药物过敏史。

2.用药期间应防止和避免电解质紊乱。长期应用排钾利尿药可引起低血钾症，患者出现恶心、呕吐、腹胀、肌无力及心律失常等，应及时报告医生。如静脉补钾，应注意药液的稀释比例和静注速度，并密切观察钾的浓度变化。

3.在应用排钾利尿药时，应注意患者有无关节痛等症状，监测患者血清尿酸水平，预防痛风出现。有痛风史的患者，应提醒医生。

4.高效利尿药可口服、肌注或稀释后静注，切忌加入酸性液体中注射。中效利尿药多为口服，降压时常与其他降压药合用。低效利尿药餐后口服为宜。利尿药在治疗初期应用小剂量，通过每日的体重和尿量变化来调整剂量。

5.脱水患者易引起血栓，尤其老年人更易发生。患者如发生头痛、胸痛、小腿或盆腔痛，应报告医生。

6.警惕耳毒性。某些强效利尿药具有耳毒性，患者可表现为耳鸣、眩晕、耳内胀满甚至听力丧失，尤其是应避免与氨基糖苷类药合用。一旦发生应立即停药。

二、脱水药

脱水药(dehydrant)是能迅速提高血浆渗透压使组织脱水的药物。由于有渗透利尿作用,又称渗透性利尿药。脱水药的特点是:①静脉注射后不易从毛细血管进入组织;②易经肾小球滤过;③不易被肾小管重吸收;④在体内不被或少被代谢。常用者有甘露醇、山梨醇和葡萄糖。

(一)常用药物

甘露醇(mannitol)

1. 作用及应用

(1)脱水作用　临床多用其20％的高渗液,静脉给药后,不易透入组织,能迅速提高血浆渗透压,可使组织内、脑脊液或房水中过多的水转移至血液而呈现脱水作用。因此,是降低颅内压的首选药,可用于脑水肿,并可降低眼压而治疗青光眼或青光眼术前用药。

(2)利尿作用　静脉给药后,一方面因增加血容量,使肾小球滤过增加;另一方面其从肾小球滤过后,几乎不被肾小管重吸收,在管腔液中由于渗透压的作用,而阻止水的重吸收,故能利尿。通过利尿作用,可维持足够的尿量,使肾小管充盈,管内有害物质得以稀释,保护肾小管;此外,还能增加肾血流量,可用于防治急性肾衰竭。

2. 不良反应　不良反应少见,但注射过快可引起一过性头痛、头晕、视力模糊。快速静脉注射,可因血容量突然增加,加重心脏负荷,故心功能不全者禁用。颅内有活动性出血者,因颅内压迅速下降而加重出血,故禁用。

山梨醇(sorbitol)

山梨醇为甘露醇的同分异构体,常用其25％水溶液。基本作用与甘露醇相似,由于山梨醇进入体内后,部分转化为果糖而影响其脱水作用,故疗效不如甘露醇。

葡萄糖(glucose)

50％葡萄糖静脉注射可产生高渗性利尿和脱水作用。因葡萄糖既可进入组织细胞参与代谢,又易在肝和肌组织中合成糖原被贮存,故脱水作用较弱,持续时间较短,单用可有"反跳"现象,一般与甘露醇交替使用。主要用于脑水肿和急性肺水肿。

(二)脱水药的用药护理

1.甘露醇遇冷易结晶,故应用前应仔细检查,如有结晶,可置热水中或用力振荡,待结晶完全溶解后再使用。当甘露醇浓度高于15％时,应使用有过滤器的输液器。

2.使用低浓度和含氯化钠溶液的甘露醇能降低过度脱水和电解质紊乱的发生机会。

3.下列情况慎用　①明显心肺功能损害者,因本药所致的突然血容量增多可引起充血性心力衰竭;②高钾血症或低钠血症;③低血容量,应用后可因利尿而加重病情,或使原来低血容量情况被暂时性扩容所掩盖;④严重肾衰竭而排泄减少使本药在体内积聚,引起血容量明显增加,加重心脏负荷,诱发或加重心力衰竭;⑤对甘露醇不能耐受者;⑥颅内有活动性出血者,因颅内压迅速下降而加重出血。

4.随访检查　①血压;②肾功能;③血电解质浓度,尤其是 Na^+ 和 K^+;④尿量。

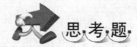

1.试述呋塞米、氢氯噻嗪、螺内酯的利尿特点及用途。

2.呋塞米、氢氯噻嗪的主要不良反应有哪些？如何防治？

3.甘露醇有哪些用途？用药时应注意哪些问题？

（林益平）

任务二　抗高血压药的应用与护理

学习目标

- **知识目标**

  1.掌握一线抗高血压药的作用特点、不良反应和用药护理。

  2.了解抗高血压药的应用原则。

- **能力目标**

  1.能对一线抗高血压药的应用进行用药护理和用药宣教。

- **学习案例**

患者,女,68岁。发作性头晕30年,近3天来不断加重,体格检查:血压200/110mmHg,主动体位,两肺呼吸音正常,心界不大,心率75次/min,律齐,肝脾未触及,心电图检查:窦性心律,ST段改变,诊断:高血压病(3级极高危)。随即服用硝苯地平、硝酸酯类制剂等药后,血压下降,头晕有所减轻。

- **病情分析**

本例患者头晕反复发作,经临床表现诊断为高血压病(3级极高危)。采取有效治疗措施及时改善血压情况,是病情得以控制和稳定的重要保证。钙拮抗药、硝酸酯类制剂、ACEI都能有效的降低血压,在没有禁忌证情况下,可以用一些利尿药,对改善血压也非常有用。研究表明防治并发症、控制血压是最重要的。

- **学习向导**

1.血管紧张素转移酶抑制剂在治疗高血压病时有哪些特点？

2.各类抗高血压药有哪些不良反应,如何防范？

3.举例说明抗高血压药物为什么要联合应用。

高血压是以体循环动脉压增高为主要表现的临床综合征,成人收缩压≥140mmHg和(或)舒张压≥90mmHg,即可诊断为高血压。根据病因可将高血压分为原发性(疾病因不明)和继发性(病因明确)两大类。长期高血压是多种心脑血管疾病的重要危险因素,其直接并发症有脑血管意外、肾衰竭、心力衰竭等,并容易并发冠心病;血压不稳定,波动性加大,可导致并加重靶器官损伤。高血压是我国最常见的心血管疾病,患者已逾 1 亿人,高血压人群如不进行合理治疗,其平均寿命较正常人缩短 15～20 年。

抗高血压药(antihypertensive drugs)又称降压药(hypotensive drugs),是一类作用于血压调节的相关系统或环节,能降低血压,减轻靶器官损伤的药物。合理应用抗高血压药,不仅能控制血压,推迟动脉粥样硬化的形成和发展,并能减少心、脑、肾等并发症的发生,降低死亡率,延长寿命。现有抗高血压药物基本属对症治疗,其中部分药物有逆转靶器官损伤的作用,临床上主要用于高血压及其并发症的防治。

一、抗高血压药的分类

心排出量和外周血管阻力是形成动脉血压的基本因素。心排出量受血容量、回心血量和心脏泵功能的影响,外周阻力主要受小动脉紧张度的影响。血压的生理调节较为复杂,在交感神经系统、肾素-血管紧张素系统、血管平滑肌内钙离子浓度、血管内皮 L-精氨酸-NO 等的共同调节下,血压维持在一定的范围。

抗高血压药物通过影响血压形成和调节系统的相关环节而发挥其药理作用。根据药物主要的作用部位和作用机制,将抗高血压药物分为以下几类。

1.利尿药　氢氯噻嗪、吲达帕胺等。

2.钙通道阻断药　硝苯地平、尼群地平、氨氯地平等。

3.肾素-血管紧张素系统抑制药

(1)血管紧张素Ⅰ转化酶抑制药(ACEI)　卡托普利、依那普利等。

(2)血管紧张素Ⅱ(AT)受体阻断药　氯沙坦等。

(3)肾素抑制药　雷米克林等。

4.血管舒张药　肼屈嗪、硝普钠等。

5.交感神经抑制药

(1)中枢性交感神经抑制药　可乐定、甲基多巴、莫索尼定等。

(2)神经节阻断药　樟磺咪酚等。

(3)肾上腺素能神经末梢阻断药　利舍平、胍乙啶等。

(4)肾上腺素受体阻断药　①α_1 受体阻断药:哌唑嗪等;②β 受体阻断药:普萘洛尔、阿替洛尔等;③α、β 受体阻断药:拉贝洛尔等。

利尿药、钙通道阻滞药、肾上腺素利受体阻断药、血管紧张素Ⅱ转化酶抑制药、血管紧张素Ⅱ受体阻断药是 WHO 和国际高血压学会推荐的一线降压药,是公认的比较安全、有效的降压药。中国高血压防治指南(2005 年修订版)亦将上述 5 类药物和 α_1 受体阻断药推荐为主要的临床降压药物。其他降压药不良反应较多,临床较少单独应用。

二、常用抗高血压药

(一)利尿降压药

利尿药物是治疗高血压的基础药物,包括高效、中效和低效利尿药。其中中效利尿药噻嗪类最为常用,是基础降压药物之一。其降压作用温和,较少产生耐受性,不良反应较少,和其他降压药有协同降压作用。高效利尿药排钠利尿作用强,但不良反应较多,仅短期用于高血压危象、合并有氮质血症或尿毒症的患者。低效利尿药螺内酯近年来与其他抗高血压药物合用于发生"醛固酮脱逸"现象的高血压患者,并有协同逆转血管重构的作用。

氢氯噻嗪(hydrochlorothiazide)

1. 药理作用 本品降压作用温和确切,较持久,长期应用无明显耐受性,且能对抗长期应用其他降压药引起的水钠潴留,作为基础降压药,加强其他降压药的作用。用药初期是由于排钠利尿,减少细胞外液及血容量而产生降压作用。长期用药,体内轻度失钠,小动脉内低钠,Na^+-Ca^{2+}交换减少,细胞内Ca^{2+}减少,血管对去甲肾上腺素等升压物质敏感性降低,血压下降。还诱导动脉壁产生扩血管物质,如激肽、前列腺素等。

2. 临床应用 特别适用于轻、中度高血压,对老年人高血压、单纯性收缩压高、钠敏感型高血压、肥胖人高血压和高血压合并心功能不全者降压效果较好。通常每天用12.5mg氢氯噻嗪即能获得最大降压效果和最小副作用。病人要适度限钠,一般每天摄入钠盐6～7g左右。氢氯噻嗪能增高血浆肾素水平,与β受体阻断药、ACEI合用可避免此缺点。也可作基础降压药增强其他药疗效,明显降低心脏病和脑卒中患者的死亡率。

3. 不良反应

(1)长期用药可出现低血钾、低血氯、低血镁、高尿酸血症、高血钙、高血糖、高血脂等,偶致氮质血症。

(2)无尿、轻度妊娠性水肿、磺胺药过敏者禁用;肝、肾功能减退者、痛风、糖尿病、心肌梗死、心律失常史者及孕妇慎用。

4. 护理用药

(1)用药期间应定期检查血电解质含量,若发现电解质紊乱的早期症状如口干、衰弱、嗜睡、肌痛、腱反射消失等,立即停药或减量。

(2)与强心苷合用或肝功能严重不良时必须补钾,以免诱发心律失常或肝昏迷;合用β受体阻断药或ACEI时钾损失少,补钾时应慎重。

(3)本类药物可干扰一些诊断试验,如甲状旁腺功能试验、血清蛋白碘浓度测定试验等,注意本品可造成试验结果的假象。

吲哒帕胺(indapamide)

具有利尿作用和钙通道阻滞作用,为一种新型强效、长效降压药。本品扩血管作用强于利尿作用,但不致引起直立性低血压、潮红和心动过速。对轻、中度高血压有良好疗效。每日一次2.5mg口服。维持量可每两天一次2.5mg。

个别病人有眩晕、头痛、恶心、失眠等,大剂量可致低血钾。本品6～8周为1疗程,剂量超过5mg/d时,疗效不再增加。

(二)肾上腺素受体阻断药

1. β受体阻断药 β受体阻断药有较好的降压作用,是常用降压药物之一。不同β受体阻断药均可有效降压。代表药为普萘洛尔。

普萘洛尔(propranolol,心得安)

(1)体内过程 普萘洛尔口服吸收完全,首过消除显著,生物利用度约25%,且个体差异较大。半衰期约为4小时,但降血压作用持续时间较长,可1～2次/d。

(2)药理作用 普萘洛尔降压作用起效慢,口服1～2周后才出现降压作用,降压过程平稳,能使收缩压和舒张压均降低。降压时不引起直立性低血压,长期用药不产生耐受性,无水钠潴留。其降压机制一般认为与其阻断 β 受体有关：①阻断心脏 $β_1$ 受体，抑制心肌收缩力并减慢心率，心排出量减少，血压降低；②阻断肾小球旁细胞上的 $β_1$ 受体，抑制肾素的分泌和释放，从而阻断肾素-血管紧张素-醛固酮系统而发挥降压作用；③阻断去甲肾上腺能神经末梢突触前膜 $β_2$ 受体，抑制其正反馈作用，从而减少去甲肾上腺素的释放；④阻断中枢 β 受体，使外周交感神经功能降低；⑤其他尚有改变压力感受器敏感性、增加前列腺素合成等作用，也与其降压作用有关。

（3）临床应用　单独应用可治疗轻、中度高血压，与其他降压药合用，治疗中、重度高血压，有效率 80%。对伴有心排出量较高、肾素活性偏高、心绞痛（变异型心绞痛除外）、偏头痛、焦虑症、心动过速以及脑血管病变者疗效较好。

（4）不良反应　可有乏力、失眠、嗜睡、头晕、低血压、心动过缓、心脏传导阻滞等，突然停药可出现反跳现象，其余不良反应详见第九章。

选择性 $β_1$ 受体阻断药美托洛尔、比索洛尔（bisoprolol）、阿替洛尔等的降压作用优于普萘洛尔，因对支气管平滑肌 $β_2$ 受体影响较小，故对伴有慢性阻塞性肺病患者相对安全。

（5）用药护理

1）本类药物的加量与减量均应逐步进行，尤其是合并心力衰竭的病人。宜从小剂量开始，逐渐增加到理想剂量，加量时应密切注意患者的心率与血压。减量速度不宜过快，否则可引起血压骤升，故不能突然停药。在合并冠心病心绞痛的病人，突然停药可能使心绞痛加重，甚至出现心肌梗死或室性心律失常。

2）服用本类药物可引起心率减慢，一般无明显不适时，静息心率在 55 次/min 是可以接受的，应耐心解释，消除患者顾虑。

2. $α_1$ 受体阻断药　$α_1$ 受体阻断药主要阻断 $α_1$ 受体，不影响 $α_2$ 受体。本类药物可降低动脉血管阻力，增加静脉容量，提高血浆肾素活性，不易引起反射性心率加快。优点是对代谢无明显不良影响，对血脂有良性调节作用。主要不良反应是首剂现象。常用药物有哌唑嗪、特拉唑嗪（terazosin）、多沙唑嗪（doxazosin）等。

哌唑嗪（prazosin）

（1）药代动力学　口服易吸收，首过效应显著，生物利用度约 60%，口服后 1～3 小时血药浓度达峰值，血浆蛋白结合率约 97%，半衰期 2.5～4 小时。主要经肝脏代谢，10% 以下的原形药物经肾脏排出，乳汁中可有少量分泌。

（2）药理作用　哌唑嗪选择性阻断突触后膜 $α_1$ 受体，扩张小动脉及小静脉，对卧位和立位血压均有降低作用。因其基本不影响突触前膜 $α_2$ 受体的负反馈调节功能，故降压时基本不加快心率，对心排出量、肾血流量及肾小球滤过率无明显影响。本药可改善脂质代谢和胰岛素抵抗，减轻冠脉病变、减轻前列腺增生。

（3）临床应用　主要适于轻、中度高血压，尤其是伴有肾功能或心功能不全、高脂血症、前列腺增生者。与噻嗪类利尿药或 β 受体阻断药合用可提高疗效。

（4）不良反应　常见不良反应有鼻塞、口干、嗜睡、乏力、头痛、腹泻等。长期应用可产生耐受性。部分病人首次服药可出现首剂现象，即首次服药后，出现血压急剧下降、心悸、晕厥甚至意识丧失等。直立体位、疲劳、饥饿时更易发生。为避免首剂现象的发生，首剂剂量应限于 0.5mg，睡前服；由卧位转坐位、立位时动作须缓慢；在用利尿药或 β 受体阻断药治疗中加用哌唑嗪时，加哌唑嗪前一天应停用利尿药、β 受体阻断药。

(三)钙通道阻滞药

血管平滑肌细胞的收缩有赖于细胞内游离钙,若抑制了钙离子的跨膜转运,则可使细胞内游离钙离子浓度下降。钙通道阻滞药(calcium channel blockers,CCB)是治疗高血压的一类重要药物,通过阻滞钙通道,减少细胞内钙离子含量而松弛血管平滑肌,进而降低血压。本类药物主要松弛小动脉平滑肌,对静脉影响较小。在降血压的同时,还可逆转心血管肥厚。常用于抗高血压的钙通道阻滞药有硝苯地平、尼群地平、氨氯地平等。

硝苯地平(nifedipine)

硝苯地平属短效钙通道阻滞药,对高血压患者降压作用显著,对血压正常者,降压作用不明显。

硝苯地平对血管的选择性高,降压时伴有反射性心率加快,心排出量增多,与 β 受体阻断药合用可对抗此反应并增强降压作用。临床上用于轻、中、重度高血压,对合并有心绞痛、肾脏疾病、高脂血症、哮喘、糖尿病以及恶性高血压患者均适用。其普通制剂因血压下降急剧、维持时间短、血压波动性大,对心、脑、肾等靶器官的血流量影响较大,不推荐用于高血压的长期治疗,主要用于高血压危象、高血压脑病等高血压急症的对症处理。其缓释制剂(商品名尼福达)、控释制剂(商品名拜新同)起效缓和、降压平稳,疗效优于普通制剂。与 β 受体阻断药、血管紧张素转化酶抑制药合用疗效更佳。

常见不良反应有头痛、眩晕、心悸、低血压、恶心、水肿、便秘等,少有皮疹、呼吸困难、肌肉痉挛等不良反应。

主要用药护理有:

1.普通片剂用于高血压急症时,应监测血压。

2.缓释、控释制剂应指导患者整片服用,否则易引起血压明显降低或上下波动。

3.用药后应观察患者在降压后有无反射性交感兴奋、心率加快,必要时可用 β 受体阻断药控制心率。

4.踝、足、小腿肿胀为药物的扩血管作用引起,而非肾功能损害,应告知病人,消除其疑虑。合用利尿药可减轻症状。

5.长期用药不宜骤停,以免发生反跳现象。

尼群地平(nitredipine)

尼群地平作用与硝苯地平相似,但对血管松弛作用较硝苯地平强,降压作用温和而持久,适用于各型高血压。不良反应与硝苯地平相似,肝功能不良者宜慎用或减量。

氨氯地平(amlodipine,络活喜、压氏达)

氨氯地平为第三代二氢吡啶类长效钙拮抗药,口服吸收良好,不受食物影响,半衰期约35~50 小时,降压平稳,持续时间长,每日只需口服 1 次。用药 1~2 周出现明显的降压作用,6~8 周达最大降压效果。

氨氯地平对血管选择性较高,对心率、房室结传导速度、心肌收缩力均无明显影响。可逆转心血管肥厚,长期应用对肾血流无明显影响,无水钠潴留,无耐受性,对血脂无不良影响。

适用于各型高血压治疗。与 β 受体阻断药、血管紧张素转化酶抑制药合用疗效更好。

常见不良反应有头痛、水肿、心悸、恶心、眩晕、腹痛等,少有皮疹、呼吸困难、肌肉痉挛和消化不良等。

(四)血管紧张素转化酶抑制药(ACEI)及血管紧张素Ⅱ受体阻断药(ARB)

肾素-血管紧张素系统(renin angiotensin system,RAS)是由肾素、血管紧张素及其受体构成,是心血管活动体液调节的重要因素。血管紧张素Ⅰ(AngⅠ)主要经血管紧张素转化酶的作用,转化为血管紧张素Ⅱ(AngⅡ),后者激动循环系统的AngⅡ受体,收缩外周血管,促进醛固酮分泌,参与血压的调节。AngⅡ同时也是一种细胞生长因子,可诱导并促进血管及心脏的重构,参与高血压、缺血性心脏病、慢性心功能不全等心血管疾病的病理生理过程,加重、加快疾病进程。

血管紧张素转化酶抑制药能减少AngⅡ的生成,血管紧张素Ⅱ受体阻断药可阻断AngⅡ的作用,两者均能有效降低血压,逆转心血管重构,保护靶器官。肾素-血管紧张素系统、激肽系统及血管紧张素转化酶抑制药及血管紧张素Ⅱ受体阻断药作用部位,见图6-2。

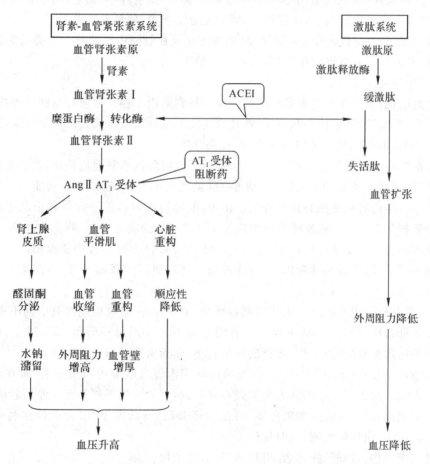

图6-2 肾素-血管紧张素系统、激肽系统及血管紧张素转化酶抑制药
及血管紧张素Ⅱ受体(AT₁)阻断药作用部位

1.血管紧张素转化酶抑制药(ACEI) 血管紧张素转化酶抑制药(angiotensin converting enzyme inhibitors,ACEI)是一类能抑制血管紧张素转化酶(ACE),减少AngⅡ生成、舒张血管、逆转心血管重构的药物。用于临床的药物有卡托普利、依那普利、赖诺普利(lisinopril)、贝那普利(benazepril)、福辛普利(fosinopril)等。

卡托普利(captopril)

又称巯甲丙脯酸、甲巯丙脯酸、开博通。是第一个用于临床口服有效的 ACE 抑制药。

(1)药代动力学　口服易吸收,生物利用度 75%,因食物影响吸收,宜饭前 1 小时服用。口服 1 小时血药浓度达峰值,血浆蛋白结合率约为 30%,体内分布较广,体内消除较快,半衰期为 2 小时,部分药物在肝脏代谢,约 40%～50% 以原形经肾脏排出。

(2)药理作用

1)降压作用:起效快,持续时间短,具有轻至中等强度的降压作用。降压时不伴有反射性心率加快,不引起直立性低血压,能改善胰岛素抵抗,长期应用不易引起电解质紊乱和脂质代谢异常,且无耐受性和停药反应,并能增加肾血流量,改善肾功能。其降压机制包括:①抑制循环及组织中 ACE 的活性,减少 AngⅡ生成,舒张阻力及容量血管,逆转血管重构,改善血管壁的顺应性,降低血压;②抑制缓激肽的降解,舒张血管,降低血压;③调节神经-内分泌,使去甲肾上腺素释放减少,血管舒张;醛固酮分泌减少,减轻水钠潴留。

2)器官保护:AngⅡ能引起心肌肥厚、血管增生及血管壁中层肥厚。本类药能减少 AngⅡ的生成,有逆转心血管重构作用,发挥器官保护作用。

(2)临床应用

1)高血压:适用于各种类型高血压的治疗。特别适用于伴有糖尿病及胰岛素抵抗、慢性心功能不全、左室肥厚、急性心肌梗死、慢性肾功能不全的高血压病人。可单独应用,亦可与利尿药、β 受体阻断药、钙通道阻滞药合用,提高疗效。

2)充血性心力衰竭和心肌梗死:可扩张动、静脉,可降低心脏前后负荷,改善血流动力学和器官灌流,逆转心血管肥厚,改善心功能,降低死亡率,是目前慢性心功能不全治疗的首选药物之一。本药对缺血性心肌具有保护作用,能减轻缺血再灌注损伤和由此引起的心律失常。心肌梗死患者在心肌梗死后早期应用卡托普利能改善心功能,降低病死率。

3)糖尿病肾病和其他肾病:肾小球囊内压增高可致肾小球与肾功能损伤。卡托普利舒张肾出球小动脉,降低肾小球囊内压,对伴有或不伴高血压的肾病患者,本药均可改善或阻止肾功能恶化。

(4)不良反应与用药护理　卡托普利毒性小,耐受性好,长期应用可有下列不良反应:

1)首剂低血压:约 3.3% 的患者首次服用 5mg 后平均动脉压降低 30% 以上,患者可因血压降低而出现头晕、步态不稳,故首次剂量宜小,逐渐增至目标剂量。

2)刺激性干咳:发生率 5%～20%,与肺血管床内缓激肽等的积聚有关,常在用药 1 周到 6 个月出现。对出现干咳的病人应加强心理护理,不能耐受者须停药。停药后可消失。

3)血钾增高:因减少醛固酮的分泌,可使血钾升高,肾功能不全、合用保钾利尿药、β 受体阻断药时多见,应加强监测,及时处理。

4)肾功能损伤:肾动脉狭窄者,可致肾衰竭,须禁用。

5)血管神经性水肿:可有全身水肿及喉头水肿、呼吸困难。多发于用药的第一个月,发生率低,但可能致命,应加强警惕,如出现,应立即停药并给予肾上腺素 0.3～0.5mg 皮下注射。

6)对胎儿的影响:妊娠超过 3 个月的患者长期应用,可引起羊水减少、颅骨发育不全、生长迟缓甚至死胎,故孕妇禁用。

7)其他:可有皮疹、味觉障碍、脱发等,偶见白细胞减少、蛋白尿等。

依那普利(enalapril)

依那普利(enalapril)为第二代 ACEI,药理作用及临床应用与卡托普利相似。本药特点为:①吸收较少受食物影响,半衰期长,一次给药降压作用可持续 24 小时,代谢物主要经肾脏排泄,肾功能不全患者须减量;②对 ACE 的抑制作用比卡托普利强约 10 倍,降压作用强,治疗剂量较小;③不良反应较少,发生率低于 10%,可见干咳、低血压、血管神经性水肿、高血钾、急性肾衰竭等,但味觉障碍、白细胞减少、蛋白尿等少见。

2. 血管紧张素 Ⅱ 受体阻断药(ARB)　血管紧张素 Ⅱ 受体有两种亚型,即 AT_1 和 AT_2 受体。AT_1 受体分布于心肌、血管平滑肌、脑、肾、肾上腺、肝、肺等组织,具有介导血管收缩、醛固酮分泌、儿茶酚胺和去甲肾上腺素释放、细胞增殖等效应。AT_2 受体广泛存在于胎儿组织,功能未完全阐明,一般认为与胎儿发育有关。AT_2 受体激活,具有促进 NO 合成、舒张血管、降低血压、促进细胞凋亡、对抗 AT_1 受体的促心血管重构等效应。

Ang Ⅱ 受体阻断药可阻断 AT_1 受体,部分药物有激动 AT_2 受体的作用。氯沙坦是第一个用于临床的非肽类 AT_1 受体阻断药,目前已用于临床的同类药物有缬沙坦、厄贝沙坦(erbesartan)、坎地沙坦(candesartan)等。其中坎替沙坦作用强、应用剂量小、维持时间长,被认为是本类药物中的最优者。

与血管紧张素转化酶抑制剂相比,本类药物没有血管神经性水肿、干咳等不良反应。

氯沙坦(losartan,科素亚)

(1)药代动力学　口服易吸收,首过消除明显,生物利用度为 33%,半衰期约为 2 小时。口服剂量约有 14% 在体内转化为酸性代谢物,酸性代谢物药理活性是原药的 10~40 倍,半衰期为 6~9 小时。主要在肝脏代谢,仅少量氯沙坦及其活性代谢物以原形经肾脏排出,动物实验表明也可经乳汁分泌排泄。

(2)药理作用　氯沙坦及其活性代谢物对 AT_1 受体具有选择性阻断作用,竞争性拮抗 Ang Ⅱ 与 AT_1 受体结合,产生扩张血管、逆转心血管重构的作用。本类药物降压作用平稳,起效慢,效能与依那普利相似。此外,本药尚有促进尿酸排泄作用,能减轻高血压患者应用利尿药引起的高尿酸血症。

(3)临床应用　临床应用类似于卡托普利,可用于各型高血压及慢性心功能不全的治疗。与利尿药、ACEI 等合用,可提高疗效。

(4)不良反应　不良反应较少。对血中脂质和葡萄糖含量均无影响,也不引起直立性低血压。少数患者用药后可出现眩晕。禁用于妊娠妇女、哺乳期妇女和肾动脉狭窄者。

缬沙坦(valsartan,代文)

缬沙坦与 AT_1 受体的亲和力是氯沙坦的 5 倍,药理作用与氯沙坦基本相同。与氯沙坦相比,缬沙坦具有半衰期长,一次给药平稳降压可持续约 24 小时;对伴有肾功能不全的高血压疗效较好等特点。

缬沙坦不良反应发生率低,主要有头痛、头晕、疲乏等。

三、其他抗高血压药

(一)扩张血管药

本类药物通过直接扩张血管平滑肌而降压,降压时可反射性兴奋交感神经而削弱其降压作用,与利尿药或 β 受体阻断药合用可纠正。

由于直接扩张血管平滑肌的药物不良反应较多,一般不单独用于治疗高血压,仅在利尿药、β 受体阻断药或其他降压药无效时才加用该类药物。

硝普钠(sodium nitroprusside)

口服不吸收,需静脉滴注给药,起效快,给药 0.5~1 分钟即出现血压下降,持续时间短,停药后 3 分钟血压回升。肝内代谢,代谢物主要经肾脏排泄。

1. **药理作用** 硝普钠对舒张小动脉、小静脉及微静脉均有扩张作用,能降低动脉血压和心脏前后负荷。因起效快,维持时间短而易于控制。

2. **临床应用** 硝普钠主要用于高血压危象、高血压脑病及恶性高血压的紧急救治及外科手术麻醉时的控制性降压,亦可用于高血压合并心衰或嗜铬细胞瘤发作引起的血压升高。

3. **不良反应** 不良反应有恶心、呕吐、头痛、出汗、不安和心悸等,与扩张血管、过度降压有关,调整滴速或停药后可消失。大剂量或连续应用(尤其是肝肾功能不良的患者),可致氰化物中毒,导致甲状腺功能减退。

4. **用药护理**

(1)本药对光敏感,见光易分解,保存和使用时须避光,药液宜新鲜配制。配制液应在 4h 内使用,溶液变色应废弃。

(2)用药期间应随时监测血压并根据血压调整滴速。

(3)以 $10\mu g/(kg \cdot min)$ 滴速给药 10 分钟以上,若疗效仍不理想,为避免中毒反应,应考虑停药,改用或加用其他降压药。

(4)用药 72 小时以上应每日监测血浆氰化物浓度。若出现氰化物中毒,应立即停药并用亚硝酸异戊酯或亚硝酸钠、硫代硫酸钠解毒。

肼屈嗪(hydralazine,肼苯达嗪)

本药直接扩张小动脉,降低外周阻力,降低血压,对静脉无扩张作用。降压时,可反射性兴奋交感神经,使心率加快,心排出量增多,肾素活性增强,水钠潴留,从而影响其降压效应。适用于中度高血压,较少单用,常与利尿药或 β 受体阻断药、ACEI 合用。常见不良反应有恶心、呕吐、头痛、心悸、面部潮红等,主要发生在用药第一周。长期或大量使用可致全身红斑狼疮样综合征。

(二)钾通道开放药

钾通道开放药(potassium channel openers)又称钾通道激活药,是一类新型血管扩张药,其扩张血管作用与血管平滑肌细胞膜上的钾通道开放有关。药物有尼可地尔(nicorandil)、色满卡林(cromakalim)、吡那地尔(pinacidil)等。本类药物降压时常伴有反射性心动过速和心排出量增加,与利尿药和(或)β 受体阻断药合用可纠正。钾通道开放药的血管扩张作用具有选择性,主要扩张冠状动脉、胃肠道血管和脑血管,对肾血管和皮肤血管无扩张作用。

(三)中枢性降压药

可乐定(clonidine,可乐宁)

1. **药理作用** 可乐定降压作用中等偏强,并可抑制胃肠分泌及运动,尚有中枢性的镇痛和镇静作用。其降压机制为:激动孤束核突触后膜的 α_2 受体和延髓嘴端腹外侧区的 I_1

咪唑啉受体,抑制交感神经中枢的传出冲动,降低外周交感神经张力,减少去甲肾上腺素释放。从而扩张外周血管,降低血压。其镇痛作用与其激动中枢阿片肽受体有关;镇静作用与其激动中枢 α_2 受体,兴奋抑制性神经元有关。

2. **临床应用** 可乐定常用于其他降压药物无效的中度高血压,尤适于伴有消化性溃疡的高血压患者。与利尿药合用可避免水钠潴留和血容量增加,提高疗效。近年来,可乐定也用于预防偏头痛及阿片类镇痛药物依赖患者的戒毒治疗。

3. **不良反应** 常见不良反应是口干和便秘。久用可引起水钠潴留、血容量增加、降压作用减弱等耐受现象。长期用药突然停药可出现血压突然升高、失眠、不安、出汗等停药反应,故要逐渐减量停药。此外尚有镇静、嗜睡、头痛、便秘、勃起障碍等,停药可消失。

(四)抗去甲肾上腺素能神经末梢药

利舍平(reserpine)和胍乙啶(guanethidine)是本类药的代表药,主要通过影响儿茶酚胺的贮存和释放,产生降压作用。此类药物由于不良反应较多,不单独使用,传统的复方制剂中仍含有利舍平。胍乙啶易引起肾、脑缺血以及水钠潴留,主要用于重症高血压。

四、抗高血压药物的临床应用原则

高血压的发病率高,并发症可致死或致残。高血压治疗的最终目标应该是减轻或逆转病人的终末器官损伤,防止严重并发症的出现,从而提高患者的生活质量和延长寿命。高血压治疗中,应力求做到积极开展高血压的健康教育,如控制体重、合理膳食、增加体力活动、减轻精神压力保持平衡心理、戒烟、限酒等,提高患者的依从性,确切降压,稳定血压,并尽可能减少药物的不良反应。抗高血压药物的临床应用原则是:

1. **根据高血压发病机制、程度、并发症以及药物的药理特性选择药物** 高血压合并有心力衰竭者,宜选择血管紧张素转化酶抑制药、利尿药;老年收缩期高血压及伴有心功能不全的高血压宜选用利尿药、长效钙通道阻滞药;合并糖尿病、蛋白尿或轻、中度肾功能不全者(非肾血管性),宜选用血管紧张素转化酶抑制药;心肌梗死后患者,宜选用 β 受体阻断药或血管紧张素转化酶抑制药,对伴有稳定性心绞痛患者,也可选择钙通道阻滞药;对伴有脂质代谢异常者,宜选择 α_1 受体阻断药而不宜选择 β 受体阻断药和利尿药;心排出量大或肾素活性高的高血压宜选用 β 受体阻断药,合并支气管哮喘、糖尿病、病态窦房结综合征、房室传导阻滞、外周动脉疾病等的高血压则禁用 β 受体阻断药,也不宜与维拉帕米合用。

2. **减少血压波动,选用长效药物** 血压不稳定可导致器官损伤,因此在降压治疗过程中,宜选择长效制剂、控释制剂或缓释制剂以减少血压波动并尽量减少人为因素造成的血压不稳定,一般要求 24 小时血压的"谷峰比值"在 50% 以上。

3. **长期、规律用药** 原发性高血压大多起病及进展缓慢,病程迁延,多数病人症状轻微,逐渐导致靶器官损害,故应长期、规律用药。治疗目标应是使血压降至能耐受的最低水平。凡已确诊为高血压病的患者,血压应控制在正常范围。在青年轻型高血压,最好能使血压降至 120~130/80mmHg,老年患者最好控制在 140/90mmHg 以下;对于单纯收缩期高血压,如病人能耐受,目标应使收缩压至少降至 140mmHg。新的 HOT 研究结果指出,抗高血压的目标血压是 138/83mmHg。

4. **联合用药** 现有抗高血压药物长期单独应用,疗效降低甚至失效,故临床常采用联合用药,以增强疗效,减少不良反应。联合用药应从小剂量开始,并应选择作用机制不同的药物。其中以β受体阻断药和钙通道阻滞药联用、血管紧张素转化酶抑制药和钙通道阻滞药联用效果好。

5. 治疗方案个体化 不同高血压患者、同一患者不同病程时期所需的药物剂量不尽相同,因此,个体化治疗是高血压治疗的特点。应根据患者的年龄、性别、健康状况接受药物治疗等具体情况,根据"疗效最好、不良反应最少、符合药物经济学的原则",选择每一位患者适用的最佳药物、药物组合及最佳剂量。一般先从小剂量开始,逐渐增加剂量。

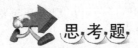 思考题

1. 常用抗高血压药物有哪几类? 列出每类药物的代表药并简述其降压机制、降压特点及主要不良反应。

2. 高血压治疗的目标是什么,如何按治疗目标选择药物?

3. 血管紧张素转换酶抑制剂的降压特点是什么? 如何进行用药护理?

4. 如何根据高血压的并发症选择抗高血压药,并进行用药宣教?

(李睿明　沈　洪)

任务三　抗心绞痛药的应用与护理

📖 学习目标

- **知识目标**

  1. 掌握硝酸甘油的抗心绞痛作用、临床应用、不良反应及护理用药。

  2. 了解β受体阻断药普萘洛尔、硝苯地平的抗心绞痛作用、临床应用、不良反应及用药护理。

- **能力目标**

  1. 能对硝酸甘油的应用进行正确护理。

- **学习案例**

  男性,59岁,因劳力性心前区钝痛,向左臂放射,伴大汗、轻度恶心入院。患者近2年中类似症状间断发作,每次持续20分钟左右,通常由劳累诱发,舌下含服硝酸甘油可缓解,自上月以来,发作较为频繁,有时出现在休息时,最近48小时在休息或轻微体力活动时有几次胸痛发作。体检:BP160/100mmHg,HR80次/min,律齐,余未见异常。心电图:偶发室性期前收缩,V1-3导联,ST段抬高,T波倒置。

- **病情分析**

  心绞痛是冠状动脉粥样硬化性心脏病(冠心病)的常见症状,因冠脉供血不足,心肌暂时性缺血缺氧,导致局部代谢产物堆积刺激感觉神经末梢而引起疼痛。如未及时采取有效治

疗措施加以缓解,可能发展为急性心肌梗死。

硝酸甘油通过扩张外周血管降低心脏前、后负荷,进而降低心肌耗氧量,并可改善缺血心肌的血液应,是缓解心绞痛急性发作的最常用药物。

● **学习向导**

1.抗心绞痛药物治疗心绞痛的基本原理是什么?

2.常用抗心绞痛药物有哪几类? 各有什么特点?

3.硝酸甘油抗心绞痛的作用机制是什么? 用于制止心绞痛发作时为什么采用舌下含服方式给药? 用药时应注意什么?

心绞痛属缺血性心脏疾病,是冠状动脉循环改变,冠状动脉供血不足,心肌急剧、短暂的缺血与缺氧,代谢产物消除不良,心肌血氧需求增加所引起的临床综合征。其特点为:阵发性的前胸压榨性疼痛,主要位于胸骨后,可放射至心前区或左上肢,常发生于劳动或情绪激动时,持续数分钟。心绞痛主要由冠状动脉粥样硬化、冠状动脉痉挛或血栓引起,持续发作得不到及时、有效的治疗,则有可能发展为心肌梗死。临床上将心绞痛分为 3 种类型:①劳累型心绞痛,其特点为:发作与体力活动、情绪激动或其他增加心肌氧需要量等有关,休息或舌下含用硝酸甘油后症状迅速消失,包括稳定型心绞痛、初发型心绞痛和恶化型心绞痛。②自发型心绞痛,特点是发作与体力或脑力引起的心肌需氧量增加无明显关系,主要与冠状动脉贮备减少有关,多发生于安静状态,发作症状重,持续时间长,不易被硝酸甘油缓解,包括卧位性心绞痛、变异性心绞痛(冠状动脉痉挛诱发)、急性冠状动脉功能不全、梗死后心绞痛。③混合型心绞痛,特点是该型心绞痛发作与心肌需氧量增加与否无关。

心肌血、氧供需失衡、血栓形成、心肌能量代谢障碍是心绞痛的重要病理生理机制。冠状动脉灌流不足,导致氧的供需失衡,是心肌缺血病理生理的的基本环节。心肌耗氧量由心肌张力、心率、心肌收缩强度和速度所决定,通常用心率与收缩压的乘积来估计心肌的耗氧量。

药物治疗是心绞痛的重要治疗方法,抗心绞痛药物不但可通过舒张外周血管、减慢心率、扩张冠状动脉、抗血小板、抗血栓形成等经典的血流动力学措施减少心肌耗氧和增加供血,还可通过心肌细胞保护、改善心肌代谢等措施使临床疗效进一步提高。本任务主要介绍硝酸酯类药、β 受体阻断药和钙通道阻滞药三类药物。

一、硝酸酯类药

硝酸甘油(nitroglycerin)

1. **体内过程**　口服首过消除明显,生物利用度仅 8%,舌下含服起效快(1～2 分钟),作用持续时间短(30 分钟),急救时常用,主要经肝代谢灭活,$t_{1/2}$ 为 3 分钟。

2. **药理作用**　硝酸甘油的基本作用是松弛平滑肌,尤其对血管平滑肌的作用最明显。

(1)小剂量扩张静脉,使回心血量减少,左心室舒张末期压降低,心容积变小,室壁张力降低,心肌耗氧量减少。

(2)较大剂量扩张动脉,使外周阻力降低,减轻心脏后负荷,室壁张力降低,心肌耗氧量降低。

(3)扩张冠脉输送血管和侧支血管,促进心肌的供血,特别是当冠状动脉处于痉挛状态时,可明显缓解冠脉痉挛。

(4)促进心肌血流重新分布,改变缺血区的供血供氧。静脉扩张作用使左心室舒张末期压降低,有利于血液从心外膜流向易于缺血的心内膜下层区域;扩张侧支血管,由于非缺血区的小血管阻力大于缺血区,使血流从非缺血区的输送血管经侧支血管流向缺血区,增加缺血区的血供。

3. **作用机制** 硝酸甘油舒张多种平滑肌,尤其对静脉扩张作用明显。扩张血管作用机制为本品在平滑肌细胞内经谷胱甘肽转移酶作用生成一氧化氮(NO),NO 激活鸟苷酸环化酶,促进 GTP 转化为 cGMP,兴奋 cGMP 依赖蛋白激酶,减少细胞内 Ca^{2+} 释放和外 Ca^{2+} 内流,使肌球蛋白轻链去磷酸化而致平滑肌松弛。含硝基的血管扩张药都可产生 NO,并通过此途径发挥作用。

4. **临床应用**

(1)心绞痛 主要用于治疗和预防各型心绞痛。舌下含服 2~3 分钟起效,持续 20~30 分钟,常作为首选药应用;预防发作可用其油膏敷于胸部和背部。

(2)心肌梗死 及早小剂量、短时间使用,不仅能减少心肌耗氧量,尚有抗血小板聚集和粘附作用,使坏死的心肌得以存活或使梗死面积缩小。

(3)心功能不全 降低心脏前、后负荷,治疗重度和难治性心功能不全。

5. **不良反应**

(1)血管舒张反应 颜面潮红、搏动性头痛、直立性低血压、晕厥、反射性心率加快等。

(2)高铁血红蛋白血症 大剂量或频繁用药时可发生,表现为呕吐、发绀等。

(3)耐受性 连续用药 2~3 周可产生,停药 1~2 周后耐受性消失。

6. **用药护理**

(1)口服首过消除明显,故本药不可吞服,只能舌下含化。

(2)对心绞痛发作频繁的病人,排便前含服,可预防腹压增高时发作。

(3)长期用药可产生耐受性,故宜小剂量、间歇用药(间歇期改用其他药物),也可通过补充 SH 供体、合理调配膳食以预防耐受性的产生。停药时要逐渐减量,以防产生严重心肌缺血。

(4)心绞痛病人为预防发作,应随身携带本品。

(5)本品性质不稳定,有效期仅 6 个月,平时应贮存于阴凉密闭容器内,如超过 6 个月应弃之不用。含服失去麻刺感、烧灼感或头部肿胀感,说明药物已失效。

(6)低血压、脑出血、脑外伤、青光眼者忌用。

硝酸异山梨酯(isosorbide dinitrate)

本药口服生物利用度仅 $19\%\sim29\%$,经肝代谢后转化为单硝酸异山梨酯而发挥作用,药理作用与硝酸甘油相似,作用持续时间为 4 小时以上,口服 0.5 小时起效,用于预防心绞痛,舌下含服 2~3 分钟起效,用于缓解急性心绞痛。

单硝酸异山梨酯(isosorbide-5-mononitrate)

本品为硝酸异山梨酯的代谢产物之一,口服吸收迅速,生物利用度为 100%,T_{max} 为 1 小时,$t_{1/2}$ 为 5 小时,作用持续约 8 小时,主要用于预防心绞痛。现常用单硝酸异山梨酯缓释片,用于冠心病的长期治疗、心绞痛的预防、心肌梗死后心绞痛症状持续存在时的治疗。

二、β受体阻断药

普萘洛尔(propranolol)

1. 药理作用

(1)阻断心脏 β_1 受体,使心率减慢,心肌收缩力减弱,心肌耗氧量减少。

(2)改善缺血区心肌的供血供氧　心率减慢,舒张期延长,有利于血液从心外膜血管流向易缺血的心内膜下层区域;同时心肌耗氧量减少,非缺血区血管阻力相对增高,促使血液向缺血区已舒张的阻力血管流动,从而增加缺血区的供血。

(3)改善心肌代谢　抑制脂肪分解酶,减少心肌游离脂肪酸含量;促进氧合血红蛋白结合氧的解离而增加组织供氧;促进缺血区对葡萄糖的摄取,保护线粒体的结构和功能,提高组织对氧的利用率,保证心肌能量供应。

2. 临床应用

治疗稳定型及不稳定型心绞痛,可减少发作次数,对伴有高血压或心律失常者更适用。普萘洛尔对变异型心绞痛无效或甚至使症状加重,病情恶化。可能是 β 受体被阻断,α 受体活性相对增高,外周血管和冠脉收缩所致。普萘洛尔和硝酸甘油联合用药可取长补短,如普萘洛尔可取抵消硝酸甘油引起的反射性心率加快,心肌收缩力增强;硝酸甘油可缩小普萘洛尔引起的室壁张力增高,冠脉收缩。因此,两药对耗氧量的降低具有协同作用,同时还可减少不良反应(表6-2)。但合用时剂量不宜过大。

表6-2　常用抗心绞痛药作用比较

	血压	心肌收缩	心率	室壁张力	心室压力	心脏容积	心内膜下供血	总血管阻力	侧支血流
硝酸酯类药	↓	↑	↑	↓	↓	↓	↑	↓	↑
β受体阻断药	↓	↓	↓	↑	↑	↑	↑	↑	↑
钙通道阻滞药	↓	↓	±	↓	↓	↓	↑	↓	↑

3. 不良反应及护理用药　见第五章第一节。

阿替洛尔(atenolol)和美托洛尔(metoprolol)

选择性心脏 β_1 受体阻断剂,药理作用与普萘洛尔相似,但生物利用度好、血浆药物浓度变异小,更适用于防治心绞痛。

三、钙通道阻滞药

抗心绞痛常用的钙通道阻滞药有硝苯地平、维拉帕米、地尔硫䓬等(表6-3),通过阻滞 Ca^{2+} 内流起效。

1. 药理作用

(1)抑制心肌收缩力,使心率减慢,心肌耗氧量降低。

(2)扩张外周血管,心脏后负荷减轻,降低心肌耗氧量。

(3)扩张冠状动脉,冠脉流量增加而使缺血区的供血供氧改善。

(4)减轻心肌细胞内钙的超负荷,保护线粒体结构和功能免受损害,使缺血心肌得以存活,达到保护缺血心肌作用。

表6-3　钙通道阻滞药的作用

药　物	外周血管扩张	心收缩力	心　率	冠状血管扩张	房室传导
硝苯地平	↑↑↑	0	↑	↑↑↑	0
维拉帕米	↑↑	↓↓	↓	↑↑	↓↓↓
地尔硫䓬	↑	↓	↓↓	↑↑↑	↓↓

2．临床应用

（1）心绞痛　对变异型心绞痛最为有效，也可用于稳定型及不稳定型心绞痛。但硝苯地平可引起心率加快，有增加心肌缺血的危险。维拉帕米和地尔硫䓬可直接作用于心脏，使心率轻度减慢。

（2）急性心肌梗死　能促进侧支循环，缩小梗死面积。

β受体阻断药与硝苯地平合用较为理想，与维拉帕米合用时应注意对心脏的过度抑制而引起血压下降。

3．不良反应及护理用药　见第五章第一节。

因硝苯地平作用时间短、不良反应多的缺点，近年来主张用硝苯地平控释片或缓释片，可以维持恒定的血浓度，避免漏服现象。

同类药物有维拉帕米和地尔硫䓬，前者临床用于冠心病的心绞痛，可预防心肌梗死。后者对变异型心绞痛效果显著，对安静时心绞痛有很好效果，并能改善运动性心绞痛及陈旧性心肌梗死引起的心绞痛。

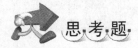

思考题

1．如何做好硝酸甘油的用药护理？

2．硝酸甘油与普萘洛尔合用有哪些好处？应注意什么问题？

（李睿明　沈　洪）

任务四　抗心律失常药的应用与护理

学习目标

- **知识目标**

　1．掌握常用抗心律失常药的作用、应用、不良反应及用药护理。

- **能力目标**

　1．能判断常用抗心律失常药的临床疗效和不良反应，并能进行用药宣教。

● **学习案例**

患者因"阵发性心悸一年余"入院，查体：神志清，双肺无干湿性啰音，心率 85 次/min，律齐，心音正常，各瓣膜听诊区未闻及明显病理性杂音。周围血管征阴性，双下肢无水肿。入院后辅助检查：胸片双侧肺野未见明显实质性病变，右室大。心电图为窦性心律；心超声提示心内结构未见异常，心功能正常；行食管电生理检查诱发出室上速。局麻下行心内电生理检查及射频消融术，示左室前侧旁路，行旁路消融术。复查心电图示：窦性心律。现查体：双肺无干湿啰音，心率 75 次/min，律齐，各瓣膜听诊区未闻及病理性杂音。腹部平软，血管穿刺部位未闻及血管杂音，足背动脉搏动良好，四肢活动自如。出院带药：心律平（普罗帕酮）100mg/次，每日三次。

● **病情分析**

1. 心律失常是心脏最为常见的疾病之一，引起的原因十分复杂，大致可分为：冲动起源部位异常，心搏频率与节律异常和冲动传导的异常。

2. 心律失常的治疗措施：主要有药物治疗、物理治疗（如体外压力感受器刺激，或安装器械如起搏器等）、手术、介入治疗（如射频消融）等。治疗从效果来看，药物治疗只能改善症状，亦可引起心律失常，现代应用射频消融对某些类型心律失常可达到根治作用。

● **学习向导**

1. 目前最常用的抗心律失常药物分类及代表药物有哪些？

2. 各代表药物有哪些特点？

3. 药物是否能根治心律失常？如何理解"所有的抗心律失常药物都可致心律失常"？

心律失常（arrhythmia）是指心脏搏动频率和（或）节律异常，是临床常见疾病之一，可由心脏疾病、心外某些疾病以及某些药物引起。心律失常发生机制包括冲动形成异常、冲动传导异常、或冲动形成异常合并传导异常等方面。根据心律失常发生的频率，可将心律失常分为快速型和缓慢型两类。抗心律失常药（antiarrhythmic drugs）通过影响心肌电生理特性，起到治疗心律失常的作用。多数抗心律失常药物在治疗心律失常的同时，可能引起新的其他类型的心律失常，存在致心律失常（proarrhythmia）作用。本章所讲述药物主要用于快速型心律失常的治疗。缓慢型心律失常，可用阿托品、异丙肾上腺素、麻黄碱等药物治疗，不在本项目叙述范围之内。

一、抗心律失常药对心肌电生理的影响和药物分类

(一)抗心律失常药对心肌电生理的影响

心律失常发生的主要机制包括：冲动形成异常，冲动形成异常包括自律性增高、后除极和触发活动；冲传导异常，冲动传导异常包括单纯的传导障碍和折返。抗心律失常药物主要通过影响心肌电生理特性，改善心脏冲动形成异常和传导异常，达到治疗和预防心律失常之目的。

1. **降低自律性**　4 相自动去极化速率、阈电位影响心肌自律性。窦房结是慢反应细胞，4 相钙离子内流对自动去极化起着重要影响。浦肯野纤维是快反应细胞，钠离子内流对其 4 相去极化影响最大。抗心律失常药物通过影响 4 相钠、钙内流或钾外流，降低 4 相自动去极化的速度、提高阈电位等方式，降低自律性。

2. **减少后除极** 后除极是指继发于心肌细胞0相去极化之后提前产生的去极化,由去极化引起的动作电位向周围心肌扩布,可形成异常冲动发放,即触发活动,引起心律失常。后除极可分为早后除极和迟后除极。抗心律失常药通过阻滞钙或钠离子通道,阻滞离子内流,抑制后除极发生,从而起到治疗心律失常的作用。

3. **消除折返** 折返是指一次心脏冲动下传后,冲动不消失而是顺着环形通路再次兴奋已经兴奋的心肌,是快速型心律失常形成的重要机制之一。存在冲动折返的解剖学环路、环路中不同部位兴奋性不致、环路中某些部位传导性下降(单向传导阻滞)是折返形成的三个基本因素。抗心律失常药通过改变传导性,消除折返,起到抗心律失常作用。

4. **延长有效不应期** 心肌细胞有效不应期缩短,以异位冲动落在有效不应期之外的概率增大,易于诱发扩布性动作电位产生心律失常。有效不应期在一定范围内适当延长,冲动落在有效不应期之内的概率增大,不易诱发扩布性动作电位,抑制快速型心律失常的发生。抗心律失常药通过相对或绝对延长有效平应期。影响心肌电生理特性,从而起到抗心律失常作用。

(二)抗心律失常药的分类

根据药物对心肌细胞膜离子通道和受体的选择性不同。抗快速型心律失常药可分为四类(表6-4)。

表6-4　抗心律失常药物的分类

		作用机制	代表药	主要临床用途
1.钠通道阻滞药	Ⅰa	适度阻滞钠内流	奎尼丁	房性及室性心律失常
	Ⅰb	轻度阻滞钠内流	利多卡因	室性心律失常
	Ⅰc	重度阻滞钠内流	普罗帕酮	房性及室性心律失常
2.β受体阻断药		阻断β受体	普萘洛尔	窦性心动过速
3.延长动作电位时程药		阻滞钾外流	胺碘酮	房性及室性心律失常
4.钙通道阻滞药		阻滞钙内流	维拉帕米	室上性心动过速

二、常用抗心律失常药

(一)Ⅰ类——钠通道阻滞药

1. Ⅰa类

奎尼丁(quinidine)

奎宁是金鸡纳树皮所含的生物碱,奎尼丁是奎宁的右旋体。奎尼丁口服胃肠道吸收完全,给药到1~2小时后血药浓度达高峰,生物利用度为70%~80%,主要分布于组织中,心肌浓度最高。半衰期约为5~7小时。主要经肝脏代谢,约20%的药物以原形经尿液排泄。

(1)药理作用　本药适度阻滞钠通道,抑制钾外流及钙内流。此外尚有抗较明显的抗胆碱作用和阻断外周血管α受体作用。

1)降低自律性:抑制4相钠、钙内流,降低心房肌、心室肌及浦肯野纤维的自律性。本药另具的抗胆碱作用可增高窦房结自律性,一般情况下对窦房结自律性影响不大。但在窦房结功能能低下时,抑制窦房结作用则较明显。

2)减慢传导速度:奎尼丁抑制快心房肌、心室肌、浦肯野纤维等快反应细胞动作电位 0 相速率,减慢传导速度。

3)延长有效不应期:奎尼丁阻滞钠通道、抑制 3 相钾外流,动作电位时程和有效不应期均延长,但有效不应期延长更显著。

4)其他作用:奎尼丁抗胆碱,能对抗迷走神经对心脏的抑制作用,可提高窦房结自律性及加快房室传导速度。其抗胆碱作用的存在,可加快房室传导速度,故用于心房颤动、心房扑动治疗时,有心室频率加快的可能,故需与减慢房室传导速度的地高辛等药合用,以抑制房室传导,预防心室率加快。阻断 α 受体,扩张外周血管。此外,阻滞钙通道,具有一定的负性肌力作用。

(2)临床应用 奎尼丁是广谱抗心律失常药,可用于治疗心房颤动、心房扑动、室上性及室性心动过速等多种快速型心律失常,是重要的转复心律药物之一。虽然目前心房颤动、心房扑动等多采用电转律,但奎尼丁的转复心律作用,仍具临床价值,可用于预防转律后的复发。

(3)不良反应 本品安全性较小。老年人、心脏病及肾功能不良者易出现不良反应。

1)心脏毒性:表现为心动过缓、传导阻滞、低血压等。

2)特异体质者有呼吸困难:发绀、眩晕、休克、心室颤动甚至心室停搏。

3)胃肠道反应和金鸡纳反应:如恶心、呕吐、腹泻、耳鸣、头昏、视力模糊等。

4)过敏反应:药热、皮疹、喉头水肿、血小板减少等。

(4)用药护理

1)给药前及用药期间均应监测血压、心率、心律和心电图,以便判断疗效及早发现心脏毒性反应,供治疗参考。

2)嘱咐病人用药期间应缓慢改变体位,尤其是从侧卧位到立位时,起身要慢,避免发生直立性低血压。

3)用药期间应密切观察病情变化,若出现低血压,心律失常,意识丧失、抽搐等,应立即用乳酸钠、血管收缩药、儿茶酚胺等及心肺复苏设备抢救,以防发生猝死。

4)用本品为心室颤动病人复律时,可能使心房附壁血栓脱落导致动脉栓塞,应注意观察,及时处理。

5)严重心肌损害患者和孕妇禁用。静脉注射易引起血压过低,注意监护。

普鲁卡因胺(procainamide)

本药是普鲁卡因的衍生物,不易被酯酶破坏,口服、肌内注射、静脉注射给药均可,血药浓度较高。肝脏代谢物仍具抗心律失常作用。普鲁卡因胺对心脏作用与奎尼丁相似,无明显的抗胆碱及阻断 α 受体作用。可降低自律性、延长有效不应期。

(1)临床应用 与奎尼丁相似但较常用于室性心律失常。注射给药适用于利多卡因无效的室性心动过速,口服适用于不能耐受奎尼丁的心房颤动、心房扑动、阵发性室上性心动过速,以及室性早搏、室性心动过速。

(2)不良反应及护理用药

1)常见有恶心、呕吐、厌食和腹泻等,但不影响治疗。

2)长期用药可能出现粒细胞减少及红斑狼疮样反应,静脉注射可致低血压。应定期做红斑狼疮试验,抗核抗体试验,检查血象,注意血压和心律变化,一旦出现异常立即停药。

3)用药 3 天仍未恢复窦性心律或心动过速不缓解者,应考虑改换其他药。

4)严重的心力衰竭、完全性房室传导阻滞、束支传导阻滞、重症肌无力及肝肾功能严重损害者禁用。

2. Ⅰb类

利多卡因(lidocaine)

利多卡因是常用局部麻醉药物,除有局部麻醉作用外,尚有抗心律失常作用,是目前治疗室性心动过速最常用的药物之一。

(1)药理作用　利多卡因轻度阻滞钠通道,亦可促进钾外流。主要作用于心室肌和浦肯野纤维系统。

1)降低自律性:减慢4相去极化速度,降低浦肯野纤维自律性。对窦房结自律性无明显影响,当窦房结功能异常时,亦可降低其自律性。

2)改变传导速度:治疗剂量的利多卡因对传导速度影响较小,当心肌缺血、血液偏酸时,抑制0相钠内流,减慢传导速度;当低血钾或心肌组织因牵拉,部分浦肯野纤维去极化时,利多卡因促进3相钾外流,引起超极化,加快传导速度。

3)延长有效不应期:利多卡因促进3相钾外流,动作电位时程和有效不应期均缩短,但动作电位时程缩短较有效不应期缩短更明显,有效不应在动作电位时程中所占比例增大,故相对延长有效不应期,有利于折返消除。

(2)临床应用　对多种室性心律失常均有效,急性心肌梗死诱发的室性心动过速、心室颤动,可作首选。对心脏手术、心脏介入以及强心苷类等药物引起的室性心动过速有效。

(3)不良反应　常见头晕、嗜睡、欣快、恶心、呕吐、吞咽困难、烦燥不安等。过量可引起惊厥和心跳骤停。高度房室传导阻滞者禁用。

(4)用药注意事项

1)口服首过消除率高,必须注射给药。

2)用药前应先核对药品包装,正确选用"抗心律失常利多卡因注射液"不能选用"供局麻用利多卡因注射液"。

3)严格掌握静脉注射剂量和速度,速度过快或剂量过大时可出现肌痉挛、癫痫样发作、低血压及呼吸抑制等反应。

4)用药期间应观察病人心率、心律、血压和意识状况等,发现异常作对症处理。

5)普萘洛尔可改变肝血流量、延长本品的半衰期,若与利多卡因合用,后者应适当减量。

美西律(mexiletine)

(1)药理作用和临床应用　对心肌电生理特性的影响与利多卡因相同。其特点是对希氏束、浦肯野纤维的选择性更好,对心脏收缩肌的抑制作用更小。并具口服有效,作用持久的优点。适用于急、慢性室性心律失常的治疗,对利多卡因无效的病例改用本品常有效。

(2)不良反应及护理用药

1)常见恶心、呕吐、头晕、震颤、共济失调、视觉障碍,甚至昏迷及惊厥。

2)本品因对神经系统的不良反应大,故静脉给药仅用于其他药抢救无效者。

3)静脉注射可致低血压、心动过缓、传导阻滞,须监察心电图和血压。

苯妥英钠(penytoin sodium)

(1)药理作用和临床应用　作用与利多卡因相似,选择性作用于希-浦肯野系统,降低其自律性,相对延长 ERP,在细胞外 K^+ 低时加速传导作用更显著。它与强心苷竞争 Na^+、K^+-ATP 酶,同时可抑制强心苷中毒所致的后除极和触发活动,故主要作为强心苷中毒时快速型心律失常的首选药,无论有无传导阻滞,用药后多数能转为窦性心律。对其他各种原因引起的心律失常疗效较差。

(2)不良反应及护理用药

1)静脉注射过快可引起低血压、心动过缓、房室传导阻滞甚至心跳骤停,呼吸抑制。

2)本品注射剂呈强碱性,静脉注射时可致疼痛,应稀释(但不能用葡萄糖液稀释,以免发生沉淀)后选用较粗针头注射。

3)严重心力衰竭、心动过缓、低血压、严重房室传导阻滞者禁用。

3. I c 类

普罗帕酮(propafenone)

(1)体内过程　普罗帕酮又称心律平,口服吸收完全,首过消除明显,生物利用度低。30分钟起效,2~3 小时作用达峰,主要经肝脏和肾脏消除。

(2)药理作用　普罗帕酮重度阻滞钠通道,也可阻滞钾、钙通道,尚具微弱 β 受体阻断作用。可降低浦肯野纤维及心室肌的自律性,明显减慢传导速度,延长动作电位时程和有效不应期的作用弱于奎尼丁。因其阻滞钙通道及阻断 β 受体,具有负性肌力。

(3)临床应用　抗心律失常谱与奎尼丁相似,适用于室上性、室性期前收缩,室上性、室性心动过速,伴有心房颤动及心动过速的预激综合征,儿科较常用。临床应用中需注意其负性肌力。

(4)不良反应及护理用药

1)可见口干、舌麻和低血压,也可引起传导阻滞,出现传导高度阻滞时,可用阿托品、异丙肾上腺素等解救。

2)本品血药浓度与剂量不成比例地增加,故增加剂量宜慎重。

3)窦房结功能障碍、严重房室传导阻滞、心源性休克者禁用。

(二)Ⅱ类 β 肾上腺素受体阻断药

β 肾上腺素受体阻断药通过阻断 β 受体起效,部分药物尚有膜稳定作用。临床常用药物有普萘洛尔、美托洛尔、索他洛尔、艾司洛尔等。

普萘洛尔(propranolol)

1. 药理作用　儿茶酚胺释放增多或交感神经过度兴奋时,心肌自律性增高,心率加快,易发生快速型心律的失常。普萘洛尔阻断 β 受体是其抗心律失常的主要机制。

(1)降低自律性　普萘洛尔降低窦房结、心房、浦肯野纤维自律性,亦可抑制儿茶茶酚胺诱发的后除极。

(2)减慢传导　较大剂量的普萘洛尔具有膜稳定作用,降低 0 相去极化速度,房室结和浦肯野纤维的传导明显减慢。

(3)延长有效不应期　普萘洛尔可明显延长房室结有效不应期。治疗剂量下,动作电位和有效不应期均可缩短,但较大剂量时则明显延长之。

2. 临床应用　本药主要用于室上性心律失常。窦性心动过速、交感神经过度兴奋引起的窦性心动过速效果尤佳。甲状腺功能亢进、嗜铬细胞瘤、运动和情绪激动引起的室上性及室性心律失常也有效,心房颤动、心房扑动,减慢心室率效果较好,但不易转复心律,与奎尼丁等药物合用疗效较好。

3. 不良反应 普萘洛尔可引起窦性动过缓、房室传导阻滞,诱发心力衰竭和支气管哮喘等,长期应用对糖代谢、脂质代谢有不良影响,糖尿病、高脂血症患者慎用。突然停药可出现反跳现象,不可突然停药。

（三）Ⅲ类——延长动作电位时程药

本类药物突出的特点是显著延长动作电位时程和有效不应期,消除折返,抑制异常冲动,本类药物尚兼有其他类型抗心律失常药的特性。药物有胺碘酮、索他洛尔、溴苄胺等。

胺碘酮（amiodarone）

胺碘酮口服吸收慢且不完全,生物利用度 30％～40％,给药一周左右后作用较明显。静脉给药 10 分钟起效。脂溶性高,组织内分布广泛,由肝脏代谢,半衰期长过数周,全药物消除需 4 个月。停药后,药效仍可维持约 4～6 周。

1. 药理作用 胺碘酮阻滞钾、钠钙通道,阻断甲状腺素受体。本药尚可阻断 α、β 受体,有降低外周血管阻力、扩张冠状动脉、保护缺血心肌等作用。

（1）降低自律性 胺碘酮阻滞钠、钙通道,阻断 β 受体,可降低窦房结、浦肯野纤维的自律性。

（2）像慢传导 可减慢房室结和浦肯野纤维的传导速度,与阻滞钠钙通道作用有关。

（3）延长不应期 可显著延长心房肌、房室结、心室而和浦肯野纤维的电动作电位和不应期,此作用主要与阻滞钾通道有关。

2. 不良反应及护理用药

（1）心血管系统 静脉注射可引起低血压,过量可引起窦性心动过缓、窦房阻滞、房室传导阻滞、用药期间,应注意心率、心律、血压以及心电图变化。

（2）甲状腺 本品分子中含碘,可影响甲状腺功能,包括甲状腺功能亢进和甲状腺功能低下,后者多见于老年人,应定期检查甲状腺功能。

（3）其他 恶心、呕吐、便秘、角膜色素沉着,停药后可自行消失。肺纤维化是最为严重且罕见的并发症,应定期作胸透。

（4）本品起效和消除均较缓慢,在短时间内用大剂量应用,易过量中毒。长期用药,应考虑间歇期,如每周连服 5 天,应停药 2 天,或服药 20 天,停药 7～10 天。停药后用其他药物时,仍应注意所用药物与本品的相互作用。

索他洛尔（sotalol）

口服吸收快,生物利用度达 100％,$t_{1/2}$ 约 10～15 小时,几乎全部以原形经肾排出,肾功能不良者宜减量应用。索他洛尔原为 β 受体阻断药,后因明显延长 APD 而用作Ⅲ类抗心律失常药。也能阻滞 K^+ 通道而延长 APD。临床用于各种严重程度的室性心律失常,也治疗阵发性室上性心动过速及心房颤动。不良反应较胺碘酮少,易于耐受。

（四）Ⅳ类——钙通道阻滞药

本类药物主要阻滞钙通道,作用于慢反应细胞,可降低自律性、减慢传导速度、延长有效不应期。目前钙通道阻滞药中,用于抗心律失常的只有维拉帕米和地尔硫草。

维拉帕米(verapamil)

口服吸收快而完全,首过消除明显,生物利用度约 10%~20%,口服 2 小时后起效,3 小时血药浓度达峰,维持 6 小时。静脉注射,1 分钟内起效。半衰期约 6~8 小时。主要在肝脏代谢,75%经肾脏排泄。

1. **药理作用**　维拉帕米阻滞钙通道,抑制钙内流。对钾通道亦有一定的阻滞作用。

(1)降低自律性　可降低窦房结自律性,降低缺血时心房、心室以及浦肯野纤维的自律性。

(2)减慢传导　可减慢房室传导速度,消除折返,防止心房颤动、心房扑动引起的心室率加快。

(3)延长不应期　治疗剂量下,窦房结、房室结的有效不应期延长。较大剂量,浦肯野纤维的有效不应期亦可延长。

(4)减少后除极　维拉帕米阻滞钙通道,可降低心肌细胞内钙超载,抑制后除极和触发活动。

2. **临床应用**　预防和治疗阵发性室上性心动过速,可作首选。室上性和房室结折返引起的心律失常疗效好,急性心肌梗死、心肌缺血、强心苷中毒引起的室性早搏有效,和奎尼丁合用可减慢心房颤动患者心室率。

3. **不良反应及护理用药**

(1)可有眩晕、恶心、呕吐、便秘、心悸、面部潮红等,停药后可自行消失。

(2)应稀释后缓慢静脉注射或静脉滴注,严格控制剂量,否则可致心率减慢和房室传导阻滞,甚至停搏。

(3)本品不宜与 β 受体阻断药和地高辛合用,以免引起心动过缓、房室传导阻滞、心脏停搏等。

(4)心动过缓、心功能不全,传导阻滞、心源性休克者禁用。

地尔硫䓬(diltiazem)

1. **药理作用和临床应用**

(1)对心脏的电生理效应与维拉帕米相似而较弱,但抑制心肌收缩力作用不明显。主要用于治疗室上性心律失常。

(2)扩张血管作用不如硝苯地平强大,静息时主要使心率减慢,用于治疗轻、中度高血压。

(3)选择性扩张冠脉,解除冠脉痉挛,增加冠脉流量,改善心肌供血。用于各型心绞痛尤其是变异型心绞痛的治疗。

2. **不良反应及护理用药**

(1)头痛、头晕、疲劳感、心动过缓等,若出现应减少剂量或停用。

(2)随着剂量增加,宜延长给药时间,特别是长期服药者更应适当延长给药时间。口服给药,宜在餐前或临睡时,服用缓释胶囊应整粒以水吞服。

(3)Ⅱ度以上房室传导阻滞、低血压及孕妇禁用。

(五)其他类药物

腺苷(adenosine)

腺苷是内源性嘌呤核苷酸,半衰期极短,起效快而短暂,静脉注射需迅速。腺苷作用于腺苷受体,激活心房、房室结、心室的乙酰胆碱敏感的钾通道,钾外流加快,细胞膜超极化,降低自律性。此外,腺苷还可抑制钙内流,延长房室结有效不应期,减慢传导速度,抑制后除极,亦是发挥抗心律失常作用的机制之一。静脉注射可迅速终止阵发性室上性心动过速,部分迟后除极引起的室性心动过速亦有效。给药速度过快,可致暂时心脏停搏。不良反应短暂,治疗剂量下,可有呼吸困难、眩晕、胸部不适等。

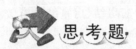
思·考·题

1. 奎宁丁的不良反应有哪些? 如何进行用药护理?

2. 胺碘酮的不良反应有哪些? 如何进行用药护理?

3. 利多卡因对那种离子通道有作用? 试解释其对心肌电生理特性的影响及治疗急性心肌梗死作为首选药物的依据。

(李睿明 易燕锋)

任务五　抗慢性心功能不全药的应用与护理

学习目标

- **知识目标**

　　1. 掌握强心苷、利尿剂、ACEI、非苷类正性肌力药的作用、应用、不良反应和用药护理。

　　2. 了解血管扩张剂对慢性心力衰竭患者的作用和注意事项。

- **能力目标**

　　1. 能判断强心苷的疗效、不良反应,并能用药护理防治强心苷中毒。

- **学习案例**

　　患者,女,22岁,待业青年。因心悸、气短、浮肿和尿少而诊断为风湿性心脏瓣膜病伴慢性充血性心功能不全。住院后口服氢氯噻嗪50mg,一日2次;地高辛0.25mg,每8小时1次。当总量达到2.25mg时,心悸气短好转,脉搏减慢至70次/min,尿量增多,浮肿开始消退,食欲增加。此后,地高辛0.25mg,每日1次口服;氢氯噻嗪25mg,每日2次口服。在改维持量后第4日开始食欲减退、恶心、心痛、失眠;第6日脉搏不规则,心律不齐有早搏;心电图示室性早搏,形成二联律。

● **学习向导**

1. 本例应用地高辛的目的是什么？它是如何发挥作用的？

2. 本例地高辛中毒的表现、诱发原因是什么？

3. 地高辛中毒应如何预防与治疗？为什么？

心力衰竭(heart failure,HF)是指多种病理因素损伤心脏泵血功能,导致心排血量难以满足全身组织供氧的需要而产生的临床综合征。因为患者有器官淤血的症状,故将其称为充血性心力衰竭(congestive heart failure,CHF),又称慢性心功能不全。随着对 HF 病理生理过程认识的深入,药物治疗模式随之演变:传统治疗 HF 的目标是缓解症状,改善血流动力学的变化;现代治疗目标强调防止并逆转心肌及血管重构,提高患者生活质量,降低病死率。

心衰药物治疗模式的历程

①心肾模式——洋地黄和利尿药;②心循环模式——正性肌力药及血管扩张药;③神经内分泌紊乱导致心肌及血管重构模式——血管紧张素转化酶抑制药及 β 受体阻断药等。

一、心力衰竭的病理生理学及治疗药物分类

(一)心力衰竭的病理生理学

1.心脏结构和功能变化　在 HF 发病过程中,心肌处在长期超负荷状态,在神经体液因素及其他促生长物质影响下,出现心肌细胞肥大、细胞外基质增加及心肌组织纤维化等形态学变化,导致心肌肥厚与重构(remodeling),心室形态结构改变的同时伴有功能的减退。心肌受损,心缩力减弱,心率加快,前、后负荷及耗氧量增加,导致收缩或舒张功能障碍。

2.神经内分泌改变

(1)交感-肾上腺髓质系统激活　交感神经张力增高在 HF 早期起到一定的代偿作用,但过量儿茶酚胺(CA)能引起心肌细胞凋亡及坏死,病情恶化;血管收缩加重心脏后负荷,心率加快可致耗氧量增加,促进心肌肥厚,诱发心律失常,甚至猝死。

(2)肾素-血管紧张素-醛固酮系统(RAAS)激活　RAAS 长期激活,导致血管紧素Ⅱ(AngⅡ)生成增多。AngⅡ可使全身小动脉收缩、肾上腺皮质释放醛固酮、去甲肾上腺素(NA)释放增加、促进精氨酸升压素(AVP)释放等,导致心脏后负荷增大等,促进心肌及血管重构,使病情恶化。

(3)其他　内分泌激素和生理活性物质精氨酸加压素(AVP)、内皮素、肿瘤坏死因子、心房利钠肽和脑利钠肽、内皮细胞舒张因子等含量在 HF 时亦有改变。

3.心肌肾上腺素 β 受体信号转导的变化　主要表现 β_1 受体下调、β_1 受体与兴奋性 Gs 蛋白脱耦联及 G 蛋白耦联受体激酶活性增加,导致心肌收缩功能障碍。

(二)治疗药物分类

1. 强心苷类　地高辛、洋地黄毒苷、毒毛花苷 K 等。

2. 肾素 – 血管紧张素系统抑制药　①血管紧张素转化酶抑制药:卡托普利、依那普利

等;②血管紧张素Ⅱ受体阻断药:氯沙坦、缬沙坦等;③醛固酮受体阻断药:螺内酯、依普利酮等。

3. **利尿药** 呋塞米、氢氯噻嗪、托拉塞米等。

4. **β受体阻断药** 卡维地洛、美托洛尔、比索洛尔等。

5. **其他** 扩血管药(硝普钠等);钙通道阻滞药(氨氯地平等);非苷类正性肌力药,磷酸二酯酶抑制药(米力农等);钙增敏药(匹莫苯等)及β受体激动药(多巴酚丁胺、异波帕胺等)。

(三)强心苷

强心苷(cardiac glycosides)是一类具有正性肌力作用的苷类化合物,临床应用的药物有地高辛(digoxin)、洋地黄毒苷(digitoxin)、毛花苷C(cedilanid)、毒毛花苷K(strophanthin K)等,其中以地高辛最为常用。强心苷类不同制剂的药代动力学差异。洋地黄毒苷脂溶性高,口服吸收完全,起效慢,维持时间久;地高辛口服生物利用度个体差异显著,临床应用时应注意调整剂量。毛花苷C和毒毛花苷K显效快,维持时间短,均需静脉用药。各种强心苷的药理作用和不良反应相似,只是作用的强弱、快慢和久暂有所不同(表6-5)。

表 6-5 常用强心苷的药动学分类

分类	强心苷	消化道吸收率(%)	起效时间(min)	达峰时间(h)	血浆蛋白结合率(%)	肝肠循环率(%)	半衰期(h)	作用持续时间(d)	消除途径
长效	洋地黄毒苷	90～100	po>120	8～12	90～97	26	5～7d	20	肝,少量肾
中效	地高辛	60～85	po 60～120	4～8	25	5	36	6	肾,少量肝
短效	去乙酰毛花苷	20～40	iv10～30	1～2	<20	少	23	3～6	肾
	毒毛花苷K	2～5	iv5～10	0.5～2	5	少	19	1	肾

1. **药理作用**

(1)加强心肌收缩力(正性肌力作用) 强心苷对心脏具有很高的选择性,治疗浓度就直接增强心肌收缩力,增加心排出量。强心苷对衰竭心脏的正性肌力作用有以下特点。

1)心肌收缩更加敏捷有力:每搏的收缩期缩短、舒张期相对延长,既有利于衰竭心脏充分休息,也有利于静脉回流,增加心排出量。

2)增加衰竭心脏的排出量:心力衰竭患者存在反射性交感神经功能亢进,强心苷加强心肌收缩力,改善心脏泵功能,反射性降低交感神经兴奋性,扩张血管的作用超过其直接收缩血管的作用,因而外周阻力下降,心排出量增加。对正常人不增加心排出量。

3)降低衰竭心脏的耗氧量:虽然心肌收缩力增强可以增加心肌耗氧量,但由于心排空较充分,心脏舒张末期容积减少,心室壁张力降低,加之减慢心率,使心肌总耗氧量下降,心脏工作效率提高。总耗氧量减少是强心苷区别于非强心苷药物的主要特点。

目前认为,强心苷加强心肌收缩力的机制是:强心苷抑制心肌细胞膜 Na^+、K^+-ATP酶活性,使 Na^+-K^+转运减少,心肌细胞内 Na^+浓度增加,K^+浓度减少,结果 Na^+-Ca^{2+}交换增强,促进 Ca^{2+}内流,增加肌浆网对 Ca^{2+}的摄取,当心肌细胞兴奋时释放出更多的 Ca^{2+},更多

的 Ca^{2+} 在心肌兴奋—收缩耦联中发挥作用,从而使心肌收缩力增强。

（2）减慢心率（负性频率作用）　心功能不全时,由于心排出量减少,通过窦弓反射,交感神经兴奋,出现代偿性心动过速。强心苷的正性肌力作用使心排出量增加,反射性兴奋迷走神经,使过速的心率减慢。心率减慢既减少心肌耗氧量,又因舒张期延长使回心血量和心肌供血增加,进一步改善心功能。

（3）对心肌电生理特性的影响（表6-6）。

（4）对心电图的影响　最早可使 T 波压低,甚至倒置,S-T 段下移呈鱼钩状;随即引起P-R间期延长,反映房室传导减慢;也见 Q-T 间期缩短;提示浦肯野纤维有效不应期及动作电位时程缩短;P-P 间隔延长,反映窦性频率减慢。强心苷对心电图的影响无特异性,易与冠心病心电图混淆。

表 6-6　强心苷对心肌电生理的作用

电生理特性	窦房结	心房	房室结	浦肯野纤维
自律性	降低			增高
传导性			减慢	
有效不应期		缩短		缩短

2. 临床应用　强心苷主要用于治疗慢性心功能不全及某些快速型室上性心律失常。

（1）慢性心动能不全　目前强心苷虽已不是唯一的治疗药物,但仍是重要的药物。强心苷由于加强心肌收缩力,使心排出量增加从而改善动脉系统供血不足状况;同时由于心排空完全,舒张期延长,回心血量增多,静脉压下降而解除了静脉系统淤血症状。强心苷对各种原因所致的慢性心功能不全在疗效上存在很大差异。

1)对心瓣膜病、先天性心脏病、动脉硬化及高血压引起的心功能不全疗效良好,对伴有心房颤动者疗效尤佳。

2)对继发于甲状腺功能亢进、严重贫血及维生素 B_1 缺乏症的心功能不全,由于心肌能量代谢已有障碍,疗效较差。此类心功能不全应针对病因治疗。

3)对肺源性心脏病、严重心肌损伤、活动性心肌炎等引起的心功能不全不但疗效较差,而且易引起强心苷中毒。因为此种状态下的心肌常有缺氧,能量产生障碍;缺氧又使血中儿茶酚胺增多,并使细胞内低钾,使心肌细胞自律性增高,易引起强心苷中毒。

4)对缩窄性心包炎、严重二尖瓣狭窄等机械原因引起的心功能不全,因心室充盈受阻,强心苷不能增加心排出量,故疗效极差或无效。

（2）某些心律失常

1)心房颤动:其主要危害是来自心房的过多冲动经过传导系统到达心室,引起心室率过快（100～200 次/min）,心排血不足导致循环障碍。对伴心室率过快的心房颤动,强心苷是首选药。治疗机制是强心苷减慢房室传导,阻止过多的冲动传到心室,减慢心室率,而改善心室功能解除循环障碍。大多数患者用强心苷后心房颤动并不消失。

2)心房扑动:是快速而规律的异位节律,虽来自心房的冲动较房颤者少,但却较强而容易进入心室。因此心房扑动时心室率比心房颤动时更快,也较难控制。强心苷能缩短心房不应期,使心房扑动转为心房颤动,此时强心苷可发挥其减慢心室率的作用。部分患者在转为房颤后停用强心苷,可恢复窦性心律。

3)阵发性室上性心动过速:强心苷兴奋迷走神经,降低心房自律性,可终止其发作。对室性心动过速不宜用强心苷,因有可能引起心室颤动。

3. 不良反应 强心苷安全范围较小,治疗量与中毒量较接近,甚至重叠。一般治疗剂量约相当于60%的中毒量,加之个体敏感性差异大,故易中毒。中毒主要表现有以下三方面:

(1)胃肠道反应 厌食、恶心、呕吐及腹泻是强心苷中毒的常见早期症状,与兴奋延脑催吐化学感受区有关。注意与心功能不全造成胃肠淤血产生的恶心、呕吐症状相区别。

(2)神经系统症状及视觉障碍 有疲倦、头痛、眩晕、谵妄等症状,还可出现视觉障碍(如视力模糊、复视等)及色视障碍(如黄、绿视症),后者可能与强心苷分布在视网膜有关。

(3)心脏毒性 可发生各种类型的心律失常,是强心苷最常见、最危险的不良反应。

1)异位节律点自律性增高:室性早搏是最常见的早期中毒表现,有时形成二联律、三联律。此外尚有室性心动过速甚至心室颤动。产生原因是中毒量强心苷严重抑制心肌细胞膜Na^+、K^+-ATP酶,心肌细胞Na^+外流和K^+内流受阻,导致细胞内Na^+蓄积、K^+缺乏、Ca^{2+}增高,由于心肌细胞内离子浓度改变,自律性和兴奋性增高,产生心律失常。

2)抑制房室传导:可引起各种程度的传导阻滞。以Ⅰ度房室传导阻滞最常见,多于中毒早期出现。

3)抑制窦房结 抑制窦房结自律性,引起窦性心动过缓,严重时可发生窦性停搏。

4. 心脏毒性的防治

(1)注意避免诱发中毒的各种因素 如低血钾、低血镁、高血钙、心肌缺氧、老年人肾功能低下等。低血钾时,强心苷与Na^+、K^+-ATP酶结合增加,使酶活性过度抑制,进而增加浦肯野纤维自律性而导致心律失常的发生。低血镁增加心肌对地高辛的结合而导致中毒。肾功能不全时地高辛消除减慢,易在体内蓄积中毒。

(2)停药指征 用药期间应密切观察病情,如果出现频繁呕吐、频发性室性早搏、二联律或三联律、窦性心动过缓,或者色视异常等,应及时停用强心苷以及排钾利尿药等。

(3)中毒的治疗

1)停药:治疗强心苷中毒的第一步骤是停药,包括停用强心苷和排钾利尿药,同时进行观察,轻度中毒停药后中毒症状可自行消失。

2)补钾:出现偶发性早搏或二联律可口服10%氯化钾溶液10ml,3~4次/d,如情况较严重可用氯化钾1.5~3.0g溶于5%葡萄糖500~1000ml,静脉滴注,速度宜慢。因为钾离子可减少强心苷与心肌细胞膜上Na^+、K^+-ATP酶结合,对抗强心苷的心脏毒性。但有传导阻滞者禁用。

3)抗心律失常药:出现频发性室性早搏、室性心动过速时首选苯妥英钠,该药能使强心苷从受体部位解脱出来,作用快,副作用少。此外也可使用利多卡因、维拉帕米、普萘洛尔等,但后两药应注意减弱心肌收缩力作用,这对心功能不全患者不利。缓慢型心律失常如窦性心动过缓,房室传导阻滞可用阿托品治疗。严重地高辛中毒可用地高辛抗体解救。

5. 用药护理

(1)本类药物排泄缓慢,易于蓄积中毒,故在开始用药前应询问病人有否近期用药史,若2周内未用过慢效强心苷者,才能按常规剂量给予,否则须按具体情况调整剂量。

(2)用药前应详细了解病人症状、体征、电解质、肝肾功能、心电图表现,以便用药后对照。

（3）要告诫病人本类药的安全范围狭窄，很小剂量差别可能带来严重后果，因此必须严格按医嘱定时用药，如果漏服，切忌将两次剂量合并服用。

（4）口服给药时，以饭后服用为宜，以减少药物对胃黏膜的刺激，应多食含钾食物，不宜与高纤维素食物同服，以免影响吸收。

（5）静脉注射给药要严格控制速度，避免注射过快引起心律失常，毒毛花苷 K 不宜与碱性药物配伍。

（6）用药期间要密切观察病人的治疗反应，当病人在安静状态下心率稳定在 60～70 次/min，呼吸平稳，肺部啰音消失，肿大的肝脏回缩，尿量增加，水肿和腹水消退，食欲改善时，提示已达到"洋地黄化"，应及时调整剂量。

（7）肾功能不全者不宜选用地高辛，肝功能不全者不宜选用洋地黄毒苷。

6. 用药方法

（1）全效量 对较严重的心功能不全患者，治疗开始时可在短时间内将足够的药量分次给予，直至达到满意的临床效果，此称为洋地黄化，该时所需的药量即全效量，也称负荷量或洋地黄化量。按病情轻重缓急分两种方法。①缓给法：适用于轻、中度心功能不全患者，三天内给足全效量。口服地高辛首剂 0.25～0.5mg，以后每 6～8 小时服 0.25mg，直至全效量 1.25～1.5mg；或者口服洋地黄毒苷 0.1mg，直至全效量 0.7～1.2mg。②速给法：适用于病情较危急且两周内未用过强心苷者，24 小时内给足全效量。可选用毒毛花苷 K 首剂 0.25mg，必要时 2 小时后再次注射 0.125～0.25mg，以达全效量 0.5mg；也可用去乙酰毛花苷首剂 0.4～0.6mg，必要时 2～4 小时再用半量，直至全效量 1～1.2mg。以上两药物用 5%～10% 葡萄糖注射液 20～40ml 稀释后缓慢静脉注射。

（2）维持量 达到全效量后，给予小剂量以补充每日消除的药量，维持有效血药浓度。可用地高辛 0.125～0.25mg/d。维持量应用期限应根据病情而定，当心功能不全的诱因（如分娩、手术或过量输液等）除去后，心功能好转即可停药，或于病因消除后 2～3 个月停药；对病因不能除去者应根据情况长期使用强心苷。

（3）每日维持量给药法 近年来，对慢性心功能不全的轻症病例，采取每日给予恒定剂量经 4～5 个半衰期血浆浓度可达稳态而发挥充分疗效。地高辛的半衰期为 36 小时，每日口服 0.125～0.25mg，经 6～7 天能获得全效。这种给药方法的优点是既能达到治疗目的，又能明显减少毒性反应，适用于轻度或中度心衰病人。

（四）血管紧张素 I 转化酶抑制药（ACEI）和血管紧张素 II 受体 I 型（AT$_1$）阻断药

与强心苷等正性肌力作用药比较，此类药物治疗慢性心功能不全不仅能缓解心衰症状，而能逆转心肌肥厚，提高心血管顺应性，降低病死率。

卡托普利（captopril）

卡托普利通过抑制 ACE，减少血管紧张素 II（Ang II）的生成，从而取消 Ang II 收缩血管、刺激醛固酮释放、增加血容量、升高血压与促进心血管肥大增生等作用。组织内 Ang II 减少，能阻止或逆转心室重构，改善心室收缩和舒张功能；阻止或逆转血管重构，有利于改善心脏功能。适用于慢性心功能不全患者，缓解症状缓慢，需要长期用药，治疗时间不应少于半年。用药过程中易发生咳嗽，约 20% 的患者因此而停药。

双侧肾动脉狭窄和从前使用 ACEI 发生过血管神经性水肿的患者是 ACEI 治疗的绝对禁忌证。

同类药有雷米普利(ramipril)和福辛普利（monopril），药物结构中不含巯基，其疗效与卡托普利相似，但持续时间较长，毒性相对较低，临床上主要用于治疗高血压和心力衰竭。

氯沙坦（losartan）

可阻断 AT_1 受体，可产生舒张血管、抑制醛固酮分泌、逆转心血管重构等作用。治疗心衰的作用与 ACEI 类相同，但很少有代偿性高肾素血症，且无抑制激肽酶Ⅱ的作用，因此很少有咳嗽的不良反应。本药还能增加肾血流量和肾小球滤过率，增加尿液、尿钠、尿酸的排出，具有肾保护作用。

同类药还有缬沙坦、伊贝沙坦(irbesartan)临床主要用于治疗高血压和心力衰竭。

二、β 受体阻断药

传统的观点认为 β 受体激动药对 CHF 有治疗作用，而 β 受体阻断药对心脏有抑制作用，应禁用于 CHF 患者。但有研究发现 β 受体阻断药对 CHF 和左室功能不全者也有治疗作用，特别是在心肌功能严重恶化之前早期应用 β 受体阻断药可降低患者的病死率，提高生活质量。常用药物有卡维地洛、美托洛尔、比索洛尔等。β 受体阻断药治疗 CHF 的作用机制是：①阻断 $β_1$ 受体，降低交感神经张力，抑制儿茶酚胺对心脏的毒性作用，使心率减慢，心脏负荷降低，心肌耗氧减少，心排血量增多；②肾素分泌减少，抑制肾素－血管紧张素－醛固酮系统，使心室重构逆转，心功能进一步改善；③防止心肌细胞内 Ca^{2+} 超负荷，并使氧自由基降低，减少心肌细胞损伤和死亡；④长期应用上调心肌 $β_1$ 受体，提高 $β_1$ 受体对儿茶酚胺的敏感性，改善心肌收缩性能。

CHF 患者在利尿剂和 ACEI 标准治疗方案的基础上，加用 β 受体阻断药可显著改善患者的心功能，提高左室射血分数及运动耐量，改善心衰患者的预后，防止心血管事件的发生，提高生活质量，延长生存期。

β 受体阻断药治疗 CHF 应注意：①主要用于轻、中度 CHF 患者；②症状改善常在治疗 2～3 个月时才出现，即使症状不改善，亦能防止疾病的进展；③应用应从小剂量开始，在严密观察下逐渐增加剂量；④不良反应常发生在治疗早期，但一般不妨碍长期用药。

三、其他抗慢性心功能不全药

（一）利尿药

心功能不全与体内水钠潴留之间可能形成恶性循环。当心脏前负荷过高而使心室舒张末期容量和压力过高时，可加重心功能不全。此时如应用利尿药促进体内潴留的水、钠排出，减少血容量和回心血量，则有利于改善心功能，增加心排出量；久用使血管壁中 Na^+ 减少，减弱 Na^+-Ca^{2+} 交换，降低外周血管张力，降低心脏后负荷，从而减轻心功能不全症状。利尿药是治疗心功能不全的基本药物，噻嗪类适用于轻、中度心功能不全，呋塞米适用于重度心功能不全。为避免久用引起低血钾，常将噻嗪类与螺内酯合用。

醛固酮在心衰时促进血管和心肌纤维化，阻止 NA 再摄取，诱发心律失常和猝死。即使使用足量的 ACEI，对醛固酮的抑制仅是暂时的，醛固酮逃逸现象在 CHF 患者中普遍存在。使用小剂量螺内酯可降低 CHF 患者的总病死率，对无明显肾功能不全的患者，一般无引起高钾血症的危险，与 β 受体阻断剂及地高辛合用患者的总病死率下降，疗效最为显著。

(二)其他正性肌力药

1.磷酸二酯酶抑制药

氨力农(amrinone)

通过抑制磷酸二酯酶Ⅲ,减少 cAMP 降解而升高其浓度,使 Ca^{2+} 内流增加,从而增强心肌收缩力,还能扩张外周血管,降低外周阻力,减轻心脏前、后负荷,改善心功能。主要用于急性心功能不全病人。有认为对慢性心功能不全无益而有害,长期用药可增加死亡率。

不良反应及用药注射事项为:

(1)大剂量长期使用可引起血小板减少,减量或停药后可好转。

(2)本品静脉滴注速度过快可致室性早搏和室性心动过速,要注意观察。

(3)治疗期间应监测血压、心率、心律和肝功能,如发现异常立即停药。由于本品的不良反应较常见,故不宜长期应用。

(4)本品静脉给药时不能用含有右旋糖酐或葡萄糖的溶液稀释。

2.β 受体激动药

多巴酚丁胺(dobutamine)

选择性激动 β_1 受体,对 β_2 受体与 α 受体作用很弱,治疗剂量能增加心肌收缩力及心排出量,但对心率影响不大。剂量过大则有较明显的心率加快作用,可增加心肌耗氧量。

临床主要短期用于急性严重心功能不全患者。

(三)血管扩张药

对心功能不全的治疗,强心苷类和利尿药等药物的疗效是有一定限度的。所以,近年来提出用血管扩张药降低心脏负荷以恢复心脏排血功能,作为心功能不全的辅助治疗药。

血管扩张药通过扩张静脉(容量血管),使血液聚集于外周,使升高的右心室充盈压下降,减轻心脏负荷,心室壁张力降低,减少心肌耗能和耗氧量,改善心肌的舒张功能。通过扩张动脉(阻力血管),减少左心室射血阻力,减轻心脏后负荷,使心脏排出量增加。

1.药物的选择 血管扩张药治疗心功能不全是一种辅助疗法,不能代替正性肌力药,主要适用于对正性肌力药、利尿药无效的难治性心衰病人。选择适宜的药物对于能否获得满意疗效极为重要。

(1)对于有静脉压明显升高,肺淤血症状明显的病人宜选用以扩张静脉为主的药物,如硝酸甘油等。

(2)对心排出量明显减少而有外周阻力升高者,宜采用扩张小动脉为主的药物,如肼屈嗪、哌唑嗪等。

(3)对心排出量低而又有肺静脉压高肺淤血者,宜选用对小动脉和静脉均有扩张作用的药物,如硝普钠,或联合使用肼屈嗪和硝酸甘油。

2.用药注意事项

(1)应用血管扩张药治疗慢性心功能不全的最主要不良反应是低血压。为了保证冠状动脉灌注,一般情况下收缩压应不低于 100mmHg、舒张压不低于 60mmHg。

(2)长期应用可产生耐受性、体液潴留、心动过速等,从而影响疗效。与利尿药合用,几种血管扩张药交替使用或联合使用,可以减少以上不良反应。

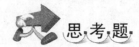

1. 简述治疗心力衰竭药物的分类及代表药。

2. 简述强心甙类的不良反应及其防治。

3. 试述 ACEI 治疗心力衰竭的药理学基础。

（金志华　李睿明）

任务六　调血脂药的应用与护理

学习目标

- **知识目标**

  1. 掌握洛伐他汀、非诺贝特的调血脂作用、临床应用、不良反应和用药注意事项。

  2. 了解其他调血脂药的作用和应用，调血脂药的临床选用。

- **能力目标**

  1. 能对常用调血脂药进行用药宣教。

- **学习案例**

患者，男，45 岁。因体检发现血脂增高前来就诊。自述有 25 年吸烟史，每日吸烟 20 支，1 年前确诊患 2 型糖尿病，但未使用降血糖药物。检查：总胆固醇（TC）7.4mmol/L，低密度脂蛋白（LDL）6.2mmol/L，总胆固醇与高密度脂蛋白（HDL）比值（TC/HDL）为 6。BP160/96mmHg，肥胖。

治疗：①调节生活方式：戒烟，控制饮食；②药物治疗：降血脂（辛伐他汀）、抗高血压（ACEI 制剂）、降血糖（二甲双胍）。

- **病情分析**

血脂异常在动脉粥样硬化（atheroscler0sis，AS）的发生发展中起非常重要的作用，其中高 TC 血症，特别是 LDL 增高，是导致冠心病（coronary heart disease，CHD）最重要的危险因素。

本安全患者血脂升高，加之患有糖尿病、高血压，合并肥胖和不良生活方式（吸烟）等危险因素，其发生心血管系统疾病的危险性大大提高（未来 10 年患病风险大于 30%）。为预防患者发生心血管突发事件，作用冠心病的一级预防用药，须使用调血脂药物，降低患者血脂水平，同时治疗高血压和糖尿病，并须控制饮食及纠正不良生活习惯。

- **学习向导**

1. 本案例使用 HMG-CoA 还原酶抑制药的目的是什么？

2. 具有调节血脂作用的药物有哪些种类？各类药物的作用原理和适应证是什么？

血浆中的脂质有胆固醇(Ch)、三酰甘油(TG)等。脂质与载脂蛋白(apo)结合形成脂蛋白(LP)而溶于血浆,并可通过血液循环在组织间转运和代谢。LP分为乳糜微粒(CM)、极低密度脂蛋白(VLDL)、低密度脂蛋白(LDL)和高密度脂蛋白(HDL)四类。血浆总胆固醇(TC)、低密度脂蛋白-胆固醇(LDL-C)、极低密度脂蛋白-胆固醇(VLDL-C)及TG水平的升高,血浆HDL或高密度脂蛋白-胆固醇(HDL-C)水平的降低均可能导致动脉粥样硬化(AS)发生。

血脂失调即通常所说的高脂血症(hyperlipidemia)或高脂蛋白血症(hyperlipoproteinemia)是指血脂超过正常范围,是体内脂质代谢障碍的表现,它能导致AS,也是高血压、冠心病、脑血管疾病的主要危险因素之一。纠正血脂代谢紊乱,对改善冠心病、高血压及相关疾病的症状,降低脑血管意外的发生具有十分重要的意义。

一、主要降低胆固醇的药物

(一)他汀类药物

又称羟甲基戊二酸单酰辅酶A(HMG-CoA)还原酶抑制剂。

洛伐他汀(lovastatin)

1. **体内过程**　本品是一非活性内酯,口服后由胃肠道吸收,饭时服用吸收多。口服后2～4小时血药浓度达峰值,吸收后在肝内水解为活性产物β-羟基酸而抑制HMG-CoA还原酶,一次口服后仅5%的活性成分到达体循环。药物的血浆蛋白结合率约95%,本品的85%经胆汁排出,而仅有10%由尿中排出,β-羟基酸的$t_{1/2}$为1～2小时。

2. **药理作用**　洛伐他汀能竞争性地与HMG-CoA还原酶结合,从而降低该酶活性而抑制胆固醇的合成。其降低血中LDL-C最明显,TC次之,也能降低TG,HLD-C略有升高。降低血脂,延迟动脉粥样硬化,甚至可使粥样硬化病灶缩小或消退,有助于抗动脉粥样硬化。

3. **临床应用**　本品主要用于高胆固醇血症为主的高脂蛋白血症,是伴有胆固醇升高的Ⅱ、Ⅲ型高脂蛋白血症的首选药。

4. **不良反应**

(1)常见胃肠气胀、腹泻、便秘、恶心、消化不良、眩晕、视力模糊、头痛、肌痉挛、皮疹、腹部疼痛。尚有疲乏、瘙痒、口干、睡眠障碍、味觉障碍等。

(2)也可发生过敏症状,转氨酶、碱性磷酸酶、血清肌酸磷酸升高。

3.肌病(包括肌炎和横纹肌溶解)是HMG-CoA还原酶抑制剂最典型且严重的不良反应。表现为肌无力、肌痛、无尿、血清肌酸磷酸激酶(CK)升高等,发生率为1/1000。若肌病未及时发现和停药,便可导致横纹肌溶解,甚至肾衰竭。若及时发现并停药,肌病是可逆转的,并且不造成肾衰竭。

5. **用药注意事项**

(1)肝活动性病变或转氨酶升高而又无法解释者,孕妇、哺乳期妇女及对本品过敏者禁用。

(2)与免疫抑制剂、烟酸、红霉素或贝特类调血脂药等合用可引起肌病,单独应用洛伐他汀时,肌病发生率为0.15%,而与烟酸合用时,肌病发生率约为2%,与环孢素A和烟酸合并应用时肌病发生率约为5%。与环孢素和吉非贝齐合用时肌病发生率增长到28%。与双香豆素类合用可延长凝血酶原时间,如两者合用,应延长抗凝血药剂量。

(3)宜与饮食共进,以利吸收;避免高脂饮食,进少脂饮食;避免驾驶、机械操作或高处作业。

(4)本类药物应在晚间给药,因为 HMG-CoA 还原酶活性在黄昏前后开始升高,深夜达峰值,随后逐渐下降,整个白天保持较低水平。

同类药物有辛伐他汀(simvastatin)、普伐他汀(pravastatin)、氟伐他汀(fluvastatin)及阿托他汀(atorvastatin),药理作用、临床应用及不良反应与洛伐他汀相似,但作用强度、维持时间有所不同。

(二)胆汁酸螯合物(阴离子交换树脂类)

考来烯胺(cholestyramine)、考来替泊(colestipol)

1. **药理作用和临床应用**　在肠腔内本类药物的阴离子与胆汁酸交换,并与胆汁酸形成不被吸收的络合物从粪便排出,同时促使 Ch 转化为胆汁酸。能降低 TC 和 LDL-C,其作用程度与剂量有关。对 TG 和 VLDL 的影响较小。适用于高胆固醇血症为主的高脂蛋白血症,尤其是 II$_a$ 型高脂蛋白血症的治疗。

2. **不良反应及护理用药**

(1)主要为胃肠道反应　如恶心、腹胀、食欲减退、便秘等。一般在治疗两周后消退。偶有腹泻、呕吐、皮疹。大剂量考来烯胺可引起脂肪痢。

(2)在肠内可与氢氯噻嗪、保泰松、苯巴比妥、四环素、铁、口服抗凝剂、各种洋地黄制剂结合即妨碍这些药物的吸收,应尽量避免合用,必要时可在服此药前 1 小时或服后 4 小时服用。

(三)减少胆固醇吸收的药物

亚油酸(linoleic acid)

1. **药理作用和临床应用**　本品能与 Ch 结合成易于转运、代谢和排泄的酯,并可促使 Ch 转化成胆汁酸而排出,因而可使血中 Ch 水平降低。也可使 TG、LDL 及 VLDL 的水平降低,使 HDL 水平升高,发挥调节血脂和抗动脉粥样硬化作用。本品适用于 II 型高脂蛋白血症的治疗,一般剂量较大,并需同时采用低动物脂肪饮食,才能达到治疗效果。

2. **不良反应及护理用药**　长期使用可引起恶心、腹胀、食欲减退,大便次数增多等,减量后可自行恢复。

多烯酸乙酯胶丸(ethylpolyenoate soft capsules,多烯康)

多烯酸乙酯由 ω-3 系不饱和脂肪酸乙酯组成,含二十碳五烯酸乙酯(EPA-E)和二十二碳六烯酸乙酯(DHA-E),两者比值不小于 0.4。多烯酸乙酯为黄色透明油状液体,有鱼腥味。

EPA 和 DHA 含不饱和键较多,具有调节血脂、扩张血管及抗血栓形成作用。适用于高胆固醇血症、高三酰甘油血症、动脉粥样硬化、冠心病患者。

个别患者可有恶心、腹胀。有出血性疾病患者禁用。

二、主要降低三酰甘油的药物

(一)贝特类(苯氧芳酸衍生物)

非诺贝特(ferofibrate)

1. **体内过程**　本品口服后迅速从胃肠道吸收,T$_{max}$ 约 4～6 小时,血浆蛋白结合率

99％,大部分在肝内与葡萄糖醛酸结合,少量(约 10％)原形经肾排泄。$t_{1/2}$ 22～26 小时。

2. **药理作用**　本品能明显降低 TG 和 VLDL,也能降低 Ch、LDL,并能使 HDL 升高。其作用机制主要为激活脂蛋白酯酶,促进 TG 代谢;其次抑制肝内合成和分泌 VLDL。本品能明显降低血浆纤维蛋白原和血尿酸水平,降低血浆黏稠度,改善血流动力学。

3. **临床应用**　本品主要用于高三酰甘油血症为主的高脂蛋白血症及 HDL 下降的轻度高胆固醇血症,也可用于高脂蛋白血症伴有糖尿病、高血压或其他心血管疾病的患者。

4. **不良反应**

(1)可有口干、胃部不适、腹胀、便秘、腹泻、头痛、眩晕、乏力、失眠、性欲丧失、阳痿、肌痛伴 CK 增高。

(2)偶见 BUN、ALT、AST 增高,并有胆石增加趋向。

5. **用药注意事项**

(1)给药期间,应定期查血象及肝肾功能等,如有明显异常,应及时停药。此外,还应定期检查 CH、TG、LDL 及 VLDL,并及时调整用量。

(2)严重肝、肾功能损伤者,胆石症患者,孕妇及哺乳期妇女忌用。

(3)本品有中度加强口服抗凝药的作用,如与抗凝药合用,应相应减少口抗凝药的剂量。

吉非贝齐(gemfibrozil)

本品作用比非诺贝特强,且不易形成结石,并能更有效地提高 HDL-C 的水平,因而可减少冠心病的发生率和死亡率。

苯扎贝特(bezafibrate)

本品作用与非诺贝特基本相同但较强。还具有抗血栓作用,能减少血小板聚集,使增高的纤维蛋白原降低,并降低血液黏性。因能增强胰岛素和磺酰脲类降血糖药的降血糖作用,合用时也应引起注意。

(二)烟酸衍生物及其类似物

烟酸(nicotinic acid)

1. **体内过程**　口服自胃肠道吸收,T_{max} 为 0.5～1 小时,广泛分布于各组织中,可进入乳汁,经肝脏代谢。治疗量时少量原形药和代谢药自尿排出,大剂量时,绝大部分原形药经肾排出。$t_{1/2}$ 为 45 分钟。

2. **药理作用**　烟酸可降低辅酶 A 的利用,通过抑制 VLDL 的合成而影响血中胆固醇的运载,大剂量可降低血清 Ch 和 TG 浓度。烟酸有扩张周围血管作用。

3. **临床应用**　治疗高脂血症,也用作血管扩张药,还用于预防和治疗烟酸缺乏引起的糙皮病。但其降血脂的剂量比一般用量大 10 倍,不良反应多,患者难接受。

4. **不良反应及护理用药**

(1)静注可引起过敏反应,如皮肤红斑或瘙痒,甚至出现哮喘;因扩血管作用可出现潮红、热感、头痛、晕厥。

(2)大剂量烟酸可导致皮肤干燥、瘙痒、腹泻、呕吐、胃痛、消化性溃疡等;大剂量偶致高血糖、高尿酸、心律失常、肝毒性等。

(3)异烟肼可阻止烟酸与辅酶Ⅰ结合,而致烟酸缺乏。

阿昔莫司(acipimox)

1. 药理作用和临床应用 本品能抑制脂肪分解,减少游离脂肪酸的生成,因而降低 TG 在肝脏的合成;此外,还能抑制 VLDL 和 LDL 的合成,而使血浆中 TG 和 TC 水平降低。本品还能明显提高 HDL 水平而发挥抗 AS 的作用。适用于Ⅱ型、Ⅲ型、Ⅳ型及Ⅴ型高脂蛋白血症。

2. 不良反应及护理用药

(1)首次给药后可出现皮肤血管扩张现象,表现为红斑、发热和瘙痒等,数天后即可消失。偶可出现胃肠道不良反应,如烧灼感、上腹不适、头痛、乏力、哮喘。

(2)对本品过敏者、消化性溃疡者、孕妇和哺乳期妇女禁用。

(3)与非诺贝特、洛伐他汀等强效降血脂药合用,可加强降血脂作用。本品可提高降血糖药物疗效。

(4)给药后,应密切监护病人,如出现哮喘及持续或严重的瘙痒、上腹部烧灼感、头痛等症状,可停药待症状消失后再使用。如出现皮肤损害、口唇水肿、哮喘样呼吸困难、低血压等症状,应立即停药,对症治疗。

烟酸肌醇(inositol hexanicotinate)

本品从肠道吸收后在体内缓慢代谢,逐渐水解成烟酸和肌醇,然后发挥作用。它能缓和与持久地扩张外周血管,改善脂质代谢,并有溶解纤维蛋白、溶解血栓和抗凝血作用。其降血脂的适应证与烟酸相同。

三、其他类

普罗布考(probucol)

1. 药理作用和临床应用 本品可减少 LDL 的合成或刺激其降解,使 LDL-C 水平降低,也能使 HDL 下降,其降低 Ch 的最大效应出现在 1～3 个月后,但对 TG 无影响。本品还具有抗氧化作用,抑制泡沫细胞的形成,延缓动脉粥样硬化斑块的形成,并消退已形成的动脉粥样斑块。仅适用于高 LDL 的高胆固醇血症,对继发于肾病综合征或糖尿病的Ⅱ型脂蛋白血症也有效。

2. 不良反应及护理用药 最常见不良反应有胃肠道症状,如稀便和腹泻、胀气、腹痛、恶心、呕吐等。偶见嗜酸性粒细胞增多,感觉异常,血管神经性水肿。可延长 Q-T 间期。心肌损伤或心电图改变者(如 Q-T 延长者)禁用。对儿童和孕妇的安全性尚未确定。可能增加致死性心律失常的危险性。

泛硫乙胺(pantethine)

1. 药理作用和临床应用 本品为泛酸的类似物,但更近似辅酶 A,可改善脂质代谢,加速脂肪的 β-氧化,抑制脂肪过氧化物的产生,预防胆固醇沉积于动脉壁,增加血浆 HDL-C 水平。主要用于降血脂治疗,还用于泛酸缺乏症。

2. 不良反应及护理用药

(1)偶见胃肠道反应,如恶心、厌食、腹胀、腹泻、大便变软、疲劳。也可出现一过性转氨酶升高。肝功能不良者慎用。

(2)与洛伐他汀、非诺贝特等合用,可加强降血脂疗效,减少不良反应。与组织型纤溶酶原激活剂(tPA)、尿激酶等合用,用于抗血栓形成。

(3)服药期间避免饮酒、饮茶、饮用咖啡,以免降低疗效。治疗中,病人如有荨麻疹及持续或严重的头痛、腹泻等症状,应立即停药,对症治疗。

四、调血脂药的临床选用

高脂蛋白血症及动脉粥样硬化的防治早期以低脂、低胆固醇饮食、适当增加体力锻炼、克服吸烟等不良习惯为主,如经过严格饮食控制3~6个月后,血脂水平仍明显增高者,可给予药物治疗。药物的治疗主要是:①高胆固醇血症:首选 HMG-CoA 还原酶抑制剂,其他可选用贝特类药、阿昔莫司等。②高三酰甘油血症:可应用贝特类药等。③混合型高脂血症:如以 TC 与 LDL-C 增高为主,可用他汀类;如以 TG 增高为主则用贝特类;如 TC,LDL-C 与 TG 均显著升高,可联合用药治疗,联合治疗选择贝特类加促进胆固醇排泄药物,或促进胆固醇排泄药物加烟酸。他汀类与贝特类或烟酸类的合并使用必须十分谨慎。

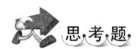
思考题

1.简述他汀类药物的临床用途及用药注意事项。

(金志华　林益平)

项目七 作用于呼吸系统药物的应用与护理

呼吸系统疾病是常见病、多发病.咳、痰、喘是呼吸系统疾病的常见症状,在治疗呼吸系统疾病时,除及时使用镇咳药(antitussives)、祛痰药(expectorants)、平喘药(antiasthmatic drugs),以控制症状外,还应使用抗感染、抗炎、抗过敏等对因治疗药,以减轻患者痛苦,防止支气管扩张、肺气肿、肺源性心脏病的发生。临床治疗中应针对患者的主要症状选择药物,或几种药物联合使用,以取得协同的治疗效果。

任务一 平喘药的应用与护理

学习目标

- **知识目标**
  1. 掌握沙丁胺醇、氨茶碱的作用、应用和不良反应。
  2. 理解糖皮质激素类、色甘酸钠和酮替芬的作用特点。
- **能力目标**
  1. 能正确使用气雾剂;能应用茶碱类药物并进行用药护理。

- **学习案例**

患者,女,2岁半,体重10kg,因患喘息性支气管炎住院。给氨茶碱5mg/kg加入10%葡萄糖溶液30ml中,30分钟内匀速滴注。患儿接受第1剂氨茶碱后哮喘迅速缓解,但心率217次/min,呼吸84次/min,继之呕吐咖啡样物约270ml,呕吐物潜血试验阳性。临床医生怀疑氨茶碱中毒,但考虑所用剂量不大,故仍继续用氨茶碱,并以每小时0.625mg/kg的速度维持滴注,同时作氨茶碱血药浓度化验,发现血药浓度高达70μg/ml,才停止给药。经治疗后患者痊愈出院。事后查明,护士执行医嘱时误将250mg/10ml制剂作为25mg/2ml制剂使用,以致第1日给的剂量增加了10倍。

- **学习向导**

1. 氨茶碱有效血药浓度10～20μg/ml。血药浓度超过25μg/ml时毒性反应发生率为75%,超过40μg/ml,可发生严重中毒反应,这说明什么问题(治疗指数、安全范围)?

2. 为什么要监测氨茶碱的血药浓度?有何意义?

3. 护士在执行医嘱时存在什么问题?应吸取什么教训?

近年来,人们认为哮喘是由包括肥大细胞、嗜酸性粒细胞、T淋巴细胞等多种细胞和细胞组分参与的气道慢性炎症性疾病,在此基础上又伴随气道高反应性和气道重构。气道重构后导致气道阻塞的可逆性降低。目前的治疗策略是以解除支气管平滑肌痉挛、减轻气道炎症和减少气道重构作为主要治疗原则。

一、肾上腺素受体激动药

本类药物激动支气管平滑肌上的 β_2 受体,激活腺苷酸环化酶,使细胞内的 cAMP 水平提高,松弛支气管平滑肌而平喘,同时兼有抑制过敏性介质释放。选择性 β_2 受体激动药则减轻了这种不良反应,是目前首选的哮喘对症治疗药物之一。

沙丁胺醇(sulbutamol)

1. 药理作用和临床应用　沙丁胺醇舒张支气管作用与异丙肾上腺素相近;心脏兴奋作用是异丙肾上腺素 1/10,故心悸副作用轻;作用维持久(口服维持 4～6 小时);使用方便,既可口服又可气雾吸入及静脉给药。临床一般采用气雾吸入给药,对哮喘急性发作可迅速缓解症状,口服给药用于慢性哮喘控制症状或预防发作,静脉给药仅用于急需缓解呼吸道痉挛的患者。

2. 不良反应及护理用药

(1)骨骼肌震颤　好发部位为四肢和颜面部,有些病例开始时明显,随着用药时间延长逐渐减轻或消失。

(2)代谢紊乱　有时可引起血乳酸及丙酮酸增高等代谢紊乱,故糖尿病患者应注意血糖,警惕乳酸中毒或酮症酸中毒。

(3)心脏反应　过量可致心动过速,但往往不严重。

(4)耐受性　长期使用,可形成耐受性,不仅疗效降低,还有加重哮喘的危险。

(5)丙卡特罗对变应原引起的皮肤过敏反应有抑制作用,故皮试前应停药 12 小时。

(6)过量应用或与糖皮质激素合用时,可能引起低血钾,导致心律失常,必要时应补充钾盐。

(7)对抛射剂氟利昂过敏者、快速型心律失常患者禁用。慎用于冠状动脉供血不足、高血压、甲亢及糖尿病者。

同类药物有特布他林(terbutaline)、克仑特罗(cenbuterol)、氯丙那林(clorprenaline)、丙卡特罗(pocaterol)、沙美特罗(slmeterol)和福莫特罗(formoterol)等,其中长效制剂如沙美特罗、福莫特罗尤适用于哮喘夜间发作者。

二、茶碱类药

氨茶碱(aminophylline)

1. 药理作用和临床应用　氨茶碱是茶碱和二乙胺的复盐。其作用为:

(1)平喘　其强度约为异丙肾上腺素的 1/3。平喘作用通过抑制磷酸二酯酶、促进内源性儿茶酚胺释放、阻断腺苷受体及增强呼吸肌收缩力等实现,并有一定的抗炎作用。临床主要用于支气管哮喘、喘息型支气管炎及慢性阻塞性肺疾患,对重症哮喘或哮喘持续状态可静脉给药。

(2)强心利尿　本药能增强心肌收缩力,增加心排出量,舒张冠状动脉;增加肾血流量和肾小球滤过率,抑制肾小管对 Na^+、Cl^- 的重吸收,而表现为强心利尿作用。临床对于心源性哮喘及肾性、心性水肿有一定疗效。

(3)松弛胆管平滑肌　本药具有松弛胆管平滑肌的作用,可用缓解胆绞痛。

2. 不良反应及护理用药　氨茶碱的缺点是代谢不稳定和治疗指数狭窄,需要小心用药,有条件时应监测血药浓度,当血药浓度超过治疗水平($>20\mu g/ml$),易发生中毒。

(1)局部刺激　口服可致恶心、呕吐、上腹疼痛、食欲不振等,饭后服用可减轻;静脉注射易致静脉炎。

(2)中枢兴奋　表现为烦躁不安、失眠,剂量过大可致谵妄、惊厥等,小儿敏感性高于成人,应慎用。

(3)循环系统　静注过量、过快,可兴奋心脏,引起心悸、心律失常、血压骤降等,故应稀释后缓慢注射(不得少于 20 分钟)。静注一般用于紧急情况时。

(4)与西咪替丁、环丙沙星、红霉素等合用时,因能抑制其代谢,故氨茶碱剂量应减少;与卡马西平、利福平、苯妥英钠合用时,可诱导肝药酶,代谢加快,氨茶碱剂量须增加。静脉给药时不可与维生素 C、氢化可的松、去甲肾上腺素、胰岛素等配伍应用。

(5)保留灌肠用于不能耐受口服的病人,为使吸收良好,应先作清洁灌肠或大便后给药。

(6)急性心肌梗死、低血压性休克、严重冠脉硬化等患者禁用。幼儿慎用。

茶碱缓释剂和控释剂主要优点是血药浓度波动小,服药后能维持有效血浓度 12 小时,适用于慢性病例,特别是夜间频繁发作的病例。

二羟丙茶碱(diprophylline)

二羟丙茶碱水溶性增加,但支气管扩张作用较氨茶碱为弱,生物利用度较低,半衰期亦短,临床疗效不及氨茶碱。对心脏的副作用为氨茶碱的 $1/20\sim 1/10$,肌注无疼痛反应。

三、M 受体阻断药

异丙托溴铵(bromide ipratropium)

异丙托溴铵通过阻断 M 受体,抑制鸟苷酸环化酶,使 cAMP/cGMP 比值增高而平喘。常用气雾剂,起效快,主要用于防治喘息型慢性支气管炎,也适用于不能耐受 β 受体激动药的支气管哮喘患者。

不良反应少,不影响痰液的分泌和眼内压,心血管作用也不明显。偶有口干、喉痒、肌颤等。应嘱病人每次吸入后应反复用温水漱口,以免产生口腔和咽部不良反应。慎用于闭角型青光眼和前列腺肥大的病人。禁用于对阿托品类过敏者。

塞托溴铵(tiotropium)

塞托溴铵对 M_1、M_3 受体的选择性更强,作用持久,对胆碱能支气管收缩的拮抗作用可维持 3 天,每日吸入一次比异丙托溴铵每日吸入 4 次更有效。这有助于提高患者的依从性。抗胆碱药与 β_2 受体激动药联用(如塞托溴铵加沙美特罗或福莫特罗)有协同作用,可使支气管舒张效应明显增强,尤其适用于重症哮喘和夜间哮喘。

四、肾上腺皮质激素类药

倍氯米松（beclomethasone）

倍氯米松局部抗炎作用比地塞米松强数百倍。气雾吸入可直接作用于气道而发挥抗炎平喘作用，作用维持 4～6 小时，疗效好且无全身不良反应。主要用于轻、中度哮喘发作的防治，还能减少激素依赖性哮喘患者的全身用药量，重度哮喘宜合用 β_2 受体激动药或茶碱类以增强平喘作用。少数患者可有口干、声音嘶哑，长期吸入可发生口腔及咽部真菌感染，如鹅口疮，吸入后宜漱口。应教会病人正确使用气雾剂以取得较好疗效。应嘱病人不可擅自多用药和超量用药，不可擅自骤然停药。

布地奈德（budesonide）

布地奈德为非卤化糖皮质激素，具高脂溶性，局部活性强，吸入治疗可对抗气道炎症而无全身副作用，对支气管哮喘疗效良好，喷吸后需 2～3 天才能充分发挥药效。本药副作用轻微，偶可引起咽部轻度刺激和声嘶，口咽白假丝酵母菌感染极少见。

五、过敏介质释放抑制药

色甘酸钠（sodium cromoglicate）

色甘酸钠稳定肥大细胞膜，防止过敏介质如组胺、白三烯等释放，从而防止支气管收缩，又可降低支气管哮喘患者对非特异性刺激的敏感性，减少支气管痉挛的发生。但不能直接松弛支气管平滑肌，故起效慢。主要用于预防各型哮喘的发作，对外源性哮喘效果好，也可用于变态反应性鼻炎、春季卡他性角膜炎、溃疡性结肠炎等。

吸入给药少数人可因粉末刺激而引起呛咳、气急甚至诱发哮喘，与少量沙丁胺醇同时吸入可避免。因喷雾胶囊是以乳糖作载体的，对乳糖不能耐受者可能产生不良反应。

酮替酚（ketotifen）

酮替酚是一可口服的强效药物，除能抑制肥大细胞释放过敏介质外，还有较强的抗组胺作用以及拮抗 5-羟色胺（5-HT）的作用。对多种原因所致的哮喘均有预防作用，尤其对外因性哮喘效果好。小儿疗效优于成人，对已发作的哮喘无效。此外，对变应性鼻炎、皮炎、瘙痒症、慢性荨麻疹也有一定疗效。

不良反应较轻，可有嗜睡、乏力、头晕、口干等。

六、其他平喘药

白三烯受体拮抗剂扎鲁司特（zafirlukast）、孟鲁司特（montelukast）和普仑司特（pranlukast）等能竞争性阻断白三烯受体，有较强的抗炎活性，能有效预防和抑制白三烯导致的血管通透性增加及支气管痉挛。适用于 12 岁以上小儿哮喘的长期预防治疗，但不适用于哮喘发作期的解痉治疗。服药时偶有头痛和胃肠道反应。此外，钙通道阻滞药对于支气管哮喘患者也有效。

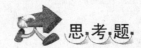

思考题

1. 氨茶碱有哪些药理作用和临床应用？应用时需注意哪些问题？
2. 平喘药分为哪几类？各类举出一个常用药物来说明。

（金志华　林益平）

任务二　镇咳药的应用与护理

学习目标

- **知识目标**

  1. 熟悉可待因、喷托维林、右美沙芬的镇咳作用和不良反应。

  2. 了解苯佐那酯和苯丙哌林的镇咳特点和不良反应。

- **能力目标**

  1. 能对常用镇咳药进行用药护理。

- **学习案例**

患者，女，40岁，半个月前受凉后出现阵发性咳嗽、少痰、咽痒，白天咳剧时可出现尿失禁，夜间较剧，影响睡眠，自服"复方甘草片、阿莫西林"后上述症状无好转。查体：咽充血，扁桃体无肿大，双肺呼吸音粗，未闻及干湿性啰音。血常规正常，胸片示支气管炎。予阿奇霉素静脉滴注抗感染，仍有阵发性咳嗽影响睡眠，后予可待因片每晚一片口服，一周后症状缓解出院。

- **学习向导**

1. 目前常用的镇咳药按其作用机制分为哪两类？

2. 可待因属于哪一类镇咳药？临床如何应用？其不良反应有哪些？

咳嗽是一种保护性反射运动，可将呼吸道内痰液及异物排出。但长期咳嗽不仅给患者带来痛苦，还可引起多种并发症，因此需合理使用镇咳药。根据药物作用于咳嗽反射弧（感受器—传入神经—咳嗽中枢—传出神经—效应器）的环节不同，将其分为中枢性镇咳药和外周性镇咳药。

一、中枢性镇咳药

可待因（codeine）

可待因镇咳作用是吗啡的1/4，镇痛作用强度是吗啡的1/12，对咳嗽中枢有较高的选择性。主要用于无痰剧烈干咳，也可用于中等强度疼痛，对胸膜炎干咳伴有胸痛者尤为适宜。

偶见恶心、呕吐、便秘。过量可引起兴奋、烦躁,一次量大于60mg时可出现兴奋或烦躁不安;小儿中毒可发生惊厥。用于镇咳时应加祛痰药,如溴己新,以免咳嗽反射被抑制而消失,以致痰液淤积,加重感染。久用可成瘾,应控制使用。

多痰、呼吸功能不良或呼吸衰竭患者禁用或慎用。

右美沙芬(dextromethorphan)

右美沙芬为中枢性镇咳药,镇咳强度与可待因相当,但无成瘾性,无镇痛作用。主要用于无痰性干咳及频繁剧烈的咳嗽,是目前临床应用最广的镇咳药。

不良反应少见,偶有头晕、嗳气。本药与单胺氧化酶抑制剂合用,可引起高热和死亡等严重不良反应。孕妇及有精神病史者禁用;痰多者慎用。

喷托维林(pentoxyverine)

喷托维林为人工合成的非成瘾性镇咳药,对咳嗽中枢有直接抑制作用,强度为可待因的1/3,同时具有阿托品样作用和局麻作用,能松弛支气管平滑肌和抑制呼吸道感受器,而呈现较弱的外周性镇咳作用。常用于呼吸道感染所致的无痰干咳及百日咳。

不良反应较少,偶见轻度头晕、恶心、口干、腹胀及便秘等。痰多者宜与祛痰药合用。本药与氯化铵等合用,可减轻局部刺激,增强止咳效果。青光眼患者禁用。

二、外周性镇咳药

苯丙哌林(benproperine)

苯丙哌林为兼有外周和中枢性镇咳作用的强效镇咳药物。外周主要作用在肺及胸膜的牵张感受器,抑制迷走神经反射,且有平滑肌解痉作用。其镇咳作用比可待因强,口服后10～20分钟起效,作用持续4～7小时。用于多种原因引起的刺激性干咳。

有轻度口干、头晕、乏力、胃部烧灼感和皮疹等不良反应。切勿嚼碎服以免引起口腔麻木。

苯佐那酯(benzonatate)

苯佐那酯为丁卡因的衍生物。有较强的局部麻醉作用,通过抑制肺的牵张感受器及感觉神经末梢,阻止咳嗽反射冲动的传入而镇咳。用于干咳或阵咳,也可用于支气管镜等检查前预防咳嗽。

不良反应有轻度嗜睡、头晕、头痛、鼻塞等,偶见过敏性皮炎。服用时勿将药丸咬碎,以免引起口腔麻木。

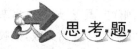 思考题

1.可待因的药理作用、临床应用是什么?应用时注意什么?

(金志华 林益平)

任务三　祛痰药的应用与护理

能使痰液变稀易于排出的药物称祛痰药。痰液刺激气管黏膜而引起咳嗽,黏痰积于小气道内可使气道狭窄而致喘息,因此,祛痰药还有间接的镇咳、平喘作用。

一、黏痰促排药

氯化铵(ammonium chloride)

氯化铵口服后可刺激胃黏膜,反射性引起呼吸道腺体分泌增加。此外,部分自呼吸道黏膜排出,因高渗作用而带出水分,稀释痰液,常与其他药物配成复方制剂,用于急、慢性呼吸道炎症所致痰多而又不易咳出者。此外,还可酸化体液、尿液以增强四环素类药的抗菌作用,并用于促进碱性药物的排泄和纠正代谢性碱中毒。

可引起恶心、呕吐、胃痛等不良反应,故宜饭后服用。过量或长期服用易致高氯性酸血症,应予监测。

肝肾功能不全、代谢性酸血症及消化性溃疡患者禁用。

二、黏痰溶解药

乙酰半胱氨酸(acetylcysteine)

乙酰半胱氨酸化学结构中的巯基(—SH)能使黏痰中连接粘蛋白肽链的二硫键(—S—S—)断裂,降低痰的黏度;尚能使脓痰中的 DNA 纤维断裂,因此,对白色黏痰和脓性痰均有较强的溶解作用。适用于大量黏痰阻塞气道引起的呼吸困难及术后咳痰困难者。紧急时可气管内滴入,能迅速使黏痰变稀利于吸痰器吸出。但气管滴入或注入仅在急救时应用,不能作为常规给药。此外本药尚可用于对乙酰氨基酚中毒的解救。

本药有特殊臭味,可引起恶心、呕吐,甚至支气管痉挛,加入 β 受体激动药可避免。与铁、铜等金属及橡胶接触可发生不可逆性结合而失效,故喷雾器宜用玻璃或塑料制品。不宜与青霉素、头孢菌素、四环素混合,以免降低它们的抗菌作用。溶液应临用前配制,用后严封并贮存于冰箱中 48 小时内用完。支气管哮喘患者慎用。

溴己新(bromhexine)

溴己新可裂解黏痰中粘多糖纤维,抑制酸性粘多糖的合成,使痰液的黏稠度降低。还可促进呼吸道纤毛运动,有利于痰液排出。适用于急、慢性支气管炎、支气管扩张等痰液黏稠不易咳出者。

　　偶有恶心、胃部不适及转氨酶升高,餐后服用可降低胃肠道反应,给药期间应定期检查肝功能,如有明显异常,应立即停药。本药可增加四环素类抗生素在支气管的浓度,增强其抗菌效果。消化性溃疡、肝功能不良者慎用。

　　溴己新在体内的代谢产物氨溴索(ambroxol)已有制剂供临床使用。

羧甲司坦(carbocisteine)

　　羧甲司坦能直接作用于支气管腺体,使低黏度的唾液粘蛋白分泌增加,高黏度的岩藻蛋白生成减少,降低黏痰的黏滞性而易于咳出。适用于各种呼吸道疾病引起的痰液黏稠及术后咳痰困难者。

　　有轻度头晕、恶心、胃部不适、腹泻、皮疹等。消化道溃疡患者慎用。

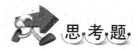
思 考 题

1. 氯化铵的药理作用、临床应用是什么? 应用时注意什么?

（金志华　林益平）

项目八　作用于消化系统药物的应用与护理

作用于消化系统系统的物主要有助消化药、抗消化性溃疡药、泻药和止泻药、止吐药等。临床主要用于消化不良、消化性溃疡、便秘、腹泻和呕吐等患者。注意不同病人药物的选择、相应的不良反应和用药护理。

任务一　助消化药的应用与护理

学习目标

- **知识目标**
  1. 熟悉乳酶生的药理作用、临床应用及应用注意事项。
  2. 了解稀盐酸、胃蛋白酶、胰酶的作用特点。
- **能力目标**
  1. 能指导正确使用常用助消化药。

稀盐酸(acid hydrochloric dilute)

稀盐酸促进胃蛋白酶原转变为胃蛋白酶,并有轻微的杀菌作用,进入十二指肠后可反射性地促进胰液和胆汁的分泌,使十二指肠内呈酸性,促进钙和铁的吸收。主要用于萎缩性胃炎、胃癌、恶性贫血等引起的胃酸缺乏和发酵性消化不良。

应用注意:①应稀释后于饭前半小时或餐间服用,每毫升稀盐酸至少加水 25ml 稀释;②服后用碱性液漱口,以保护牙齿;③不能和碱性药物合用。

胃蛋白酶(pepsin)

胃蛋白酶遇碱易破坏失效,酸性环境中(pH1.5～1.8)可迅速将蛋白质初步消化为多肽,故常与稀盐酸组成胃蛋白酶合剂,饭前或餐间服用。用于胃蛋白酶缺乏引起的消化不良。不宜与碱性药物及抑制胃酸分泌药物同服。与硫糖铝有拮抗作用,不宜同服。

胰酶(pancreatin)

胰酶含胰淀粉酶、胰蛋白酶和胰脂肪酶,能消化淀粉、蛋白质和脂肪,促进食物吸收。在酸性环境中易遭破坏,故常用肠溶片,宜饭前服,用于胰腺分泌不足所致的消化不良。

应用注意:①可引起口和肛门周围疼痛,特别是幼儿易发生。偶见过敏反应,表现为打喷嚏、流泪或皮疹等。②如餐间服用不可嚼碎,且不宜与加热食物同服。③对不能吞服者则可将药加入食物、水、奶中服用。

乳酶生(lactasin)

乳酶生是一种活乳酸杆菌的干燥制剂,在肠道内可分解糖类产生乳酸,抑制腐败菌的繁殖,防止蛋白质发酵,使产气减少。用于消化不良、肠胀气及小儿消化不良性腹泻。

应用注意:①不宜与抗生素、吸附药和碱性药合用,必须使用时应间隔 2~3 小时;②与维生素 C 合用可增加疗效;③送服水温不超过 40℃;④本药应避光封闭保存,超过有效期不宜再用。

双歧三联活菌制剂(bifid tripl viabl preparation)

双歧三联活菌制剂为双歧杆菌、嗜酸乳杆菌及粪链球菌组成的活菌制剂,可起到直接补充正常生理性细菌、调整肠道菌群而达止泻目的,促进机体对多种营养物质的消化和吸收,包括多种维生素的合成和利用,从而增进食欲。适用于肠道菌群失调引起的腹泻和腹胀等,也可用于抗生素治疗无效的轻、中度急性及慢性腹泻。

无毒副作用,但不宜与抗菌药物合用。

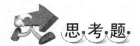

思·考·题·

1. 医生给某消化不良患者同时开写了乳酶生和诺氟沙星两个药,请问该处方是否合理?
2. 助消化药有哪些,各在什么情况下应用?

（金志华　应晓倩）

任务二　抗消化性溃疡药的应用与护理

学习目标

- **知识目标**

  1. 掌握西咪替丁、奥美拉唑、硫糖铝、枸橼酸铋钾的药理作用、临床应用、主要不良反应及护理用药。

  2. 熟悉抗消化性溃疡药的分类及代表性药。

  3. 了解抗酸药中和胃酸的特点和不良反应。

  4. 了解哌仑西平、丙谷胺作用特点。

- **能力目标**

  1. 能对常用抗消化性溃疡药进行用药护理。

- **学习案例**

患者,男,40 岁,胃胀、泛酸、嗳气 2 年,多于餐后 3~4 小时出现,喜温喜按,进食后缓解,有时在夜间出现疼痛,伴精神紧张,劳累时发作频繁。胃镜检查:十二指肠球部有一 0.5cm×0.6cm 溃疡,幽门螺杆菌(+)。临床诊断:十二指肠球部溃疡,幽门螺杆菌感染。用奥美拉唑、阿莫西林、甲硝唑三联用药,4 周后症状明显减轻。

● 学习向导

1. 目前常用的抗消化性溃疡药物有哪些?

2. 奥美拉唑治疗溃疡的作用机制是什么?

消化性溃疡病因较复杂,涉及多种因素,其中发病与消化道黏膜的局部损伤与保护机制之间平衡失调有关,其治疗原则是通过抑制和减少损伤因素(胃酸、胃蛋白酶、幽门螺杆菌等),促进和增强保护因素(黏液、前列腺素等),从而达到缓解或消除症状,促进溃疡愈合的目的。反流性食管炎、胃炎、胃泌素瘤等疾病发生也与胃酸过多有关。

一、抗酸药

抗酸药为弱碱性物质,可以中和胃酸,降低胃、十二指肠内酸度,不仅缓解了胃酸对溃疡面的侵蚀,而且降低了胃蛋白酶的活性,对消化性溃疡患者能解痉止痛,有益于溃疡的愈合。有的药物(如氢氧化铝、三硅酸镁)在中和胃酸的同时,可形成胶状物质,覆盖于溃疡表面,起保护溃疡作用,氢氧化铝尚有收敛作用。常用药物特点见表 8-1。

表 8-1 常用抗酸药作用特点

药物	抗酸作用	收敛作用	保护作用	排便	产生 CO_2	酸反跳	碱血症
氢氧化镁 magnesium hydroxide	快、强、较短	—	—	轻泻	—	—	—
三硅酸镁 magnesium trisilicate	慢、弱、持久	—	+	轻泻	—	—	—
氢氧化铝 aluminium hydroxide	慢、较短、持久	+	+	便秘	—	—	—
铝碳酸镁 hydrotalcite	慢、温和、持久	—	+	无影响	—	—	—
碳酸氢钠 sodium bicarbonate	快、强、短	—	—	无影响	+	+	+

理想的抗酸药应该是显效快、作用持久、不产生碱血症、不产气、对排便无影响、对溃疡面尚有保护作用,故常用复方制剂来达到这些要求,如复方氢氧化铝(胃舒平)、胃得乐、乐得胃、复方铝酸铋(胃必治)等。

二、抑制胃酸分泌药

胃黏膜壁细胞表面有 H_2 受体、胃泌素受体、M胆碱受体,它们被激活后,最后均可通过激活胃壁细胞 H^+、K^+-ATP 酶,使胃酸分泌增加。因此,能阻断上述受体或抑制 H^+、K^+-ATP 酶的药物,均可使胃酸分泌减少,利于溃疡愈合。

(一)H_2 受体阻断药

常用药物有西咪替丁(cimetidine)、雷尼替丁(ranitidine)、法莫替丁(famotidine)、尼扎替丁(nizatidine)、罗沙替丁(roxatidine)等。

1. **药理作用和临床应用** 本类药物阻断胃壁细胞 H_2 受体,抑制各种原因(食物、胃泌素、低血糖等)引起的胃酸分泌。抑制胃酸分泌强度:雷尼替丁为西咪替丁的 $4\sim10$ 倍,法莫替丁为西咪替丁的 $40\sim50$ 倍,尼扎替丁与雷尼替丁相等。

临床主要用于胃、十二指肠溃疡。也可用于反流性食管炎,卓-艾综合征(胃泌素瘤)及其他病理性胃酸分泌过多症。静脉给药用于消化性溃疡、应激性溃疡和出血性胃炎所致的上消化道出血。

2. 不良反应及护理用药　各药不良反应发生率不同,其中西咪替丁不良反应较多,主要有以下几点。

(1)消化道反应　较常见腹胀、腹泻、便秘等,偶见严重肝炎、肝坏死、肝脂肪性变等有致急性胰腺炎的报道。

(2)神经精神症状　头痛、头晕、幻觉、精神错乱(见于大剂量时)。

(3)过敏反应　皮疹、瘙痒、粒细胞减少等。

(4)抗雄激素样作用　男性阳痿、乳房肿大、女性溢乳等,停药后即可消失。

(5)静注用于消化性溃疡并发出血时,应于出血停止至少48小时后方可改为口服。

(6)抑制肝药酶　西咪替丁抑制华法林、苯妥英钠、茶碱、地西泮、普萘洛尔等的代谢,合用时应调整这些药物的剂量,雷尼替丁此作用很弱,法莫替丁则几无影响。

(二)H^+、K^+-ATP 酶抑制剂

这类药物作用在泌酸的最后环节,是抑酸作用最强的药物,包括奥美拉唑、兰索拉唑(lansoprazole)、泮托拉唑(pantoprazole)、雷贝拉唑(rabeprazole)等。

奥美拉唑(omeprazole)

1. 药理作用和临床应用　在体内活化后抑制胃壁细胞 H^+、K^+-ATP 酶,从而抑制基础胃酸和各种刺激因素引起的胃酸分泌,停药4~5天,胃酸才恢复用药前水平;此外还能增强抗菌药对幽门螺杆菌的根除率。临床主要用于胃、十二指肠溃疡,胃泌素瘤及反流性食管炎等。幽门螺杆菌感染需合用抗菌药。

2. 不良反应及护理用药

(1)主要有头痛、头昏、口干、恶心、腹胀、腹痛、腹泻、便秘等,停药可恢复,偶见皮疹、外周神经炎、血清转氨酶或胆红素升高等,但均较轻,大多不影响治疗。

(2)长期用药持续抑制胃酸分泌,可导致胃内细菌过度滋长,使亚硝胺类物质增多。长期使用也可引起高胃泌素血症。

(3)本药可抑制肝药酶,使苯妥英钠、地西泮、华法林等代谢减慢,作用增强。

(4)本药的口服制剂为缓释胶囊,服用时不可嚼碎或拆开,以防药物过早在胃内释放而影响药效。应用前,必须排除胃及食管恶性病变的可能性。本类药物疗程一般不宜超过8周。

(5)孕妇、哺乳期妇女及婴儿禁用。

(三)M_1 受体阻断药

哌仑西平(pirenzepine)

哌仑西平选择性阻断胃壁细胞的 M_1 受体,抑制胃酸分泌,而对唾液腺、平滑肌、心房肌的 M 受体亲和力低,作用弱。适用于胃、十二指肠溃疡的治疗,与西咪替丁合用可提高疗效。

治疗量时副作用较轻微,大剂量时可有阿托品样作用,如轻度口干、眼睛干燥等。

(四)促胃液素受体阻断药

丙谷胺(proglumide)

丙谷胺可与促胃液素竞争,阻断促胃液素受体,减少胃酸分泌。并对胃黏膜有保护和促

进溃疡愈合作用,但临床疗效差于 H_2 受体阻断剂,已较少用于治疗溃疡病。不良反应有便秘、腹泻、头痛及口干等,不影响继续用药。

三、黏膜保护药

枸橼酸铋钾(bismuth potassium citrate)

1. 药理作用和临床应用 枸橼酸铋钾在胃内酸性环境中与溃疡面蛋白质结合形成氧化铋胶体覆盖于溃疡面,形成保护膜,抵御各种有害刺激,有利于溃疡愈合,故称其为溃疡隔离剂,可使幽门螺杆菌菌体膨胀、破裂,因而发挥抗幽门螺杆菌作用,并延缓幽门螺杆菌对抗菌药耐药性的产生;此外促进胃黏液的分泌和黏膜再生,促进溃疡愈合。主要用于胃、十二指肠溃疡,疗效与 H_2 受体阻断药相似,而复发率较低;幽门螺杆菌阳性的消化性溃疡及慢性胃炎应与抗菌药合用。

2. 不良反应及护理用药

(1)消化道反应 如恶心等。可使舌苔、大便染成黑色、短暂牙齿变黑,停药后可自行消失。

(2)牛奶和制酸药可干扰本药作用,不宜同时进服。治疗期间不饮含乙醇的饮料,少饮茶、咖啡等。

(3)本药长期服用,可能致肾损害,连续用药不宜超过 2 个月,服药时间较长时,应定期就医。

(4)孕妇及哺乳妇女禁用。严重肾功能不全时可致血铋增高,造成铋中毒,故也禁用。

胶体果胶铋(colloidal bismuth pectin)

胶体果胶铋的胶体特性好,对受损伤黏膜具有高度选择的粘附性。适用于消化性溃疡、慢性胃炎和消化道出血的治疗,疗效明显优于枸橼酸铋钾。不良反应比枸橼酸铋钾轻。

硫糖铝(sucralfate)

1. 药理作用和临床应用 硫糖铝在酸性胃液中与黏液中的黏蛋白结合凝聚成胶冻状物,黏附于胃、十二指肠黏膜的表面,对溃疡面有更强的附着力,从而抵御胃酸、胃蛋白酶对溃疡面的侵蚀;吸附胃蛋白酶,降低其活性;有利于黏膜上皮细胞的再生,促进溃疡的愈合;抑制幽门螺杆菌的繁殖,抑制其释放的蛋白酶、酯酶对黏膜的破坏。

适用于胃、十二指肠溃疡和急、慢性胃炎的治疗。

2. 不良反应及护理用药

(1)常见不良反应是便秘、口干、恶心等,长期服用可发生低磷血症。

(2)本药不宜与碱性药物合用,以免影响疗效。

(3)与布洛芬、氨茶碱、地高辛等合用,可降低上述药物的生物利用度。连续用药不宜超过 8 周。

米索前列醇(misoprostol)

米索前列醇为前列腺素 E 的衍生物,能抑制胃酸和胃蛋白酶的分泌,还能促进黏液和 HCO_3^- 盐分泌,促进胃黏膜上皮细胞再生等。可用于溃疡病,主要用于防治非甾体抗炎药(如吲哚美辛等)引起的消化性溃疡和胃出血。对十二指肠溃疡疗效似略低于西咪替丁,但本药在保护胃黏膜不受损伤方面比西咪替丁更为有效。

主要不良反应为稀便或腹泻,发生率为 8%,其他可有恶心、胀气、腹痛、头痛、头晕,停药后可恢复。

因能收缩子宫,故孕妇禁用。

四、抗幽门螺杆菌药

幽门螺旋杆菌感染与消化性溃疡的发病及复发有关,故在治疗中应酌情选用抗菌药物。目前临床较常用阿莫西林、克拉霉素、甲硝唑、替硝唑、庆大霉素及呋喃唑酮等,另外,含铋制剂、质子泵抑制剂(PPI)、硫糖铝等也有较弱的抗幽门螺杆菌作用,临床以 2～3 种药物合用效果更好,如 PPI、阿莫西林、甲硝唑合用。

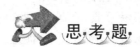

思考题

1. 消化性溃疡可选用哪些药物治疗?并说明其作用环节。
2. 抗酸药的治疗意义是什么?为什么常用复方制剂?

(金志华 应晓倩)

任务三 泻药和止泻药的应用与护理

学习目标

- **知识目标**
  1. 掌握硫酸镁的药理作用、临床应用、不良反应。
  2. 熟悉泻药的分类及代表药。
  3. 熟悉洛哌丁胺、地芬诺酯的止泻作用。
- **能力目标**
  1. 会应用常用泻药、止泻药进行用药护理。

- **学习案例**

患儿,女,1 岁。因发热、阵发性惊厥 2 日住院。经抗感染及对症处理,体温正常,惊厥没有再发作。次日考虑病儿惊厥可能与低血钙有关,医生嘱:10% 葡萄糖酸钙 10ml 加入 10% 葡萄糖注射液 10ml 中,静脉缓慢推注。当护士把混合药液从静脉推入约 12ml 时,发现病儿口唇青紫,呼吸浅表,立即停止注射。当医生赶到时,患儿已昏迷,严重发绀,呼吸停止,心音微弱,各种抢救无效,心脏停跳死亡。

经药检部门鉴定发现:针管内剩余液中含有 Mg^{2+},随后又找到硫酸镁空安瓿 1 个。

- **学习向导**

1. 把硫酸镁误作葡萄糖酸钙使用,护士在药品管理使用上存在哪些问题?

2.硫酸镁有哪些作用?本例误注造成患儿呼吸麻痹的作用机制是怎样的?

3.硫酸镁过量中毒应采用哪些措施?为什么?

一、泻药

泻药是一类促进肠内容物排出的药物,分为容积性泻药、刺激性泻药和润滑性泻药三类。

(一)容积性泻药

硫酸镁(magnesium sulfate)

硫酸镁经不同途径给药可呈现不同的药理作用。

1.**导泻作用** 硫酸镁口服后不易吸收,在肠道内解离成 Mg^{2+} 和 SO_4^{2-},升高肠内渗透压,阻止肠壁吸收水分,使肠腔容积增大,刺激肠壁,促进肠蠕动产生导泻作用。镁盐能使十二指肠分泌胆囊收缩素,此激素也能刺激肠液分泌和蠕动。其导泻的强度和速度与饮水量有关,如空腹用药并大量饮水,1~3 小时后,即可排出水样粪便。主要用于排出肠内毒物及服用驱虫药后的导泻驱虫。

2.**利胆作用** 口服 33% 的硫酸镁高渗溶液,可刺激十二指肠黏膜,反射性地引起胆总管括约肌松弛,胆囊收缩,促进胆囊排空而起利胆作用。可用于阻塞性黄疸、慢性胆囊炎、胆石症等。

3.**抗惊厥作用** 注射给药,血镁增高,可产生中枢抑制作用;同时又可抑制运动神经末梢乙酰胆碱释放,呈现骨骼肌松弛作用。主要用于子痫、破伤风等引起的惊厥。

4.**降压作用** 注射给药可直接松弛血管平滑肌,降低外周阻力,使血压迅速下降。由于作用较强,仅限用于高血压危象或妊娠高血压综合征的治疗。

5.**外用** 局部热敷于未化脓的肿痛部位,有消肿止痛作用。

不良反应及护理用药如下:

1.口服后可致反射性盆腔充血,月经期、妊娠期、急腹症、肠道出血、肾功能不全及中枢抑制药中毒者禁用。

2.注射过量者可因高血镁而致中枢抑制、呼吸麻痹、血压骤降等反应,可用钙剂解救。年老体弱者慎用。

硫酸钠(sodium sulfate)

硫酸钠导泻作用与硫酸镁相似,无中枢抑制作用,故适用于中枢抑制药中毒者的导泻。

乳果糖(lactulose)

口服乳果糖不吸收,在结肠被细菌分解成乳酸,刺激结肠局部渗出增加,起到渗透性缓泻作用。乳酸还可抑制结肠对氨的吸收故可使血氨降低。

因制剂中含有少量半乳糖,故糖尿病者慎用;用于肝性脑病与新霉素合用可增强疗效。

(二)刺激性泻药

比沙可啶(bisacodyl)和酚酞(phenolphthalein)

比沙可啶和酚酞同属二苯甲烷衍生物,但后者不良反应较多,已少用。口服后在肠道内在转化为有活性的代谢物,刺激结肠,使肠蠕动增强。少部分自胆汁排泄又可在肠内水解成活性物发挥作用,适用于急、慢性便秘和习惯性便秘,还可用于腹部 X 线或内镜检查、术前排空肠内容等。一般口服 6 小时内,直肠给药 15～60 分钟起效。少数患者用药后有腹部绞痛,排便后可自行消失。服比沙可啶时不得咀嚼或压碎,服用前后 2 小时内不得服牛奶或抗酸药;急腹症患者禁用。酚酞偶见皮疹、肠炎、出血倾向。

习惯性便秘除用上述药物外,更重要的是调节饮食,多吃蔬菜、水果,养成定时排便的习惯,而不应该长期借助于药物治疗。

(三)润滑性泻药

液状石蜡(lquid paraffin)

液状石蜡口服不被肠道消化吸收,具有润滑肠壁、软化粪便的作用。适用于慢性便秘,尤其是年老体弱、高血压、腹部手术、痔疮及心衰等患者的便秘。但长期用药可影响脂溶性维生素及钙、磷的吸收,婴幼儿不宜使用。

甘油(glycerol)

以 50％甘油制成开塞露(有的含山梨醇和硫酸镁),注入直肠,可润滑并刺激肠壁,作用快且温和。用于偶发的急性便秘,尤其适用于小儿患者和年老体弱者。

二、止泻药

止泻药是一类用于腹泻的对症治疗药。腹泻治疗时应以对因治疗为主,必要时适当给予止泻药对症处理。常用的药物如下:

地芬诺酯(diphenoxylate)

地芬诺酯化学结构类似哌替啶,对肠道运动的影响类似阿片类,可用于功能性腹泻,不良反应少而轻,长期服用可产生依赖性。

洛哌丁胺(loperamide)

洛哌丁胺激动胃肠道阿片受体,还可抑制乙酰胆碱和前列腺素的释放,从而抑制肠蠕动,主要用于急、慢性功能腹泻。不良反应轻微,偶见口干、头痛、眩晕、食欲不振及过敏等。对慢性腹泻者,一般用药 10 日内可见效。如在此期内无效,应再加治疗措施,如加用抗少素、饮食控制等,或换用其他药物。

蒙脱石(diotahedrel smectite)

蒙脱石对消化道黏膜具有很强的覆盖能力,通过与粘蛋白相互结合,增加胃黏液分泌,增强黏膜屏障作用;能促进胃黏膜上皮修复,增加胃黏膜血流量。适用于反流性食管炎、胃炎、急慢性腹泻、肠易激综合征、结肠炎等的治疗,尤其对小儿腹泻疗效较佳。

致轻度便秘时可减少剂量。思密达在与阿司匹林、氨苄西林等合用时,后两者应在思密达前 1 小时服用。对该药过敏者禁用。

鞣酸蛋白(tannalbin)、碱式碳酸铋(bismuth subcarbonate)

鞣酸蛋白和碱式碳酸铋能与肠黏膜表面蛋白质结合而形成保护膜,减轻刺激,降低炎性渗出而产生收敛止泻作用。

药用炭(medicinal charcoal)

药用炭具有广谱吸附活性,能吸附肠内细菌、气体、毒物等,因而防止毒物吸收及止泻。

临床主要用于腹泻、腹胀和药物中毒。不良反应偶见恶心、呕吐等。

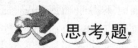

1. 硫酸镁注射给药时可治疗哪些疾病？出现毒性反应时如何处理？

（金志华　应晓倩）

任务四　止吐药的应用与护理

学习目标

- **知识目标**
  1. 熟悉甲氧氯普胺、多潘立酮、昂丹司琼的药理作用和临床应用。
- **能力目标**
  1. 能对常用止吐药进行用药护理。

- **学习案例**

患者，男，45 岁，腹胀 3 个月，腹痛、呕吐 3 天，进食后腹胀加剧，呕吐物为未消化的食物，伴恶心，进食油腻食物后加重，便秘，胃电图示胃轻瘫。临床诊断：胃动力不足。口服多潘立酮后症状明显好转。

- **学习向导**

目前常用的消化功能调节药物有哪些？

一、胃肠促动药

甲氧氯普胺（metoclopramide）

1. **药理作用和临床应用**　甲氧氯普胺能阻断中枢及外周的多巴胺受体，产生较强的止吐和促进胃肠蠕动作用，主要用于胃肠功能失调、药物、晕动病及放疗等引起的各种呕吐，还可用于功能性胃肠张力低下所致的恶心、呕吐等，并可用于乳汁分泌不足的产妇，因本药能刺激催乳素的分泌。

2. **不良反应及护理用药**

（1）常见嗜睡、头晕、直立性低血压，尤其注射用药后应注意平卧 2 小时。

（2）大剂量或长期应用可引起锥体外系反应，如帕金森综合征等，可用苯海索等抗胆碱药治疗。

（3）酚噻嗪类药物能增强本药的锥体外反应，不宜合用；抗胆碱药能减弱本药的胃肠促动作用。

（4）本药应避光存放。如遇光变黄色至黄棕色，毒性增高，不可用。

（5）禁用于嗜铬细胞瘤、癫痫、乳腺癌患者放疗和化疗引起的呕吐。

多潘立酮（domperidone）

多潘立酮阻断外周的多巴胺受体而发挥较强的止吐和促进胃肠蠕动作用，并能增加食管括约肌张力，促胃肠动力作用比甲氧氯普胺强 17 倍。主要用于伴有胃排空缓慢、食管反流性消化不良，以及药物、放疗等多种原因引起的呕吐。副作用少见，偶见痉挛性腹痛或轻微的腹泻，注射给药可致过敏性休克。抗胆碱药可拮抗本药作用，不宜合用。1 岁以下小儿慎用。

西沙必利（cisapride）

西沙必利选择性增加肠肌间神经丛释放乙酰胆碱，而增强胃肠的运动，也可增强食欲但无止吐作用。无锥体外系、催乳素释放及胃酸分泌等不良反应。用于治疗胃排空缓慢及胃轻瘫、胃食管反流、慢性功能性和非溃疡性消化不良。不良反应有腹痛、腹鸣或腹泻等。剂量过大或与酮康唑同服时可引起尖端扭转型室性心动过速。抗胆碱药可降低本药作用。

曲美布汀（trimebutine）

曲美布汀对消化道的运动具有调节作用，抑制运动功能亢进肌群的运动，而对运动功能低下的肌群则有增强作用。主要用于胃肠功能紊乱引起的食欲不振、恶心、呕吐、嗳气、腹胀、腹痛、腹泻、便秘等，亦可用于肠易激综合征。偶可引起口渴、口内麻木、腹泻或便秘、心动过速、眩晕、头痛、皮疹、肝转氨酶升高等。

二、止吐药

具有止吐作用的药物已阐述的有 M 受体阻断药东莨菪碱、组胺 H_1 受体阻断药苯海拉明、非选择性多巴胺受体阻断药氯丙嗪、胃肠促动力药甲氧氯普胺及多潘立酮等。此外 5-HT$_3$ 受体阻断药昂丹司琼、格雷司琼（granisetron）、托烷司琼（tropisetron）等也有止吐作用。

昂丹司琼（ondansetron）

昂丹司琼能选择性地与 5-HT$_3$ 受体结合，阻断 5-HT 的作用而发挥止吐作用。用于治疗化疗和放疗引起的恶心、呕吐，也用于防治手术后引起的恶心、呕吐。不良反应有头痛、头晕、便秘或腹泻等。本药注射液应遮光贮存，静脉滴注时应临用前配制。

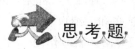

思 考 题

1. 简述多潘立酮、昂丹司琼的临床应用和用药注意事项。

（金志华　林益平）

项目九　抗过敏药物的应用与护理

组胺(histamine)广泛存在于人体组织的肥大细胞及嗜碱性粒细胞中,物理或化学等刺激能使肥大细胞脱颗粒,导致组胺释放。组胺与靶细胞上的特异受体(H_1、H_2、H_3受体)结合,发挥生理功能调节、炎症和变态反应等生物效应,如激动 H_1 受体产生支气管及胃肠平滑肌收缩,毛细血管通透性增加和部分毛细血管扩张作用;激动 H_2 受体产生胃酸分泌,部分血管扩张和心脏的正性频率作用;中枢及外周神经末梢的 H_3 受体,参与组胺合成与释放的负反馈调节。

任务一　H_1 受体阻断药的应用与护理

学习目标

- **知识目标**
  1. 掌握 H_1 受体阻断药的应用、不良反应和用药护理。
- **能力目标**
  1. 能对抗组胺药的应用进行用药宣教。

组胺受体阻断药与组胺竞争相应的受体产生抗组胺作用。根据药物对受体的选择性不同,可分为 H_1 受体阻断药和 H_2 受体阻断药。

一、作用

1. H_1 受体阻断作用　竞争性阻断 H_1 受体,可完全对抗组胺引起的胃肠、支气管平滑肌收缩,部分对抗组胺引起的血管扩张和毛细血管通透性增高等效应,因 H_2 受体也参与血管扩张,对 H_2 受体激动所致的胃酸分泌无阻断作用。

2. 中枢抑制作用　H_1 受体阻断药有镇静、催眠作用,作用强度与患者对药物的敏感程度和药物品种而异,以苯海拉明、异丙嗪作用最强,特非那定和阿司咪唑因不易透过血脑屏障,故几无中枢抑制作用。

3. 抗胆碱作用　多数 H_1 受体阻断药有抗胆碱作用,中枢抗胆碱作用表现为镇静、镇吐,外周抗胆碱作用产生阿托品样副作用。

常用药物及其特点见表9-1。

表 9-1　常用 H_1 受体阻断药作用比较

药　物	H_1 阻断	中枢抑制	防晕止吐	抗胆碱
苯海拉明 （diphenhydramine）	++	+++	++	+++
异丙嗪 （promethazine）	++	+++	++	+++
氯苯那敏 （chlorphenamine）	+++	+	-	++
赛庚啶 （cyproheptadine）	+++	+	+	++
特非那定 （terfenadine）	+++	-	-	-
阿司咪唑 （astemizole）	+++	-	-	-

注：＋＋＋作用强，＋＋作用中等，＋作用弱，－无作用。

二、用途

1.变态反应性疾病　对组胺释放所引起的皮肤黏膜变态反应性疾病如荨麻疹、花粉症、变态反应性鼻炎（可用左卡巴斯汀喷鼻）等效果较好，对昆虫咬伤所致的瘙痒、水肿也有良效，但对支气管哮喘则效果很差。

2.晕动病及呕吐　对晕动病、妊娠呕吐及放射病呕吐均有止吐作用，常选用茶苯海明，防晕动病需在乘车、船前半小时服用。抗晕动病可能与其减少前庭兴奋和抑制迷路冲动有关。

3.镇静催眠　异丙嗪可用于失眠患者，亦是人工冬眠合剂成分之一。

三、不良反应及应用注意

1.中枢抑制　主要有嗜睡、乏力等，故驾驶员、高空作业者及精密仪器操作者，工作前应避免应用此类药物，也不宜与乙醇饮料、中枢抑制药合用，以免增强中枢抑制。但少数患者服药后出现精神兴奋、失眠、肌震颤等。

2.消化道反应　有口干、舌苦、食欲减退等；少数人有恶心、呕吐、便秘、食欲增加。宜饭后服用。

3.尖端扭转型室性心动过速　特非那定、阿司咪唑过量可引起，发生率虽低，但却可能致命，应予重视，须严格按推荐剂量使用。

4.偶可引起皮疹、瘙痒、粒细胞减少。

5.特非那定、阿司咪唑不宜与红霉素、酮康唑、伊曲康唑、西咪替丁及可能引起心律失常的药物合用。

6.孕妇、前列腺肥大、青光眼、幽门梗阻患者禁用。

新一代 H_1 受体阻断药氯雷他定（loratadine）用后 45 分钟内起效，作用维持 18～24 小时，是一强效、长效的新型抗组胺药。

任务二 钙剂的应用与护理

常用氯化钙(calcium chloride)、葡萄糖酸钙(calcium gluconate)、乳酸钙(calcium lactate)等。

一、作用和用途

1.抗过敏作用　钙剂有消炎、消肿及抗过敏作用,能增加毛细血管的致密度,降低其通透性,减少渗出,缓解过敏症状,静脉缓慢注射可治疗皮肤黏膜过敏性疾病,如荨麻疹、湿疹、接触性皮炎及血管神经性水肿等。

2.构成骨骼和牙齿的主要成分　缺钙可引起佝偻病和软骨病,儿童、孕妇、哺乳妇女需要量增加,应予补充。

3.维持神经肌肉兴奋性　血 Ca^{2+} 降低,神经肌肉兴奋性升高,可出现惊厥甚至昏迷。严重低血钙时可用葡萄糖酸钙静脉注射防治惊厥。

4.钙镁竞争性拮抗　运动神经末梢兴奋时释放乙酰胆碱的作用可被 Mg^{2+} 抑制,而 Ca^{2+} 能拮抗 Mg^{2+} 的这一作用,临床用于硫酸镁中毒的解救。但钙镁拮抗为单向性,因此,钙离子中毒时用镁盐对抗无效。

5.对抗链霉素急性中毒或过敏性休克　静脉注射钙剂可迅速缓解神经肌肉阻滞及心血管抑制。

6.其他　加强心肌收缩力及参与血液凝固等。

二、不良反应及应用注意

1.静脉注射时有全身发热,注射过快可引起心律失常、甚至心脏骤停,故钙剂推注速度不应超过 2ml/min。钙剂可使强心苷中毒发生率增高,故使用强心苷期间钙盐不可直接静脉给药。

2.钙盐刺激性大,不可作皮下或肌内注射,宜稀释后缓慢静注,应避免漏出血管外,否则可引起剧痛及组织坏死,如有外漏立即用普鲁卡因作局部封闭。

3.维生素 D 可促进钙的吸收,两者长期使用可发生高血钙症。

4.钙离子与四环素类药物发生络合,影响药物的吸收,故不宜同服。

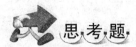 思考题

1. H_1 受体阻断药可以分为几类？有何区别？
2. 静脉注射钙剂时应注意哪些问题？

（金志华　林益平）

项目十　内分泌系统药物的应用与护理

激素是由内分泌腺或散在内分泌细胞所分泌的高效能生物活性物质,是细胞与细胞之间信息传递的化学媒介。本类药物除天然的激素外,还包括人工合成的拟似药以及一些抗激素制剂。激素制剂可用其生理剂量补充体内激素的不足,称为替代疗法,但更多的是用其超生理剂量治疗某些非内分泌性疾病。抗激素制剂则用于内分泌器官功能亢进的治疗。

任务一　肾上腺皮质激素的应用与护理

学习目标

- **知识目标**
  1. 熟悉糖皮质激素的作用、用途、不良反应和用药护理。
  2. 熟悉糖皮质激素的常用制剂和给药方法。
- **能力目标**
  1. 能对糖皮质激素的应用进行宣教。

- **学习案例**

患者,女,25岁。某医院急诊科护士,在工作中与"非典"患者密切接触,6天后出现寒战、发热、咳嗽就诊,胸片显示右侧肺炎。给予甲泼尼龙40mg,每日2次及静脉滴注。同时予抗生素治疗,第4天体温再度升高,全身中毒症状加重、肺部的阴影扩大,并弥漫两肺,进行性呼吸困难。遂将甲泼尼龙加量至320mg/d。血标本检测确诊为传染性非典型性肺炎。病程18天以后,病情好转,甲泼尼龙减至20mg/d。患者康复后3个月出现髋关节运动受限,活动后减轻,最初未予重视。半年后经磁共振检查提示:双侧髋关节股骨头轻度塌陷,上半部骨骺新月体形成,可见双线征,确诊为双侧股骨头缺血性坏死。

- **学习向导**

1. 本病例使用糖皮质激素治疗的价值是什么? 同时应注意什么问题?
2. 糖皮质激素主要药理作用有哪些?
3. 本病例为什么会出现股骨头缺血性坏死?
4. 糖皮质激素的主要不良反应有哪些? 禁忌证是什么? 用药期间应做好哪些用药护理?

肾上腺皮质激素(adrenal cortical hormone)是由肾上腺皮质合成与分泌的,简称皮质激素。肾上腺皮质由外向内依次分为:①球状带:分泌盐皮质激素,包括醛固酮和去氧皮质酮等,临床应用很少,主要用于慢性肾上腺皮质功能减退症(艾迪生病),纠正水、电解质紊乱,维持机体水、电解质平衡;②束状带:分泌糖皮质激素,包括氢化可的松和可的松,作用广泛,临床常用;③网状带:分泌性激素,包括雄激素和少量雌激素,由于量少且生物活性低,不包括在通常所说的皮质激素内。本节主要介绍糖皮质激素类。

糖皮质激素类药口服、注射均易吸收,口服可的松或氢化可的松后 $1\sim2$ 小时血药浓度达峰值,作用持续 $8\sim12$ 小时。吸收后,主要在肝中代谢,与葡萄糖醛酸或硫酸结合后由肾排出。可的松和泼尼松在肝内分别转化为氢化可的松和泼尼松龙才有活性,故严重肝功能不良的患者不宜选用可的松或泼尼松,只宜选用氢化可的松或泼尼松龙。

糖皮质激素可分为短效、中效、长效和外用 4 类(表 10-1)。

表 10-1　常用糖皮质激素类药的分类及特点

类别	药物	抗炎作用（比值）	糖代谢（比值）	水、电解质代谢（比值）	等效剂量（mg）	半衰期（h）	单次口服常用量(mg)
短效	氢化可的松(hydrocortisone)	1	1	1	20	$8\sim12$	$10\sim20$
	可的松(cortisone)	0.8	0.8	0.8	25	$8\sim12$	$12.5\sim25$
中效	泼尼松(prednisone)	3.5	3.5	0.6	5	$12\sim36$	$2.5\sim10$
	泼尼松龙(prednisolone)	4	4	0.6	5	$12\sim36$	$2.5\sim10$
长效	地塞米松(dexamethasone)	30	30	0	0.75	$36\sim54$	$0.75\sim1.5$
外用	氟氢松(fluocinolone)	40					

一、作用

相当于正常肾上腺皮质每日分泌量的糖皮质激素所起的作用称为生理效应,主要影响物质代谢和水、电解质代谢;而超生理剂量的糖皮质激素还具有抗炎、抗免疫、抗休克等药理作用。

1. **抗炎作用**　强于甾体类抗炎药的抗炎作用。糖皮质激素对各种原因所致的炎症及炎症的各个阶段都有强大的抑制作用。在炎症早期可减轻渗出、水肿、毛细血管扩张、炎性细胞浸润及吞噬反应,从而缓解红、肿、热、痛等症状;在炎症后期可抑制毛细血管和成纤维细胞的增生,延缓肉芽组织的生成,防止粘连及瘢痕形成,减轻后遗症。但必须注意,糖皮质激素并没有抗感染作用,而且降低了机体的防御功能,可致感染扩散与伤口愈合迟缓。

2. **抗免疫作用**　糖皮质激素对免疫过程的许多环节均有抑制作用:抑制巨噬细胞对抗原的吞噬和处理;诱导淋巴细胞凋亡,使淋巴细胞移行至血管外组织,从而使循环淋巴细胞数减少;干扰淋巴细胞在抗原作用下的分裂和增殖;等等。小剂量糖皮质激素主要抑制细胞免疫,大剂量则能抑制由 B 细胞转化成浆细胞的过程,使抗体生成减少,干扰体液免疫,抑制自身免疫反应和排异反应。糖皮质激素还能减少组胺、5-羟色胺等过敏介质的产生而呈现抗过敏作用。

3. **抗毒作用**　糖皮质激素能提高机体对细菌内毒素的耐受力,减轻其对机体的损害,减少内热原的释放,缓解毒血症症状,如使体温下降等。但不能中和或破坏内毒素,对细菌外毒素无效。

4. **抗休克作用**　超大剂量糖皮质激素可用于各种严重休克,特别是感染中毒性休克。其作用机制:①抗炎、抗毒、抗免疫的综合作用;②稳定溶酶体膜,减少心肌抑制因子(MDF)的形成;③加强心肌收缩力,使心排出量增多;④降低血管对缩血管活性物质的敏感性,解除血管痉挛,改善微循环。

5. 对血液成分的影响 糖皮质激素可使红细胞和血红蛋白量增加;大剂量可使血小板增多,并提高纤维蛋白原浓度,缩短凝血时间;促使中性粒细胞增多,但却降低其游走、吞噬和消化功能;使血中淋巴细胞和嗜酸性粒细胞减少。

6. 对代谢的影响 生理剂量就能产生此作用。

(1)糖代谢 糖皮质激素能增加肝糖原和肌糖原,升高血糖。此作用与促进糖原异生,减少葡萄糖的分解和利用有关。

(2)蛋白质代谢 促进蛋白质分解,抑制蛋白质合成,引起负氮平衡。久用可致肌肉萎缩、皮肤变薄、骨质疏松、伤口愈合延缓和生长缓慢等。

(3)脂肪代谢 促进脂肪分解,抑制其合成。长期应用可引起脂肪重新分布,使四肢脂肪减少,重新分布于面部、胸、背及臀部,形成满月脸和向心性肥胖。

(4)水和电解质代谢 糖皮质激素有较弱的盐皮质激素样作用,长期应用可致水钠潴留而引起高血压和水肿等。因其促进钾、钙、磷排泄,长期应用还可致低血钾和骨质疏松。

二、用途

1. 严重感染及炎症后遗症

(1)严重急性感染 主要用于中毒型感染或同时伴有休克的严重急性感染者,其目的在于发挥激素的抗炎、抗毒、抗休克及对肾上腺皮质功能不全的补偿作用,迅速消除机体的过度炎症反应,减轻症状,以防止心、脑等重要器官的严重损害,争取时间以利于抗菌药物控制感染。宜在有效、足量抗菌药物治疗感染的前提下,给予大剂量糖皮质激素进行突击治疗。病毒性感染一般不用糖皮质激素。但其对传染性非典型性肺炎、流行性腮腺炎、严重传染性肝炎、乙型脑炎和麻疹等,也有缓解症状作用。

(2)防止某些炎症后遗症 如结核性脑膜炎、胸膜炎、心包炎等,早期使用糖皮质激素,可防止炎症后期粘连及瘢痕形成。对虹膜炎、角膜炎、视网膜炎和视神经炎等非特异性眼炎,应用糖皮质激素有消炎止痛,防止角膜混浊和瘢痕粘连的作用。

2. 各种休克
在综合性治疗休克的同时,早期大剂量使用糖皮质激素有利于患者度过危险期。感染中毒性休克,须与足量有效的抗菌药物合用,应及早、短时间、大剂量突击使用,停药时应先停激素后停抗菌药物;过敏性休克时可与肾上腺素合用心源性休克和低血容量性休克时也可选用大剂量糖皮质激素作为辅助治疗。

3. 自身免疫性疾病和变态反应性疾病

(1)自身免疫性疾病 风湿热、风湿性及类风湿性关节炎、系统性红斑狼疮和肾病综合征等自身免疫性疾病,使用糖皮质激素可缓解症状,常作为综合治疗措施之一。

(2)变态反应性疾病 荨麻疹、花粉过敏、血管神经性水肿、过敏性鼻炎、支气管哮喘和过敏性休克等,也可应用糖皮质激素。

此外,还用于器官移植时抑制排斥反应,常与环孢素等合用。

4. 血液病
用于治疗急性淋巴细胞性白血病、粒细胞减少症、血小板减少和过敏性紫癜等血液病,但停药后易复发。

5. 替代疗法
用于急、慢性肾上腺皮质功能减退症、腺垂体功能减退症及肾上腺次全切除术后等疾病。

6. 局部外用　用于接触性皮炎、湿疹、牛皮癣等皮肤病,宜外用氟氢可的松、氟轻松等。对天疱疮及剥脱性皮炎等严重病例仍需全身用药。

三、用法及疗程

应根据治疗目的和病情,结合药物作用和不良反应特点来确定给药的制剂、剂量及给药方法和疗程。

1. **大剂量突击疗法**　适用于危重患者,以度过危险期,如严重感染和休克等。可短期大剂量使用,疗程一般不超过 3 天,常选用氢化可的松、地塞米松。

2. **中等剂量长程疗法**　适用于反复发作、累及多种器官的慢性病,如肾病综合征、顽固性支气管哮喘、淋巴细胞性白血病等。常选用口服泼尼松,并采用隔日疗法。

3. **小剂量替代疗法(补充疗法)**　适用于慢性肾上腺皮质功能减退症、腺垂体功能减退症及 肾上腺次全切除术后。每日给予维持量,常选用可的松 12.5～25mg 或氢化可的松 10～20mg。

4. **隔日疗法**　肾上腺皮质激素的分泌具有昼夜节律性,每日上午 8 时为分泌高峰,随后逐渐下降,至午夜时最低,这是促肾上腺皮质激素的昼夜节律所引起。在长程疗法中对某些慢性病可将 2 日的总量在隔日早晨一次给予,此时恰逢皮质激素正常分泌高峰,对肾上腺皮质反馈性抑制最小,可减少停药反应。宜用泼尼松、泼尼松龙等中效制剂。

四、不良反应及用药护理

生理剂量作为替代疗法或急症时大剂量突击疗法,很少引起副作用。超生理剂量长期应用可致严重的不良反应和并发症。

1. 长期大量应用引起的不良反应

(1)药源性肾上腺皮质功能亢进症　表现为满月脸、水牛背、皮肤变薄、痤疮、多毛、水肿、高血压、高血糖、低血钾、糖尿等,与物质代谢和水、电解质代谢紊乱相关,一般不需特殊治疗,停药后可自行消退,但肌无力恢复慢且不完全。用药期间应每日测量血压,记录出入液体量,定期测体重,监测血糖、尿糖、血清钾、血清钠水平,注意观察低钾症状(恶心、心悸、肌无力等),并告诉病人低盐、低糖、高蛋白、高纤维素饮食,多食含钾丰富的水果、蔬菜,摄入足够热量。必要时加用氯化钾。停用排钾性利尿剂如呋塞米、甘露醇等药物。

含钾丰富的食物

含钾食物分布很广,几乎所有的动植物中均含钾,尤以豆类、蔬菜、水果的含量最高。豆类含钾量高的主要有黄豆、青豆、绿豆、蚕豆等;蔬菜中含钾量高的是菠菜、山药、土豆、芹菜、苋菜、甘蓝、油菜、大葱、番茄等;水果中含钾量高的是柑橘、香蕉、草莓、葡萄、柚子、西瓜、菠萝、桃子等。除此之外,玉米面、荞麦面、海带、紫菜以及牛奶、鸡肉、黄鱼等也有一定的含量。由于钾主要存在细胞内,组织破坏后溶解析出,因此水果汁、蔬菜汤、肉汁中含量相对丰富。

---

(2)诱发或加重多种疾病

1)各种感染:因糖皮质激素无抗菌、抗病毒作用,且能降低机体防御功能,故可诱发或加重感染,也可使体内潜在病灶扩散(如结核、真菌等),宜合用足量有效抗菌药物,同时建议病人减少与外界的接触。

2)消化系统:糖皮质激素使胃酸、胃蛋白酶分泌增多,胃黏液分泌减少,可诱发或加重胃、十二指肠溃疡,也可引起食欲亢进而致肥胖症。病人应忌食生冷硬的食物,必要时加用抗溃疡药预防消化性溃疡。在合用非甾体类抗炎药(如吲哚美辛等)时更易发生,甚至可致溃疡出血、穿孔,因此尽量减少合用。偶尔也可诱发胰腺炎,注意早期发现。

3)心血管系统:糖皮质激素有保钠排钾作用,水钠潴留可引起浮肿并使高血压、慢性心功能不全加重,应定期测量血压,必要时加用抗高血压药;低血钾可致心律失常,且可加重强心苷对心脏的毒性;促进脂肪分解可加重动脉粥样硬化。

4)中枢神经系统:糖皮质激素有中枢兴奋作用,可引起激动、失眠、欣快等症状,因此不宜在睡前用药,甚至诱发精神失常和癫痫。大剂量偶可引起儿童惊厥。

5)运动系统:糖皮质激素使蛋白质分解增加,抑制肉芽组织生成而使伤口不易愈合、肌肉萎缩;因能促进排钙而致使骨质疏松甚至自发性骨折,应适当补充钙剂和维生素 D 并加强保护。可抑制儿童生长发育,应尽量减少应用。

6)其他:血糖升高可降低胰岛素或口服降血糖药的降糖效应而加重糖尿病;孕妇应用可导致畸胎,尤其在妊娠前 3 个月,妊娠后期可使胎儿肾上腺皮质功能不全;也可加重青光眼、白内障。

2. 停药反应

(1)肾上腺皮质功能减退症　长期连续应用糖皮质激素,通过负反馈作用,可使腺垂体分泌 ACTH 减少,肾上腺皮质萎缩,分泌内源性糖皮质激素减少。若骤然停药或减量过快,患者可出现肾上腺皮质功能减退的症状,表现为乏力、恶心、呕吐、低血压、低血糖等症状。故长期使用糖皮质激素应注意:①长期用药宜采用隔日疗法;②对长期用药的患者停药时应逐渐减量停药;③停药前后给予 ACTH 以促进皮质功能的恢复;④在停药过程中出现上述症状或遇应激情况时,应立即予以足量的糖皮质激素,待症状控制后再逐渐减量停药。

(2)反跳现象　指减量过快或突然停药时原病复发或加重的现象。是患者对激素产生依赖性或病情尚未完全控制所致。应加大剂量继续治疗,待症状缓解后再缓慢减量停药。

3. 药物相互作用　糖皮质激素长期与苯巴比妥、苯妥英钠、利福平等合用,因肝药酶活性增强,使糖皮质激素代谢加快而降低疗效。与高、中效利尿药及强心苷等合用,应注意低血钾。

4. 禁忌证　病毒感染如水痘、麻疹及真菌感染等,活动性消化性溃疡或角膜溃疡,严重高血压,糖尿病,新近胃肠吻合术,骨折或创伤修复期,肾上腺皮质功能亢进症,严重的精神病和癫痫患者,以及孕妇禁用。

思考题

1.长期应用糖皮质激素突然停药为什么会出现反跳现象?如何防治?

2.长期使用糖皮质激素后突然停药为什么会出现肾上腺皮质功能减退症?防治措施有哪些?

3.糖皮质激素用于治疗严重感染的目的是什么?必须注意什么?哪些感染不能用?为什么?

(姚晓伟　林益平)

任务二　甲状腺激素与抗甲状腺药的应用与护理

学习目标

- **知识目标**
  1. 熟悉硫脲类和碘制剂的作用、临床应用、主要不良反应及用药护理。
  2. 了解甲状腺激素、β肾上腺素受体拮抗药的应用。
- **能力目标**
  1. 能对硫脲类和碘制剂进行用药宣教。

● 学习案例

患者,女,33岁。心悸、手颤、怕热、多汗4个多月就诊。饮食、体重、大便无变化,血压130/70,突眼,心率120次/min,膝腱反射亢进,双手细震。实验室检查：TT_3 10.70nmol/L,TT_4 390nmol/L,FT_3 25.1fmol/L,FT_4 53.5fmol/L。诊断为甲状腺功能亢进。治疗：无碘盐饮食,丙硫氧嘧啶每日三次,饭后服用。2个月后症状明显好转。在服药期间一直合用普萘洛尔。

● 学习向导

1. 为何要合用普萘洛尔,而不合用复方碘溶液?
2. 饭前、饭后服用有何区别?

甲状腺激素(thyroid hormones)是维持机体正常代谢、促进生长发育所必需的激素,分泌过多或过少均可引起疾病。该激素包括甲状腺素(T_4)和三碘甲状腺原氨酸(T_3),T_3生物活性比T_4大5倍。甲状腺激素分泌过少所致疾病补充甲状腺激素进行治疗。

甲状腺功能亢进(简称甲亢)是多种原因所致的以甲状腺合成增多、分泌增多,引起的代谢紊乱为特征的一种综合征。治疗甲亢可用手术切除,也可用药物来暂时或长期消除甲亢症状。

一、甲状腺激素

甲状腺腺泡具有高度摄碘和浓集碘的能力,摄入的碘在腺泡上皮细胞处被过氧化物酶氧化成活性的碘,活性碘与蛋白质上的酪氨酸结合,最后生成甲状腺激素。促甲状腺素释放激素(thyrotropin releasing hormone,TRH)调节机体甲状腺激素水平,TRH可促进甲状腺细胞增生及T_3、T_4的合成、释放。食物中含碘量高时甲状腺摄碘能力下降,缺碘时摄碘能力增强,从而调节机体甲状腺激素的合成和释放。甲状腺激素口服易吸收,T_3、T_4的生物利用度分别为50%～75%和90%～95%。T_3、T_4主要在肝、肾代谢,代谢物由肾排泄,半衰期均在一天以上,每天只需用药一次。甲状腺激素可通过胎盘和进入乳汁,妊娠和哺乳期妇女应注意。

1. 药理作用

(1)维持正常生长发育　适量甲状腺激素能促进蛋白质合成,促进骨骼的生长发育,对中枢神经系统的生长发育尤为重要。在脑发育期间,缺碘、母体先天性缺陷及用抗甲状腺药而致甲状腺功能低下,都有可使神经细胞轴突和树突发生障碍,神经髓鞘形成延缓,引起智力低下、身材矮小的呆小病。

(2)促进代谢 能促进物质氧化,增加耗氧,促进糖、蛋白质、脂肪正常代谢,提高基础代谢率,使产热增。甲状腺激素水平低下者畏寒同时其他代谢活动也降低;甲状腺激素水平偏高者可有怕热、多汗等症状。

(3)提高交感神经系统的敏感性 甲状腺激素能提高机体对儿茶酚胺的反应性,增加肾上腺素 β 受体数目,因而在甲状腺功能亢进时出现神经过敏、多言好动、焦躁易怒、失眠不安,心血管方面可出现心率加快、心排出量增多、血压升高等。

2. 临床应用

(1)呆小病 甲状腺功能减退始于胎儿或新生儿,若尽早治疗,发育仍能正常。若治疗过晚,则智力低下。治疗应小剂量开始,逐渐增加剂量,有效者应终生治疗。

(2)黏液性水肿 一般服用甲状腺片,从小剂量开始,逐渐增至足量。2~3 周后基础代谢率恢复正常,可逐渐减为维持量,每天约 80mg。对垂体功能低下者宜先用糖皮质激素,再用甲状腺激素,以防发生急性肾上腺皮质功能不全。对昏迷者应静脉给药,待苏醒后改为口服。

(3)单纯性甲状腺肿 由于缺碘所致者应补碘,以含碘食盐、食物预防为主。未发现明显原因者可给予适量甲状腺激素,以补充内源性激素的不足,并可抑制 TRH 分泌过多,以缓解甲状腺组织代偿性增生肥大。

3. 不良反应及用药护理 甲状腺激素过量可引起甲亢的表现如心悸、多汗、失眠、手震颤等,重者可出现腹泻、呕吐、脉搏快而不规则,甚至出现心绞痛、心力衰竭。应立即停药,用 β 受体阻断药对抗,停药一周后再从小剂量开始应用。糖尿病、冠心病、心律失常者禁用。

二、抗甲状腺药

抗甲状腺药(antithyroid drugs)是能干扰甲状腺激素的合成与释放,消除或减轻甲状腺功能亢进症状的药物,常用药物有硫脲类:丙硫氧嘧啶、甲巯咪唑,碘和碘化物:卢戈液、碘化钠,β 受体阻断药:普萘洛尔,以及放射性碘。

(一)硫脲类

硫脲类(thioureas)是最常用的抗甲状腺药,可分为:①硫氧嘧啶类:如甲硫氧嘧啶(methylthiouracil,MTU)和丙硫氧嘧啶(propylthiouracil,PTU);②咪唑类:如甲巯咪唑(methimazole,MMI)和卡比马唑(carbimazole,CMZ)。硫氧嘧啶类口服吸收迅速,达峰时间为 2 小时,在体内分布广泛,易进入胎盘和乳汁,主要在肝脏代谢。甲巯咪唑的作用强度比硫氧嘧啶类大。卡比马唑是甲巯咪唑的衍生物,在体内转化成甲巯咪唑而发挥作用。

1. 药理作用

(1)抑制甲状腺激素的合成 通过抑制甲状腺过氧化酶所介导的酪氨酸的碘化及耦联,从而抑制甲状腺激素的生物合成。硫脲类对过氧化酶并没有直接抑制作用,而是作为过氧化酶的底物本身被氧化,从而影响酪氨酸的碘化及耦联。不影响已合成的甲状腺激素的释放和作用,须待体内已合成的激素被消耗到一定程度后才能显效。症状改善常需 2~3 周,基础代谢率恢复正常需 1~3 个月。

(2)抑制外周组织 T_4 转化为 T_3 丙硫氧嘧啶能迅速控制血清中生物活性较强的 T_3 水平,故在重症甲亢、甲状腺危象时该药可列为首选取。

(3)免疫抑制作用 可轻度抑制免疫球蛋白的生成,使循环中刺激甲状腺免疫球蛋白含量降低,对甲亢的病因治疗有一定的作用。

2. 临床应用

(1)甲亢的内科治疗　适用于轻症和不宜手术或放射性碘治疗者。开始治疗给大剂量以对甲状腺激素合成产生最大抑制作用。经 $1\sim2$ 个月症状显著减轻或基础代谢率接近正常时,药量可递减至维持量,疗程 $1\sim2$ 年。在治疗过程中应以 T_3 抑制试验或兴奋试验监测疗效。

(2)甲亢术前准备　为减少甲状腺次全切除手术者在麻醉和手术后的并发症及甲状腺危象,在手术前应先服用硫脲类药物,使甲状腺功能恢复或接近正常。用药后 TSH 分泌增多,可致甲状腺体增生和血管增生,因此,需在手术前两周加服大剂量碘剂,使腺体缩小、坚实变硬,减少充血,以利于手术进行及减少出血。

(3)甲状腺危象的治疗　外伤、手术、感染、情绪激动等诱因,可引起大量甲状腺激素释放进入血液中,可引发高热、心衰、肺水肿、水电解质紊乱等,严重时可致死,称为甲状腺危象。临床主要用大剂量碘抑制甲状腺激素的释放,并同时应用大剂量硫脲类阻止甲状腺激素的合成以作辅助,应用时间一般不超过一周。

3. 不良反应及用药护理

(1)粒细胞缺乏症　为严重不良反应,一般发生在治疗后的 $2\sim3$ 个月内,应定期检查血象。用药过程出现咽喉痛、发热,应停药并作相应的检查。应注意与甲亢本身引起的白细胞数偏低相区别。

(2)消化道反应　有厌食、呕吐、腹痛和腹泻等。

(3)过敏反应　最常见,一般不需停药也可消失。多为瘙痒、药疹,少数伴有发热,但应密切观察。

(4)甲状腺肿和甲状腺功能减退　长期用药可使血清甲状腺激素水平降低,引起 TSH 分泌增多而引起腺体增大、充血,甲状腺功能减退。

本类药物易通过胎盘和进入乳汁,哺乳期妇女禁用,妊娠时慎用。维生素 B_{12}、磺酰脲类等药物能抑制甲状腺功能,合用可能增加抗甲状腺作用。

甲亢病人饮食的注意事项

少食多餐,不能暴饮暴食。忌辛辣、烟酒。补充充足的水分,每天饮水 2500ml 左右,忌咖啡、浓茶等兴奋性饮料。适当控制高纤维素食物,尤其腹泻时。注意营养成分的合理搭配。禁食海带、海鱼、海蜇皮等含碘高的食物。

(二)碘和碘化物

碘和碘化物(iodine and iodide)常用的有碘化钾、碘化钠和复方碘溶液(卢戈液,Lugol's solution)等,以碘化物形式从胃肠道吸收。《神农本草经》记载用海带治"瘿瘤",是最早用含碘食物治疗甲状腺病的文献。

1. 药理作用　不同剂量的碘对甲状腺功能可产生不同的作用。小剂量碘是合成甲状腺激素的原料,用于预防和治疗单纯性甲状腺肿。大剂量碘对甲亢者和正常人都能产生抗甲状腺作用。主要是抑制甲状腺激素的释放,还可抑制甲状腺过氧化物酶,减少甲状腺激素的合成,还能抑制 TSH 使腺体增生的作用。

2. 临床应用

(1)防治单纯性甲状腺肿　使用小剂量碘。食盐中按 1/10000～1/100000 的比例加入碘化钠,可防止发病。疾病早期用复方碘溶液即可,必要时加服甲状腺片抑制腺体增生。

(2)甲亢术前准备　用大剂量碘,一般在手术前两周给予复方碘溶液,能使甲状腺组织退化、血管减少、腺体缩小变韧,有利于手术进行及减少出血。

(3)甲状腺危象治疗　用大剂量碘,抗甲状腺作用迅速,并在 2 周内逐渐停药,需同时服用硫脲类药物。

3. 不良反应及用药护理

急性反应在用药后立即或数小时后发生,主要表现为血管神经性水肿、上呼吸道水肿及严重喉头水肿。慢性中毒时,表现为口腔及咽喉烧灼感、唾液分泌增多等。长期服用碘还可诱发甲亢。孕妇和哺乳妇女慎用。

(三)β 肾上腺素受体拮抗药

用于甲亢治疗的药物有普萘洛尔、阿替洛尔、美托洛尔等。主要是通过阻断受体的作用改善甲亢引起的心率加快、心收缩力增强等交感神经活性增强的症状。还能抑制外周 T_4 脱碘成为 T_3。用于不宜用抗甲状腺药,不宜手术及放射碘治疗的甲亢者。甲状腺危象时,静注能使患者度过危险期。不干扰硫脲类药物对抗甲状腺的作用。

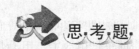

思 考 题

1.简述硫脲类药物的临床应用及不良反应及用药护理。

2.试述复方碘溶液在治疗甲状腺疾病中的作用和临床应用。

(姚晓伟　林益平)

任务三　降血糖药的应用与护理

学习目标

- **知识目标**

　　1.掌握胰岛素的临床应用、不良反应及用药护理。

　　2.熟悉磺酰脲类、双胍类的作用和用途及应用注意。

　　3.了解阿卡波糖、瑞格列奈的用途。

- **能力目标**

　　1.能正确应用胰岛素各类制剂;能正确保管胰岛素各类制剂;能进行用药宣教。

- **学习案例**

患者,男,50 岁。2 年前无明显诱因常出现全身乏力。在当地医院就诊。体温 37.1℃,

脉搏 84 次/min,血压 125/85mmHg。神志清,精神稍差,体形偏胖。实验室检查:血糖 8.9mmol/L,尿糖(一),酮尿(一)。诊断:2 型糖尿病。口服降血糖药格列喹酮治疗,三餐前各 1 片。经治疗后血糖基本稳定。1 年前实验室检查:血糖 13.2mmol/L,尿糖(一),尿酮(一),口服药调整为格列本脲,三餐前各 1 片,血糖控控制在 6.2mmol/L。近 3 个月出现体重明显增加,实验室检查:血糖 12.2mmol/L,尿糖(一),尿酮(一)。每日加服甲福明 1 片,血糖稳定在 5.9mmol/L,

● **学习向导**

1.2 型糖尿病治疗为何不首选胰岛素,而用口服降血糖药?

2.在治疗过程中调整药物的主要依据是什么?

糖尿病是由胰岛素(insulin)分泌和(或)作用缺陷导致的糖、蛋白质、脂肪代谢紊乱,以高血糖为特征的慢性疾病。糖尿病的发病率在全球范围内呈上升趋势,成为发病率和死亡率最高的疾病之一。糖尿病可分为:1 型糖尿病,即胰岛素依赖型糖尿病,与自身免疫有关,多见于青少年,常发生酮症,必须应用胰岛素治疗;2 型糖尿病,即非胰岛素依赖型糖尿病,胰岛素相对缺乏,多见于 40 岁以上中老年人,多数经严格控制饮食或口服降血糖药后可控制病情,少数需胰岛素治疗。降血糖药物治疗的目的是控制血糖、纠正代谢紊乱,防止或延缓各种并发症,降低病死率,提高生活质量。

一、胰岛素

药用胰岛素多从猪、牛胰腺提取。虽不影响在人体发挥作用,但可成为抗原,引起过敏反应。胰岛素是一种蛋白质,普通制剂易被消化酶破坏,口服无效,故必须注射给药。皮下注射吸收快,尤以前臂外侧和腹壁明显,作用可维持数小时。胰岛素在肝、肾灭活,严重肝肾功能不良可影响其作用。

常用胰岛素的作用时间和方法见表 10-2。

表 10-2　常用胰岛素的作用时间和用法

类别	制剂	注射方法	给药时间	维持时间(h)
短效	胰岛素(soluble insulin,RI)	静脉,皮下	酮症昏迷急救;餐前 15~30min	2
中效	低精蛋白锌胰岛素 (isophane insulin,NPH)	皮下	早餐,晚餐前 30~60min	6~8
长效	精蛋白锌胰岛素 (protamine zinc insulin,PZI)	皮下	早餐前 30~60min	24~36

1. 药理作用

(1)促进糖原的合成和贮存　胰岛素可加速葡萄糖的酵解和有氧氧化,抑制糖原分解和异生,促进糖原的合成和贮存,从而降低血糖。

(2)促进蛋白质的合成　能过增加氨基酸的转运和蛋白质的合成,抑制蛋白质的分解。

(3)促进脂肪的合成　抑制脂肪的分解,减少游离脂肪酸和酮体的生成,增加脂肪酸的转运。

(4)促进 K^+ 细胞内流　可激活 Na^+-K^+-ATP 酶,促进 K^+ 内流,增加细胞内 K^+ 浓度。

(5)心血管作用　加快心率,加强心肌收力,减少肾血流量。

2. **临床应用**　胰岛素制剂是治疗 1 型糖尿病的最重要药物,对胰岛素相对或绝对缺乏的各种糖尿病均有效。临床主要用于:①1 型糖尿病;②2 型糖尿病经饮食控制和口服降血糖药治疗效果不佳者;③合并严重感染、高热、手术、妊娠等的各型糖尿病;④糖尿病发生各种急性或严重并发症者,酮症酸中毒治疗原则是立即给予适量的胰岛素,及时纠正高血糖、高渗状态;⑤纠正细胞内缺钾,胰岛素与葡萄糖合用可促进钾细胞内流。

3. **不良反应及用药护理**

(1)低血糖症　多为胰岛素过量或未能按时进餐所致。胰岛素能迅速降低血糖,出现饥饿感、出汗、心率加快、焦虑等症状,严重时可引起昏迷、休克,甚至死亡。低血糖症的防治措施有:①用药后要及时进餐;②有轻微反应者,进食少量面包、饼干或口服糖水;③严重低血糖时应立即注射 50% 葡萄糖。长效制剂一般不会出现严重低血糖反应。

(2)过敏反应　一般反应轻微而短暂,如荨麻疹、血管神经性水肿等,偶尔出现过敏性休克。可用 H_1 受体阻断药和糖皮质激素治疗。多数为牛胰岛素所致。

(3)局部反应　表现为红肿、皮下脂肪萎缩,见于多次长时间注射的部位。改用人胰岛素可减轻反应。为减少组织的损伤,注射部位应经常更换。

(4)胰岛素耐受性　又称胰岛素抵抗。急性抵抗性多因并发感染、手术、情绪激动等应激状态所致,血中抗胰岛素物质增多;血中大量酮体和游离脂肪酸,pH 降低时,可减少胰岛素与受体的结合。正确处理诱因,调整酸碱、水电解质平衡,加大胰岛素剂量,可取得良好效果。慢性抵抗性,临床指每日需用胰岛素 200U 以上,且无并发症的糖尿病者,形成原因较为复杂。

肾上腺皮质激素、噻嗪类利尿药、胰高糖素等都有可升高血糖,合用时可降低胰岛素的降血糖作用。与 β 受体阻断药如普萘洛尔合用可增加低血糖的危险。

二、口服降糖药

口服降糖药(oral hypoglycemic drugs)具有口服有效、使用方便的特点。临床上常用的有:胰岛素增敏药,如曲格列酮(troglitazone)、罗格列酮(rosiglitazone)等;磺酰脲类药,如格列苯脲、格列吡嗪等;双胍类药,如二甲双胍、苯乙双胍;α-葡萄糖苷酶抑制药,如阿卡波糖(acarbose)、伏格列波糖(voglibose)等;餐时血糖调节剂,如瑞格列奈。

(一)胰岛素增敏药

噻唑烷酮类化合物(TZD)包括曲格列酮、吡格列酮、罗格列酮等,是一类新型的胰岛素增敏剂,能显著改善细胞功能和胰岛素抵,对 2 型糖尿病及心血管并发症有明显疗效。

药理作用及临床应用:

1. **降低血糖**　本类药物可使空腹血糖、餐后血糖、血中胰岛素及游离脂肪酸水平明显降低。在胰岛素控制不佳时,加用本类药也可明显减少胰岛素的用量。

2. **改善胰岛素抵抗**　本类药可降低肝脏、骨骼肌组织的胰岛素抵抗。与其他降血糖药合用降低胰岛素抵抗明显优于单用本类药。仅接受磺酰脲类或双胍类单一治疗者,胰岛素抵抗加重或无改善。

本类药可增加胰岛的面积和胰岛中的胰岛素量但对胰岛素分泌无影响,并对 β 细胞有一定的保护作用。还有抑制血小板聚集、抗动脉粥样硬化。临床上主要用于治疗胰岛素抵抗和 2 型糖尿病。有嗜睡、肌肉和骨骼痛等副作用,低血血糖发生率低,有良好的安全性和耐受性。但少数患者可出现肝毒性,尤其多见于曲格列酮,注意监测肝功能。

(二)磺酰脲类

常用的磺酰脲类(sulfonylurea)药物有格列苯脲(glibenclamide)、格列吡嗪(glipizide)、格列齐特(gliclazide)等。本类药物蛋白结合率高,多数在肝脏代谢并从肾排泄。临床主要用于胰岛功能尚存的 2 型糖尿病且饮食控制无效者。对胰岛素产生耐受者,用后刺激内源性胰岛素的分泌而减少胰岛素的用量。氯磺丙脲还可用于治疗尿崩症,使病人尿量明显减少。格列齐特不仅有降血糖作用,还有能使血小板黏附力减弱,刺激纤溶酶原合成的作用。乙醇抑制糖原异生和肝葡萄糖输出,服药期间饮乙醇可致低血糖,另一方面,本类药抑制乙醛脱氢酶作用,服药期间饮酒可出现急性乙醛中毒。

(三)双胍类(biguanides)

通过减少葡萄糖经肠道吸收、减少肝内糖原的异生、增加肌肉组织中糖的无氧酵解、增加胰岛素与受体的结合能力、促进组织摄取葡萄糖、抑制胰高血糖素的释放作用,明显降低糖尿病者的血糖水平,但对正常人血糖无影响。主要用于轻症糖尿病者,特别适用于肥胖及单用饮食控制无效者。本类药有乳酸性酸血症、酮血症等到严重不良反应,故应严格控制应用。

(四)α-葡萄糖苷酶抑制药

本类药通过抑制小肠上的 α-葡萄糖苷酶,使淀粉类分解为转化为葡萄糖的速度减慢,减少葡萄糖的吸收,从而降低餐后的血糖水平。临床用于葡萄糖耐量降低的轻症糖尿病。服药期间适当增加碳水化合物的比例,并要限制单糖的摄入量。主要副作用是胃肠道反应。

(五)餐时血糖调节剂

瑞格列奈(repaglinide)作为"第一个餐时调节剂药"用于临床。最大的优点是可模拟胰岛素的生理分泌。主要用于 2 型糖尿病患者。

血糖指数

血糖生成指数简称血糖指数,是指食物进入人体后,形成血液中葡萄糖浓度上升的速率和程度。测定食物的血糖指数时,先确定一种标准食物(一般以葡萄糖为标准食物),规定它的血糖指数是 100,其他食物对血糖的影响,与标准食物进行比较,得出其他食物的血糖指数。血糖指数高的食物,摄入体内后,血液的葡萄糖浓度上升的快,血糖浓度高。血糖指数低的食物,摄入体内后,血液的葡萄糖浓度上升的慢,血糖浓度低。糙米、全麦面粉、莜麦面、荞面是经典的低血糖指数食品。

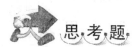 思考题

1. 在胰岛素治疗过程中如何进行药物应用护理?
2. 简述口服降糖药的分类及各类药物作用特点。

(姚晓伟)

项目十一 生殖系统药物的应用与护理

性激素是性腺分泌的激素,包括雌激素、孕激素和雄激素,属甾体化合物。临床应用的人工合成品及其衍生物,除用于治疗某些疾病外,常用作避孕药。肝药酶诱导剂可加速本类避孕药在肝内的代谢,降低避孕效果。

任务一 作用于子宫药的应用与护理

学习目标

- **知识目标**
  1. 熟悉缩宫素、麦角新碱的临床应用及用药护理。
  2. 了解其他作用于子宫药的临床应用。
- **能力目标**
  1. 能观察作用于子宫的药的疗效和不良反应。

- **学习案例**

患者,女,32 岁。孕 3 产 1,停经 42 周,无官缩入院。入院诊断:妊娠 42 周,右枕前位。入院后予 5% 葡萄糖加催产素 2.5 单位静脉内慢滴。产妇先稍有阵痛,后发现宫缩过强,立即停催产素,予静脉滴注三联针、吸氧等处理。但产妇面色转苍白,腹痛剧烈,血压急剧下降,诊断子宫破裂,失血性休克。立即在局麻下行剖腹术,术中见子宫完全破裂,胎儿胎盘均已进入腹腔,胎儿无明显呼吸心跳,行子宫次全切除术。经积极抢救与精心治疗护理,患者于术后 14 天痊愈出院。

- **学习向导**

1. 目前常用的子宫平滑肌兴奋药物有哪些?
2. 缩宫素用于催产时的剂量是多少?缩宫素有哪些不良反应?
3. 临床应用时应如何防治上述不良反应?

一、子宫兴奋药

子宫兴奋药是一类能选择性地兴奋子宫平滑肌,引起子宫收缩的药物。子宫体肌层由平滑肌束和弹性纤维组成,其中含有丰富的血管。子宫随胚胎的发育而增大,分娩时,子宫产生节律性收缩,使胎儿及其附属物娩出。同时,子宫收缩又可使子宫复原,并压迫肌层血管而止血。临床常用的有垂体后叶素类、麦角生物碱类、前列腺素类。它们的作用可因药物的种类、剂量和子宫生理状态的不同而异,使子宫产生节律性收缩或强直性收缩,前者可用于催产或引产,后者可用于子宫止血和子宫复原。如选药或用量不当,可造成胎儿窒息、子宫破裂甚至子宫切除等严重后果。

(一)垂体后叶素类

缩宫素(oxytocin,催产素)

缩宫素可来源于猪、牛、羊的垂体后叶,亦可人工合成。其效价以单位(U)计算,一个单位相当于 $2\mu g$ 纯缩宫素。口服无效,易被消化液破坏。肌内注射吸收良好,3～5分钟内起效,持续20～30分钟。可经鼻腔及口腔黏膜吸收。主要在肝、肾消除。

1. 药理作用

(1)兴奋子宫　选择性兴奋子宫平滑肌,加强子宫收缩。其作用特点:①作用快速、短暂。②对子宫体兴奋作用强,对子宫颈兴奋作用弱。③小剂量(2～5U)引起子宫节律性收缩,类似正常分娩,有利于胎儿娩出;大剂量(5～10U)则引起子宫强直性收缩,有利产后止血和产后子宫复旧。④作用受雌激素的影响,妊娠早期体内孕激素水平高,可降低子宫对缩宫素的敏感性,故子宫收缩减弱,有安胎之效;妊娠中、后期雌激素水平升高,使子宫对缩宫素的敏感性逐渐增高,临产时达到高峰;分娩后子宫对缩宫素的敏感性又逐渐降低。

(2)促进排乳　缩宫素可使乳腺腺泡周围的肌上皮细胞收缩,促进排乳,但不增加排乳总量。

(3)降压、抗利尿　大剂量缩宫素能松弛血管平滑肌,有短暂的降压作用;此外,尚有轻度抗利尿作用。

2. 临床应用

(1)催产和引产　对于胎位正常、无产道障碍的宫缩无力性难产者,可用小剂量缩宫素催产,以加强子宫节律性收缩,促进分娩;对于死胎、过期妊娠及妊娠合并严重疾病(如心脏病等)需提前终止妊娠者,可用小剂量缩宫素作引产。用法:每次2.5U,用5%葡萄糖液500ml稀释后,先以8～10滴/min的速度静脉滴注,以后根据子宫收缩和胎心情况调整滴注速度,最快不超过40滴/min。

(2)产后止血　产后出血时,应立即肌内注射或皮下注射较大剂量缩宫素(5～10U),使子宫产生强直性收缩,压迫肌层内血管而止血。但因其作用短暂,临床上已被麦角新碱所取代,后者肌内注射作用快而持久。

(3)催乳　在哺乳前2～3分钟,以缩宫素滴鼻剂滴鼻,每次3滴,经黏膜吸收后,可促进乳汁分泌。也可肌内注射2～5U催乳。目前临床应用较少。

3. 不良反应及护理用药
偶见恶心、呕吐、心律失常,使用过量可导致子宫持续性强直收缩,引起胎儿宫内窒息,甚至子宫破裂。因此,缩宫素用于催产、引产时,必须注意:① 严格掌握剂量,注意给药总量,并根据宫缩及胎心情况及时调整静脉滴注速度,避免子宫强直性收缩;② 严格掌握禁忌证,胎位不正、产道障碍及子宫异常的难产者禁用,如胎位非头先露、头盆不称、产道异常、前置胎盘、有剖宫产史的产妇,以及三胎以上经产妇等,以防子宫破裂或胎儿宫内窒息。

(二)麦角生物碱类

麦角新碱(ergometrine)

1. 药理作用　麦角新碱为麦角生物碱类,是麦角酸的衍生物。其能选择性兴奋子宫平滑肌,使子宫收缩。特点:①作用快、强大而持久;②对妊娠子宫比未孕子宫敏感,尤以临产时和新产后子宫最敏感;③剂量稍大即引起子宫强直性收缩,压迫血管而有止血作用;④对宫体和宫颈的作用无选择性,故禁用于催产、引产。

2. 临床应用

(1)子宫止血　用于产后或其他原因引起的子宫出血。常选用肌内注射,使子宫平滑肌产生强直性收缩,机械地压迫肌层内血管而止血。

(2)产后子宫复原　产后子宫复原缓慢,易致出血和感染。麦角新碱可促进产后子宫收缩,加速其复原。

3. 不良反应及护理用药　部分患者有恶心、呕吐、头晕、面色苍白及血压升高等反应;偶见过敏反应,严重者可见呼吸困难、血压下降。使用时应监测患者血压、脉率和子宫活动情况,如血压突然升高、子宫大量出血及子宫张力不足、子宫过度痉挛等应调整剂量。胎儿及胎盘娩出之前禁用,以免引起子宫破裂、胎儿宫内窒息及胎盘滞留宫内。妊娠高血压综合征、高血压、冠心病患者禁用。

麦角生物碱类药还有麦角胺(ergotamine)和氢化麦角毒(dihydrorgotoxine,海特琴)。麦角胺收缩血管作用强,临床可用于治疗偏头痛,可单用或与咖啡因合用。氢化麦角毒具有抑制下丘脑体温调节中枢、血管运动中枢和 α 受体的阻断作用,故与异丙嗪、哌替啶配成冬眠合剂用于人工冬眠。

(三)前列腺素类

地诺前列酮(dinoprostone,前列腺素 E₂)

地诺前列酮为前列腺素类药。前列腺素(prostadandin,PG)广泛存在于体内各组织和体液中,现可人工合成。

1. 药理作用

(1)兴奋子宫　对妊娠各期子宫均有明显的兴奋作用。对妊娠初、中期子宫的兴奋作用远比缩宫素强,临产前的子宫最为敏感。引起子宫收缩的特性与分娩时的阵缩相似,在增强子宫平滑肌节律性收缩的同时,尚能使子宫颈扩张。

(2)抗早孕　本药能促进黄体萎缩、溶解,使血中黄体酮水平急剧下降,子宫内膜脱落形成月经,对停经 49 天之内的早孕妇女,催经止孕的成功率可达 96%。此外,其还能促使子宫收缩,妨碍受精卵着床而发挥抗早孕作用。

2. 临床应用

(1)中期引产和足月妊娠引产　本药是一种较安全有效的引产药,除可静脉滴注外,阴道内、羊膜腔内或宫腔内羊膜腔外给药,能兴奋早、中期妊娠子宫并导致流产。

(2)妊娠早期流产　在妊娠 12 周内,能完全流产。临床常用米非司酮(mifepnstone)与米索前列醇(misoprostol)序贯配伍用药。其特点:①完全流产率高;②对母体无明显不良反应;③流产后月经能迅速恢复;④对再次妊娠无影响。

3. 不良反应及护理用药

(1)胃肠道反应 前列腺素静脉滴注时,常出现恶心、呕吐、腹痛、腹泻等胃肠道反应,这是由于前列腺素兴奋胃肠平滑肌所致。

(2)少数人还有头晕、头痛、胸闷、体温升高、心率加速、血压下降等,一般停药后自行消失。

(3)静脉滴注过量可引起子宫强直性收缩,故应严密观察宫缩情况,防止发生子宫破裂。

(4)禁忌证 青光眼、心脏病、哮喘、发热及肝、肾功能不全患者禁用。

与生殖系统关系密切的前列腺素类药还有地诺前列素(前列腺素 $F_{2\alpha}$)及卡前列素(15-甲基前列腺素 $F_{2\alpha}$)等。

二、子宫抑制药

利托君(ritodrine)

1. 药理作用和临床应用 人体子宫平滑肌上的 β 肾上腺素受体以 β_2 受体占优势。利托君主要激动子宫 β_2 受体,使子宫平滑肌松弛,从而使子宫收缩的强度和频率明显降低,减少子宫的活动而延长妊娠期,使分娩推迟。主要用于延长妊娠期,防止早产。

2. 不良反应及护理用药 因本药同时激动 β_1 受体,故可引起心率加快、心悸、胸闷及心律失常等;静脉给药时还可见恶心、呕吐、震颤、头痛、高血糖、低血钾等。静脉滴注时,应密切监测母体及胎儿的心率、血压等情况。伴有严重心血管疾病者及妊娠不足 20 周的孕妇禁用。

同类药物尚有特布他林(terbutaline)、沙丁胺醇(salbutamol)、克仑特罗(clenbuterol)等肾上腺素受体激动药,它们除用于平喘外,也可用于防治早产。

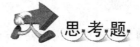

思 考 题

1. 应用缩宫素时应注意什么?

(姚晓伟)

任务二 性激素类药的应用与护理

学习目标

- **知识目标**

  1. 了解各类性激素的临床应用。

- **能力目标**

  1. 能正确应用性激素类药。

● **学习案例**

患者,女,18 岁,自诉闭经半年。13 岁月经初潮,但月经一直不规律,周期 2～3 个月不等,经量少。近半年无月经来潮。妇科检查子宫发育小。用雌激素序疗法3个月到半年,加服甲状腺素片和维生素E促进子宫发育。用药后患者月经来潮。

● 学习向导

1.雌激素的作用有哪些,应用时应注意什么?

一、雌激素类药

本类药物常用的有雌二醇、炔雌醇、炔雌醚、己烯雌酚等。其中雌二醇为卵巢分泌的天然雌激素,生物利用度低,需注射给药。

1. 药理作用

(1)女性成熟　促进女性性器官的发育和成熟,并维持女性第二性征。

(2)排卵　小剂量雌激素,促进性腺激素分泌,促进排卵;大剂量可作用于丘脑－垂体系统,能抑制促性腺素释放而抑制排卵。

(3)子宫内膜反应　在孕激素的协同下,使子宫内膜发生周期性变化,形成月经周期。

(4)其他　能使醛固酮分泌增多,促进水、钠重吸收。能增加高密度脂蛋白,增加长骨骨骺愈合,还具有对抗雄激素作用。

2. 临床应用

(1)绝经期综合征　也称更年期综合征。表现有恶心、失眠、情绪不安、面颈红热等。小剂量替代疗法,可减轻各种症状。

(2)功能性子宫出血　雌激素可促进子宫内膜增生,修复出血创面而止血。

(3)卵巢功能不全和闭经　用雌激素替代治疗,促进子宫及第二性征的发育。与孕激素合用,可产生人工月经。

(4)乳房胀痛和退乳　大剂量雌激素能干扰催乳素对乳腺的作用,使乳汁分泌减少而退乳消痛,俗称回乳。

(5)其他　绝经后5年的乳腺癌可用雌激素治疗,但绝经以前禁用;利用抗雄激素的作用治疗前列腺癌和痤疮。

3. 不良反应与应用注意事项

(1)常见恶心、呕吐、食欲不振,早晨多见。从小剂量开始,可减轻反应。

(2)长期大量使用可引起子宫出血,对于有子宫出血倾向及子宫内膜炎者慎用。

(3)妊娠期间不宜使用,以免引起胎儿发育异常。

二、雄激素类药

常用药物有睾酮、美雄酮、苯丙酸诺龙等,其中睾酮为天然雄激素。雄激素能促进男性性器官的发育和成熟;男子性功能低下时,可用睾酮进行替代治疗。雄激素能明显促进蛋白质的合成,减少蛋白质分解,使患者食欲增加,加快体质恢复,可用于治疗消耗性疾病、骨质疏松、生长延缓等,并能增强机体免疫力及抗感染能力。能改善骨髓造血功能,特别是红细胞生成,可用于治疗贫血。长期应用男性病人可发生性欲亢进,睾丸萎缩;女性病人可出现男性化现象。孕妇、前列腺癌患者禁用。肝肾功能不良、高血压慎用。

任务三　避孕药的应用与护理

- **知识目标**
  1.了解常用避孕药的用法。
- **能力目标**
  1.能对常用避孕药进行用药护理和宣教。

生殖是一个复杂的生理过程,包括精子和卵子形成及成熟、排卵、受精、着床及胚胎发育等多个环节。阻断任何一个环节均可达到避孕和终止妊娠的目的。避孕药是指一类阻碍受孕或防止妊娠的药物,是目前避孕方法中一种安全有效、使用方便、较为理想的避孕方法。现有的避孕药大多为女性避孕药。

一、甾类避孕药

甾类避孕药具有效率高、使用方便、停药后可迅速恢复生育能力、月经正常、并对月经有调节作用,可降低子宫内癌、卵巢癌的发病率等优点。全世界有上亿妇女在使用。

1. 药理作用与临床应用

(1)抑制排卵　甾类避孕药对排卵抑制效应明显,用药时避孕率达 90％以上。作用是通过抑制下丘脑促性腺素释放激素的分泌,从而抑制卵泡的成熟和排卵过程,停药后可很快恢复排卵功能。

(2)抗着床作用　孕激素抑制子宫内膜正常增殖,使其萎缩,不利于受精卵着床。

(3)其他　使宫颈黏液黏稠度增加,不利于精子进入宫腔;影响子宫和输卵管平滑肌的正常活动,使受精卵不能及时着床。

(4)用于避孕　避孕药分为口服剂、注射剂、缓释剂。成分、用法见表 11-1。

表 11-1　常用甾类避孕药的制剂和用法

制剂	成分	用法
短效口服避孕药		从月经周期第 5 天开始,每晚 1 片,22 天不能间断。如停药 7 天无月经来潮,立即服下一周期药物
复方炔诺酮片	炔诺酮,炔雌醇	
复方甲地孕酮片	甲地孕酮,炔雌醇	
长效口服避孕药		从月经来潮当天算起,第 5 天口服 1 片,最初两次间隔 20 天。以后每月 1 次 1 片。
复方炔诺孕酮乙片	炔诺孕酮,炔雌醚	
复方氯地孕酮片	氯地孕酮,炔雌醚	
长效注射避孕药		第一次于月经周期的第 5 日深部肌注 2 支,以后每隔 28 天注射一次 1 支。
复方甲地孕酮注射液	甲地孕酮,雌二醇	
探亲避孕药		在探亲期间临时服用。
甲地孕酮片	甲地孕酮	
炔诺酮片	炔诺酮	

2. 不良反应及用药护理

（1）类早孕反应　用药初期出现头晕、恶心、择食、乳房胀痛等类早孕反应。2～3个月后可减轻或消失。

（2）肝脏损害　对肝脏可有轻度损害，用药妇女应定期检查肝脏。

（3）其他　少数妇女可发生子宫不规则出血、闭经、凝血功能亢进、皮肤色素沉着等。充血性心力衰竭或水肿倾向者慎用，长期用药出现乳房肿块，应立即停药。宫颈癌者禁用。

二、男用避孕药

棉酚（gossypol）是从棉花的根、茎、种子中提取的一种黄色酚类物质。它是通过抑制精子生成达到抗生育作用，停药后逐渐恢复生育能力。不良反应有心悸、肝功能改变等。

应用避孕药应注意事项

服药期间如避孕失败造成妊娠应及早终止妊娠。如欲生育，应停药半年后再怀孕，停药期间可采用避孕套避孕。长期服药者应每年进行一次体验，测量血压、体重及腹部、乳房及盆腔检查，发现异常应停药。在使用外用避孕药如药膜、片剂、栓剂、药膏时，若避孕失败而致妊娠应做人工流产，不宜继续妊娠。

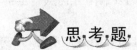

思考题

1. 简述雌激素类药物的药理作用和临床应用。

（姚晓伟）

项目十二　抗病原微生物药物的应用与护理

任务一　抗菌药物应用的基础知识

一、抗微生物药和化学治疗

　　抗微生物药是一类能对病原微生物产生抑制或杀灭作用,用于防治感染性疾病的药物。其中用于防治细菌感染性疾病的药物为抗菌药(antibacterial drugs),包括抗生素和人工合成抗菌药。用于抑制或杀灭体表和周围环境微生物的药物称为消毒防腐药。凡能抑制或杀灭病原微生物、寄生虫及癌细胞的药物治疗统称为化学治疗(chemotherapy),简称化疗,所用的药物称为化疗药物。评价化疗药物安全性的指标为治疗指数,通常以动物 LD_{50} 和治疗感染动物 ED_{50} 的比值表示。治疗指数愈大愈安全,说明药物毒性低而疗效高。

　　在应用化学治疗药物时,需注意药物、机体和病原体三者之间的相互关系(图 12-1),注重调动机体的免疫力,提高药物对病原体的针对性,避免抗菌药滥用,以防止病原体产生耐药性和产生药物不良反应,充分发挥药物的治疗作用。

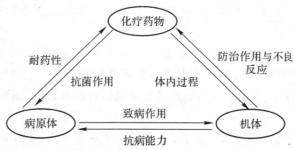

图 12-1　化学治疗药、病原体和机体三者之间的关系图

二、概念及术语

1. 抗生素 抗生素(antibiotics)系某些微生物在其代谢过程中,产生一种对其他微生物具有抑制或杀灭作用的物质,包括天然抗生素和半合成抗生素。天然抗生素是直接从微生物培养液中获得,如青霉素。半合成抗生素,是保留天然抗生素的主要结构,在侧链进行人工改造后得到的一些半合成衍生物,如阿莫西林。

2. 抗菌谱 抗菌谱(antimicrobial spectrum)是指抗菌药作用的范围,是临床选药的依据。仅对某一种或某一菌属致病菌产生抑制或杀灭作用的称为窄谱抗菌药,如异烟肼只对结核分枝杆菌有效;对多种致病菌有抑制或杀灭作用的药为广谱抗菌药,如四环素类、喹诺酮类等。

3. 抗菌活性 抗菌药抑制或杀灭病原微生物的能力称为抗菌活性(antibacterial activity,ABA)。能抑制病原菌生长的最低药物浓度为最低抑菌浓度(MIC);能杀灭病原菌的最低药物浓度为最低杀菌浓度(MBC)。两者的数值越小,表示抗菌活性越大。

4. 抑菌药和杀菌药 抑菌药(bacteriostatic drugs)一般指抑制病原菌生长繁殖的药物,如大环内酯类药等。杀菌药(bactericide drugs)指对病原菌具有杀灭作用的药物,如青霉素类等。但这种分类是相对的,与血浆药物浓度和用药时间有关,如抑菌药在高浓度与长时间使用时,也可获得杀菌作用,如阿奇霉素。

5. 抗生素后效应 抗生素后效应(post antibiotic effect,PAE)系细菌与抗生素短暂接触,当抗生素低于最低抑菌浓度或被消除之后,细菌生长仍受到持续抑制的效应。通常以时间(小时)表示。目前发现,几乎所有的抗生素都有后效应,氨基糖苷类抗生素及喹诺酮类药尤为显著,PAE长的药物有利于缩短抗生素的疗程。

6. "时间依赖性"与"浓度依赖性"抗生素 "时间依赖型"抗生素,包括β-内酰胺类、大环内酯类、磺胺类,当血药浓度达到4×MIC时,杀菌效应即达到了饱和。特点:无首次接触效应,只有当血药浓度达到MIC时,即可有效地杀灭细菌,本类药物常须一日多次给药,使血药浓度维持在MIC之上。"浓度依赖型"抗生素包括氨基糖苷类、喹诺酮类抗生素,当血药浓度超过MIC甚至达到(8~10)×MIC时,可以达到最大的杀菌效应特点:①有首次接触效应(first exposure effect);②有较长的抗生素后效应,因此这类药物临床疗效的关键是药物浓度,所以常一天一次给药。因为药物毒性与峰值浓度相关,故一天一次给药时应进行血药浓度监测,以保证其安全性。

三、抗菌作用机制

抗菌药主要通过干扰病原菌的生化代谢过程而达到抑菌或杀菌的作用。主要机制如下。

1. 阻碍细菌细胞壁合成 β-内酰胺类抗生素作用于胞浆膜上的青霉素结合蛋白(PBPs)——转肽酶的转肽作用,阻碍病原菌细胞壁基础成分——胞壁黏肽的合成,造成细胞壁缺损,水分由等渗环境不断向具有高渗透压的菌体内渗入,致使细胞膨胀、变形,又在自溶酶的影响下,细胞破裂、溶解、死亡。

2. 增加胞浆膜通透性 多肽类(多黏菌素B、E)和多烯类(制霉菌素、两性霉素B)抗生素能与病原菌胞浆膜中的磷脂或固醇类物质结合而使胞浆膜的通透性增加,菌体内蛋白质、氨基酸、核苷酸、磷脂等主要成分外漏,导致病原菌死亡。

3. 抑制蛋白质合成　氨基糖苷类、四环素类、大环内酯类、林可霉素类等抗生素,对病原菌的核蛋白体具有高度选择性作用,从而抑制菌体蛋白质合成的不同环节,产生抑菌或杀菌作用。

4. 抑制核酸合成　喹诺酮类、利福霉素等抗菌药抑制 DNA 及 mRNA 的合成,磺胺类与甲氧苄啶影响叶酸代谢,均可导致核酸合成受阻,妨碍细菌的生长、繁殖。

四、耐药性

耐药性(drug resistance)又称抗药性,是敏感病原菌反复多次接触抗菌药后,对抗菌药的敏感性降低或消失的现象。其产生机制如下。

1. 产生灭活酶　一种为水解酶,如 β-内酰胺酶,能使内酰胺类抗生素的 β-内酰胺环水解破裂而失活,包括水解青霉素类抗生素青霉素型和主要水解头孢菌素类的头孢菌素型,后者亦能水解青霉素类抗生素。另一种为合成酶,又称钝化酶,如乙酰转移酶、磷酸基转移酶及核苷转移酶,分别将乙酰基、磷酰基或核苷转移到氨基糖苷类抗生素的－NH$_2$ 或－OH 基上,改变分子结构,使氨基糖苷类被这类酶钝化后而失活。

2. 改变细菌胞浆膜通透性　如铜绿假单胞菌和某些革兰阴性杆菌能细胞壁水孔和外膜非特异性通道而阻止药物进入菌体,造成对广谱青霉素类、氨基糖苷类,包括第三代头孢菌素在内的部分头孢菌素产生耐药;对四环素耐药的机制是细菌诱导产生某些蛋白质堵塞了细胞壁的孔道,使药物无法通过或不易渗至菌体内而形成耐药。

3. 改变菌体内靶位结构　细菌改变靶位蛋白结构,使抗生素不能与之结合或亲和力降低而造成耐药,如对链霉素、利福霉素等耐药的菌株。

4. 细菌改变代谢途径　对磺胺类药耐药的菌株,一是由于产生较多的对药物具有拮抗作用的底物——对氨苯甲酸所致;二是细菌也可通过直接利用外源性叶酸,不再自身合成,改变对营养物质的获取途径而产生耐药。

护士在临床用药护理工作中应加强对患者宣传滥用抗生素的危害,严格执行抗菌药的药物医嘱,与耐药菌感染患者接触后应认真采取洗手和其他隔离预防措施,以避免耐药菌株的传播和交叉感染的发生。

 思考题

1. 名词解释:抗生素　抗菌谱　耐药性　抗生素后效应
2. 执行"时间依赖性"与"浓度依赖性"抗生素医嘱时应有哪些不同点?

（林益平）

任务二　β-内酰胺类抗生素的应用与护理

学习目标

- **知识目标**
  1. 熟悉青霉素 G 的性状、抗菌谱、适应证、不良反应及用药护理。
  2. 熟悉半合成青霉素类的分类、特点、适应证、不良反应及用药护理。
  3. 熟悉头孢菌素类药物的分类、特点、适应证、不良反应及用药护理。
- **能力目标**
  1. 能预防和抢救 β-内酰胺类药物引起的过敏性休克。
  2. 能正确配制青霉素溶液并正确应用。

- **学习案例**

患者，男，15 岁，学生。因咽痛伴发热、咳嗽 3 天就诊，医生拟"青霉素 540 万单位加入生理盐水 250ml 中静滴，2 次/日"治疗，先接受青霉素皮试。以往注射过青霉素，不过敏。护士给病人左手前臂内侧部皮内注射青霉素 G 钠 10U。30 秒后病人全身发痒，四肢发麻。1 分钟后皮试处有红斑伪足，面部及两臂呈橘皮样肿胀。3 分钟后口唇发绀，痉挛性咳嗽，呼吸带哮鸣音。大约 5 分钟时表情淡漠，神志不清，四肢厥冷，呼吸浅表，脉搏摸不到，血压 40/0mmHg，心音弱而快速，四肢肌肉松弛。护士在皮试后 1 分钟即使病人平卧、盐酸肾上腺素针 0.5mg 皮下注射、吸氧等处理。约半小时后，病人神志清醒、面色好转、呼吸渐平稳、测血压 94/62mmHg、HR115 次/min。

- **病情分析**
  1. 本例为急性上呼吸道感染患者，细菌性病原体最多见的是溶血性链球菌。
  2. 过敏性休克的主要表现是外周循环衰竭、心肌收缩力量减弱、支气管黏膜下水肿和平滑肌痉挛、脑缺氧等，来势凶猛，发展迅速，预后不好。
- **学习向导**
  1. 本例患者为什么要用青霉素治疗？
  2. 青霉素最严重的不良反应是什么？如何防治？

β-内酰胺类抗生素的化学结构中都含有 β-内酰胺环（图 12-2），是具有抗菌活性的必需部分，包括青霉素类、头孢菌素类和其他 β-内酰胺类。

一、青霉素类

青霉素类抗生素分两类：天然青霉素和半合成青霉素类，基本结构均由母核 6-氨基青霉烷酸（6-APA）和侧链组成（参见图 12-2），其代谢产物是导致过敏的主要原因。不同的侧链影响其抗菌谱、抗菌活性及对青霉素酶的稳定性。

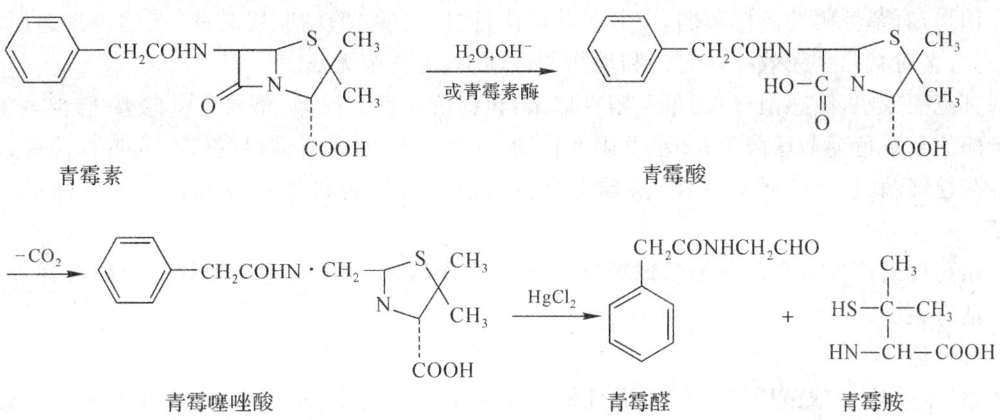

图 12-2　青霉素结构及其代谢产物示意图

(一)天然青霉素

青霉素 G(penicillin G,benzylpenicillin,苄青霉素)

青霉素 G 是从青霉菌培养液中提取得到的。为有机酸,难溶于水,现主要用其钠盐,其晶粉在室温中稳定,可保存数年,易溶于水,但水溶液在室温中极不稳定。

青霉素的发现

1928 年秋,英国细菌学家弗莱明在实验室中用培养皿培养葡萄球菌,但他忘记了盖上其中的一个培养皿。当他再次来到实验室时,看到没有加盖的培养皿中长出了绒毛状的霉。霉外围的葡萄球菌仍然生长茂盛,而霉附近的葡萄球菌却死亡了。经实验确认,此霉属于青霉菌属。弗莱明认为葡萄球菌死亡的原因是青霉菌能够分泌出一种极强的杀菌物质——青霉素。

牛津大学的病理学家弗洛里(Florey)和病理化学家钱恩(Chain)于 1940 年成功地提取了青霉素。1941 年,青霉素投入临床使用获得成功,至此,一种优秀的抗感染药物在经历了曲折和艰难之后终于问世。这个划时代的研究结果,使诺贝尔基金会把1945 年医学奖授给了发现青霉素的三位元勋:弗莱明、弗洛里和钱恩。

1.**体内过程**　本药口服不耐酸,易被胃酸和消化酶破坏,常规为肌内注射和静脉滴注。体内分布广,可达胆汁和胎儿循环中,脑脊液中浓度低。大部分以原形由肾小管分泌排出。$t_{1/2}$ 为 0.5~1.0 小时,有效血药浓度维持 4~6 小时,临床上常每日多次给药,属于时间依赖性型抗生素。

为了延长青霉素 G 的作用时间,可采用难溶制剂普鲁卡因青霉素(procaine benzylpenicillin)和苄星青霉素(benzathine benzylpenicillin,长效西林)。前者为混悬剂,一次肌内注射 40 万单位,可维持 24 小时;后者为油剂,一次肌内注射 120 万单位,可维持 15 天。这两种制剂的血药浓度不高,仅用于轻症患者或用于预防感染。

2.**抗菌作用**　青霉素阻碍细菌细胞壁合成产生抗菌作用,不破坏已形成的细胞壁。其抗菌特点为:①对繁殖期细菌作用强,对静止期细菌作用弱,是繁殖期杀菌剂;②对革兰阳性菌作用强,对革兰阴性菌抗菌弱,尤其是革兰阴性杆菌的胞壁粘肽层较薄,菌体内渗透压较低,青霉素对其几乎无效。③对人和动物的毒性小,对真菌无效。

其范围较窄,敏感菌有:①革兰阳性球菌:包括溶血性链球菌、草绿色链球菌、肺炎球菌、不产酶的金黄色葡萄球菌等;②革兰阳性杆菌:包括破伤风杆菌、白喉杆菌、炭疽杆菌等;③革兰阴性球菌:包括脑膜炎球菌、淋球菌;④螺旋体:包括梅毒螺旋体和钩端螺旋体;⑤放线菌。

耐药性的产生与金黄色葡萄球菌能产生青霉素酶(β-内酰胺酶),裂解 β-内酰胺环而使其失活有关。

3. 用途

(1)革兰阳性球菌感染　如溶血性链球菌感染引起的咽炎、扁桃体炎、中耳炎、蜂窝织炎、猩红热,草绿色链球菌引起的心内膜炎,宜与庆大霉素合用。肺炎链球菌引起大叶性肺炎、脑膜炎、支气管炎,葡萄球菌的敏感菌株引起的疖、痈、骨髓炎、呼吸道感染、败血症等,均宜首选青霉素。

(2)革兰阴性球菌感染　如淋病奈瑟菌引起的淋病、脑膜炎奈瑟菌引起的脑膜炎必须使用大剂量青霉素等。

(3)革兰阳性杆菌感染　如白喉、破伤风、气性坏疽等,因青霉素对这些细菌产生的外毒素无作用,所以必须及时合用相应的抗毒素。

(4)螺旋体感染　如钩端螺旋体病、梅毒、回归热等。

(5)放线菌感染　如放线菌引起的局部肉芽肿样炎症、脓肿、多发性瘘管及肺部感染、脑脓肿等,需大剂量、长疗程用药。

4. 不良反应

(1)过敏反应　青霉素过敏反应发生率高,可达 20％,轻者表现为荨麻疹、皮炎、药热、血管神经性水肿等,严重者可致过敏性休克,表现为呼吸困难、胸闷、面色苍白、发绀、出冷汗、脉搏细弱、血压下降、昏迷、惊厥等。如不及时抢救,可出现呼吸和循环衰竭而危及生命。

(2)赫氏反应　应用本药治疗梅毒、钩端螺旋体病和炭疽病时,可有症状加剧的现象,表现为全身不适、寒战、发热、咽痛、肌痛、心跳加快等,并可危及生命。

(3)其他　肌注时可出现局部红肿、疼痛、硬结等,钾盐尤甚。若青霉素钾盐大剂量静脉给予时,可出现高钾血症甚至心律失常,故钾盐不宜静注。青霉素鞘内注射一次超过 2 万单位或大剂量快速静脉给药时,可引起头痛、肌肉震颤、惊厥、昏迷等,类似癫痫发作,称为青霉素脑病。

(二)半合成青霉素类

天然青霉素虽有高效、低毒、价廉等优点,但其抗菌谱窄,不耐酸,不耐酶,使临床应用受到限制。为克服上述不足,在酰胺酶作用下将天然青霉素裂解得到主核 6-APA(参见图 12-2),加上不同的侧链可获得一系列具有耐酸、耐酶、广谱、抗铜绿假单胞菌等特点的半合成青霉素。但均与青霉素 G 之间有交叉过敏性,用药前均需先做皮试,阴性者才能使用。

临床常用半合成青霉素类药的特点及用途见表 12-1。

表 12-1 常用半合成青霉素类药的特点及用途

常用药物		特点及用途
耐酸青霉素类	青霉素 V(penicillinV)	抗菌谱与青霉素 G 相似,抗菌活性较弱; 不耐 β-内酰胺酶 耐酸,口服吸收好; 仅用于革兰阳性球菌引起的轻度感染。
耐酸青霉素类	苯唑西林(oxacillin) 氯唑西林(cloxacillin) 氟氯西林(flucloxacillin)	抗菌谱与青霉素 G 相似,抗菌活性较弱; 耐 β-内酰胺酶,对产酶的金黄色葡萄球菌作用强; 耐酸,可口服,食物会影响吸收; 主要用于耐青霉素 G 的金黄色葡萄球菌感染。
广谱青霉素类	氨苄西林(ampicillin) 阿莫西林(amoxicillin)	对革兰阳性菌的作用不及青霉素 G,对革兰阴性杆菌作用较强,如伤寒杆菌、大肠杆菌、变形杆菌等,对铜绿假单胞菌无效; 耐酸可口服,但吸收不完全,严重感染仍需注射给药;不耐 β-内酰胺酶; 用于各种敏感革兰阴性菌所致的全身感染,严重患者应联合应用氨基糖苷类抗生素。
抗铜绿假单胞菌青霉素类	羧苄西林(carbenicillin) 哌拉西林(piperacillin) 阿洛西林(azlocillin) 美洛西林(mezlocillin) 呋布西林(furbucillin)	抗菌谱广,抗菌作用强; 对革兰阴性菌,尤其对铜绿假单胞菌有强大抗菌作用,对革兰阳性菌作用不及青霉素 G;哌拉西林作用较强,对多种厌氧菌有效; 不耐酸、不耐 β-内酰胺酶; 用于各种敏感革兰阴性菌所致的严重感染,患者应联合应用氨基糖苷类抗生素。
抗革兰阴性杆菌青霉素	美西林(mecillinam) 替莫西林(temocillin)	抗菌谱窄,对抗革兰阴性菌作用强,对抗革兰阳性菌作用弱,主要用于肠杆菌属、流感杆菌、肺炎克雷白杆菌等引起的肠道、泌尿道、呼吸道感染。某些对头孢第三代耐药的革兰阴性菌对替莫西林也敏感。对铜绿假单胞菌无效。

二、头孢菌素类

头孢菌素类抗生素是在头孢菌素的母核 7-氨基头孢烷酸(7-ACA)上接不同侧链得到的一系列半合成抗生素,其化学结构中均含有与青霉素类相同的 β-内酰胺环。

1.**分类** 依据研制应用的顺序和抗菌特点,以"代"分类。现已有 4 代头孢菌素用于临床,前 3 代较为常用。

常用头孢菌素药的特点及用途见表 12-2。

表 12-2　常用头孢菌素药的特点及用途

常用药物		特点及用途
第一代	头孢氨苄(cefalexin) 头孢羟氨苄(cefadroxil) 头孢唑啉(cefazolin) 头孢拉定(cefradine)	对革兰阳性菌作用强,对革兰阴性菌作用弱; 对铜绿假单胞菌、厌氧菌无效; 对青霉素酶稳定,对革兰阴性杆菌产生的 β-内酰胺酶不稳定; 有肾毒性,头孢拉定较轻,但可致药物性血尿; 主要用于耐青霉素 G 金黄色葡萄球菌及其他敏感菌所致的轻、中度呼吸道及软组织、尿路感染等。
第二代	头孢克洛(cefaclor) 头孢呋辛(cefuroxime) 头孢尼西(cefonicid)	对革兰阴性菌作用较革兰阳性菌强; 部分对厌氧菌有一定作用,对铜绿假单胞菌无效; 肾毒性较小; 主要用于革兰阴性杆菌所致的呼吸道、胆管、尿路和其他组织、器官的感染;
第三代	头孢噻肟(cefotaxime) 头孢他啶(cefiahdime) 头孢曲松(ceftriaxone) 头孢哌酮(cefoperazone)	对革兰阳性菌作用弱,对革兰阴性杆菌作用强; 对铜绿假单胞菌(头孢他啶较强)、厌氧菌作用较强; 对多种 β-内酰胺酶稳定; 组织穿透力强、体内分布广; 血浆 $t_{1/2}$ 长; 基本无肾毒性; 用于重症耐药革兰阴性杆菌感染,尤其是危及生命的严重革兰阴性杆菌感染及兼有厌氧菌和革兰阳性菌的混合感染;
第四代	头孢吡肟(cefepime) 头孢匹啰(cefpriome) 头孢克定(cefcidin)	对革兰阴性杆菌作用更强,对铜绿假单胞菌作用强,对革兰阴性杆菌所产生的 β-内酰胺酶更稳定。主要用于敏感革兰阴性杆菌所致的中、重度感染,特别是当对第三代头孢菌素耐药的革兰阴性杆菌引起的重症感染

2. **抗菌作用和用途**　抑制细菌细胞壁的合成而产生杀菌作用,属于繁殖期杀菌药,具有抗菌谱广、杀菌作用强、疗效高、对 β-内酰胺酶较稳定、过敏反应较青霉素少等特点,是临床最常用的抗生素。

3. **不良反应**

(1)过敏反应　常见为皮疹、药热,严重者也可发生过敏性休克。青霉素过敏者约有 5%～10%对头孢菌素有交叉过敏反应,应予以重视。

(2)胃肠道反应　口服头孢菌素类药可发生恶心、食欲减退、腹泻等反应。第三代头孢菌素偶可发生二重感染。

(3)肾毒性　第一代头孢菌素大量使用,或与氨基糖苷类抗生素合用,可出现肾近曲小管坏死,产生肾毒性,禁用于肾脏疾病患者。

(4)出血　头孢哌酮可引起低凝血酶原症及血小板减少,导致严重出血。

三、其他 β-内酰胺类

(一)头孢霉素类

属于半合成第二代头孢菌素,具有抗菌谱广、对革兰阴性杆菌有较强的杀菌作用、对厌氧菌有高效，对 β-内酰胺酶稳定的特点。目前临床应用的有头孢西丁（cefoxitin）、头孢美唑（cefmetazole），用于厌氧菌引起的盆腔、腹腔及妇科的混合感染。

本类药主要不良反应有皮疹、静脉炎、蛋白尿等。

（二）头孢烯类

本类药是半合成的氧头孢烯类抗生素，抗菌性能与第三代头孢菌素相近，抗菌谱广，对革兰阳性和阴性菌作用强，耐 β-内酰胺酶，易透过血脑屏障，血浆 $t_{1/2}$ 较长。临床应用的有拉氧头孢（latamoxef）和氟氧头孢（nomoxef），用于治疗尿路、呼吸道、妇科、胆道感染及脑脊髓膜炎、败血症等。

主要不良反应以皮疹多见，偶见凝血障碍。

（三）碳青霉烯类

本类药抗菌谱广，抗菌作用强，耐酶，对质粒介导的超广谱 β-内酰胺酶（ESBLs）、染色体及质粒介导的头孢菌素酶（AmpC 酶）均具有高度稳定性。主要用于适用于多种病原体包括需氧菌和或厌氧菌引起的混合感染。常用药有亚胺培南（imipenem）、美罗培南（meropenem）等。亚胺培南不能口服，因在体内易被脱氢肽酶水解失活，故需与脱氢肽酶抑制剂西司他丁（cilastatin）等量合用。现已制成的亚胺培南-西司他丁钠注射剂（泰能，tlenam），用生理盐水溶解后使用。

常见不良反应为恶心、呕吐、腹泻等消化道症状，剂量过大可致中枢神经系统反应，出现抽搐、惊厥、意识障碍等症状。

（四）β-内酰胺酶抑制药

本类药本身没有或只有很弱的抗菌活性，但能抑制 β-内酰胺酶，当与 β-内酰胺类抗生素合用时，可扩大抗菌谱，增强抗菌作用，主要用于产 β-内酰胺酶的金黄色葡萄球菌、表葡菌、肠球菌、流感杆菌、铜绿假单胞菌、卡他莫拉菌、脆弱类杆菌、淋球菌、肠杆菌、奇异变型杆菌等所致的各种感染。不良反应少而轻。临床应用有克拉维酸（clavulanicacid，棒酸）、舒巴坦（sulbactarn，青霉烷砜）、他唑巴坦（tazobactam）等。组成的复方制剂有：阿莫西林-克拉维酸、氨苄西林-舒巴坦、头孢哌酮-舒巴坦及他唑巴坦与哌拉西林组成的等。

（五）单环 β-内酰胺类

氨曲南（aztreonam）抗菌谱窄，主要对需氧的革兰阴性菌包括铜绿假单胞菌有强大的抗菌作用，具有耐酶、低毒、体内分布广、与青霉素类和头孢菌素类很少交叉过敏等特点，可用于对青霉素、头孢菌素过敏的病人。临床常用于敏感菌所致泌尿道、呼吸道、胆管、腹腔、盆腔、皮肤软组织感染以及败血症、脑膜炎等。不良反应少而轻，偶可出现皮疹或血清氨基转移酶升高。有过敏史及过敏体质者慎用。

四、β-内酰胺类药物的用药护理

1.青霉素过敏的防治必须做到：①询问过敏史，包括青霉素类和头孢菌素的过敏史。②皮肤过敏试验：凡初次应用、用药间隔 3 天以上以及用药过程中更换不同批号者均需作皮肤过敏试验（皮试）。皮试阳性者应禁用。③避免局部用药以及饥饿和疲劳状态用药，用药后应留观病人 30 分钟。④备好抢救药物和器械：皮试和用药前，应准备肾上腺素和吸氧装置等，以备急救用。一旦发生过敏性休克，立即皮下或肌注 0.1% 肾上腺素 0.5～1ml（儿童最大量为 0.3mg），必要隔 20～30 分钟重复给药；严重者可稀释后从静脉给予肾上腺素；心跳停止者,可心内注射,酌情加用糖皮质激素、H_1 受体阻断药(如异丙嗪);呼吸困难者给予吸氧及人工呼吸,必要时作气管切开。

青霉素皮试方法

在前臂屈侧皮内注射青霉素 G 生理盐水溶液 0.05~0.1ml(浓度为 100~200U/ml),20 分钟后观察局部反应,若出现红肿或有伪足,直径大于 1cm 为阳性,应禁用青霉素类。

2.青霉素水溶液不稳定,久置后易诱发过敏反应,应现配现用,静滴时间控制在 0.5~1 小时为宜。青霉素制剂不宜与任何制剂同时使用;青霉素最适 pH 值为 5~7.5,故静滴时最好选用灭菌生理盐水稀释(pH 值为 4.5~7.0)。

3.青霉素 G 盐有较强刺激性,宜选深部肌内注射或缓慢静注。长期应用或大剂量静注含钠、钾的 β-内酰胺类,必须监测血清电解质(100 万单位青霉素 G 钾盐含钾约 67mg,100 万单位青霉素 G 钠盐含钠约 40mg),对合并心衰或肾衰竭病人,可防止出现水、钠潴留及血钾过高。为避免肌注的疼痛和静注引起的静脉炎,宜选用青霉素 G 钠盐且每次更换注射部位,并用热敷。鞘内注射易引起神经损伤,宜改用 2‰苯甲醇作溶媒。大剂量静滴青霉素时可出现青霉素脑病,表现为头痛、喷射性呕吐等症状,尤其对婴儿、老人及肾功能不全病人应慎用。

4.青霉素的混悬剂和油剂不能静脉给药,必须深部肌肉注射。

5.头孢菌素类与青霉素类之间有部分交叉过敏反应,对青霉素过敏者慎用或禁用,必要时做皮试,并密切观察。发生过敏性休克的处理同青霉素。

6.第一代头孢菌素类有较强的肾毒性,肾功能不全者慎用。用药期间要注意肾功能的改变,对老年患者应特别重视,要定期检测尿蛋白、血尿素氮,注意观察尿量、尿色。

7.头孢菌素类药物可抑制肠道细菌合成维生素 K,故用药期间可能并发出血,不宜与抗凝血药、非甾体抗炎镇痛药合用,且用药期间应注意观察病人有无出血倾向,必要时酌情补给维生素 K 等。

8.应用头孢菌素类药物不要饮酒和含乙醇的饮料,以免发生"酒醉样"反应(面红、胸闷、血压下降、心动过速、腹部绞痛、恶心、呕吐、眼花、痉挛等)。

9.药物相互作用 磺胺类、大环内酯类、四环素类等抑菌药可降低青霉素抗菌活性,不宜联合应用;与氨基糖苷类抗生素合用可增强青霉素的抗菌作用,但不能混合静脉注射,以免相互作用导致药效降低。第一代头孢菌素与氨基糖苷类抗生素、高效利尿药合用可加重肾损害,甚至可出现肾衰竭,应避免合用。头孢曲松不宜与含钙剂溶液混合应用于新生儿患者。

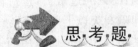 思考题

1.天然青霉素的抗菌谱是什么?

2.如何防范青霉素过敏?

3.第三代头孢菌素有哪些特点？

4.β-内酰胺类药物的用药护理应做好哪些方面？

（林益平）

任务三 大环内酯类抗生素的应用与护理

学习目标

- **知识目标**
  1.掌握大环内酯类抗生素的用途、主要不良反应及用药护理。
- **能力目标**
  1.能进行大环内酯类抗生素的用药护理。

● 学习案例

患者，男，5岁。因阵发性剧烈咳嗽20余天入院。患者20余天前出现咳嗽，1周前咳嗽加重，呈阵发性，痰少，青霉素钠240万单位静滴治疗7天，咳嗽无缓解。查体：体温37.0℃，双肺未闻及明显湿啰音，胸片显示双肺间质性肺炎，血液分析：白细胞$7.8\times10^9/L$，中性粒细胞0.68，淋巴细胞0.32，诊断为支原体肺炎。给予阿奇霉素针0.25加入250ml生理盐水中缓慢静脉滴注，用药过程中患儿诉胃部不适、恶心欲吐，护士再次调慢滴速后好转，连用3天，咳嗽逐渐减轻，停药4天后改口服给药，痊愈。

● 病情特点

支原体肺炎是由支原体（mycoplasma，MP）感染引起的，呈间质性肺炎及毛细支气管炎样病理改变，临床表现为顽固性剧烈咳嗽的肺部炎症。支原体肺炎好发于儿童。

支原体是一种简单的原核生物，其大小介于细菌和病毒之间，结构比较简单，没有细胞壁。常引起人类呼吸道、泌尿道等部位感染。

● 学习向导

1.本病用青霉素治疗为什么没效果？改用阿奇霉素后为什么有效？

2.本例应用阿奇霉素后出现哪些不良反应？护士应用大环内酯类药物时应注意哪些事项？

一、大环内酯类抗生素的共同特点

本类抗生素具有大环内酯核心结构。临床常用的有红霉素、乙酰螺旋霉素、麦迪霉素等天然品及罗红霉素、克拉霉素、阿奇霉素等半合成品。

天然大环内酯类是难溶于水的碱性药物。其特点有：①抗菌谱窄（对革兰阳性球菌、某些厌氧菌、军团菌、衣原体和支原体等有效）；②对胃酸很不稳定，口服生物利用度低，pH<4时几乎无抗菌活性；③组织中浓度＞血药浓度；④主要经胆汁排泄，对胆管感染效果好，但不

易通过血脑屏障。

半合成大环内酯类抗生素主要有罗红霉素、克拉霉素、阿奇霉素等。本类药物的特点有：①对胃酸稳定，口服生物利用度高；②血药浓度高，组织渗透性好；③$t_{1/2}$较长，用药次数减少；④抗菌谱广，对革兰阴性菌抗菌活性增强；⑤对金黄色葡萄球菌、化脓性链球菌具有良好的 PAE；⑥不良反应少而轻。

1. 抗菌作用与机制 大环内酯类抗生素的抗菌谱较窄，主要包括：①对革兰阳性菌有强大抗菌活性（包括产生 β-内酰胺酶的金黄色葡萄球菌）；②脑膜炎球菌、淋球菌、流感杆菌、百日咳杆菌等革兰阴性菌；③军团菌、弯曲菌、支原体、衣原体、非典型分枝杆菌等非典型病原体也有良好的抗菌作用。

本类药通常为速效抑菌剂，高浓度时为杀菌剂，在碱性溶液中抗菌活性强。其作用机制为与敏感菌核糖体 50 秒亚基结合，抑制转肽酶，阻止肽链延长，抑制菌体蛋白质合成。

细菌对其易产生耐药性，但不持久，停药数月可恢复敏感性。与其他抗菌药之间无交叉耐药性，本类抗生素之间有部分交叉耐药性。

军团菌

1976 年在美国费城召开的全美退休军人会议暴发了严重的肺炎，参会的149人中有34人死亡，从死者肺组织中分离出一种新的菌种，命名为军团菌，属于革兰阴性杆菌。

---

2. 用途 主要用于：①对青霉素过敏患者或耐青霉素的革兰阳性菌如金黄色葡萄球菌、肺炎球菌和其他链球菌引起的感染；②军团菌病、弯曲杆菌、肺炎支原体、衣原体等感染者及白喉带菌者。③百日咳、厌氧菌和需氧菌引起的口腔感染。

3. 不良反应

(1)胃肠道反应 口服或静脉注射均可引起，半合成品的发生率明显降低。主要表现为腹痛、腹胀、恶心、呕吐等。

(2)肝损害 表现为胆汁淤积性黄疸为主，亦可发生肝实质损害（黄疸、转氨酶升高等）。酯化红霉素更易引起，发生率可高达 40%，其他大环内酯类发生率较低。

(3)耳毒性 红霉素每日剂量大于 4g 易发生，常发生在用药后 1～2 周。损害以耳蜗为主，症状以耳聋多见，前庭功能亦可受损。

(4)其他 偶见药热、皮疹等过敏反应，但与青霉素之间无交叉过敏；心脏毒性反应。

二、常用大环内酯类抗生素

红霉素 (erythromycin)

红霉素为治疗军团菌病、百日咳、空肠弯曲菌肠炎、支原体肺炎及白喉带菌者的首选药，常用于治疗厌氧菌引起的口腔感染和支原体、衣原体所致的泌尿生殖系统感染，也是治疗胆管感染的首选药。常用的口服剂型有红霉素硬脂酸盐、红霉素酯琥珀酸盐、依托红霉素。乳糖酸红霉素为红霉素的乳糖酸盐，供静脉给药。

乙酰螺旋霉素（acetylspiramycin）

乙酰螺旋霉素耐酸，口服吸收后迅速而广泛地分布至各组织，渗入组织内发挥抗菌作用。抗菌作用似红霉素，主要用于敏感菌所致的呼吸系统、软组织、泌尿系统等感染，常用于对红霉素不能耐受的患者。胃肠道反应较红霉素轻。

罗红霉素（clarithromycin）

罗红霉素为第二代半合成品。对胃酸较稳定、口服生物利用度高，$t_{1/2}$ 长，抗菌谱、抗菌活性与红霉素相似。主要用于敏感菌所致的呼吸系统、泌尿系统、皮肤、软组织及耳、鼻、咽、喉等部位感染。宜空腹服用，每日用药 1～2 次即可。本药不良反应、胃肠道反应较红霉素轻。

克拉霉素（clarithromycin，甲红霉素）

克拉霉素口服吸收迅速完全，有明显首过消除，生物利用度低（55％）。抗菌活性为大环内酯类最强者，对金黄色葡萄球菌和化脓性链球菌具有明显的 PAE，亦有抗幽门螺杆菌作用。主要用于敏感菌所致呼吸系统、泌尿生殖系统、皮肤、软组织等感染及幽门螺杆菌所导致的消化性溃疡。不良反应主要有胃肠反应、皮肤瘙痒、头痛等，孕妇禁用。本药与地高辛、茶碱类、抗凝血药、卡马西平、巴比妥等同用，可影响代谢使其血药浓度升高。

阿奇霉素（azithromycin）

阿奇霉素具有口服吸收快、组织分布广、细胞内浓度高及 $t_{1/2}$ 长（68 小时）等优点，也具有明显的 PAE，每日给药 1 次即可，连用 3 天可停药四天。对某些革兰阴性菌（流感杆菌、淋病奈瑟菌、军团菌）具有更强的抗菌活性，对肺炎支原体的作用为大环内酯类最强者。主要用于敏感菌所致呼吸系统、泌尿生殖系统等感染。不良反应轻，可见胃肠反应。

三、大环内酯类抗生素的用药护理

1. 本类药物口服可引起胃肠道反应，一般选择进食前后 1 小时服用。肠溶片应整片吞服，不能与酸性药同服。静滴因刺激性大可引起局部疼痛或血栓性静脉炎，故应稀释后缓慢滴注。

2. 本类药物可引起胆汁淤积性黄疸和转氨酶升高，如长期使用，应定期检测肝功能，如有异常应考虑更换药物。

3. 乳糖酸红霉素滴注液的配制，先加灭菌注射用水 6ml 至 0.3g 乳糖酸红霉素粉针瓶中，用力振摇至溶解。然后加入生理盐水或其他电解质溶液中稀释，缓慢静脉滴注，注意红霉素浓度在 1％～5％ 以内。溶解后也可加入含葡萄糖的溶液稀释，但因葡萄糖溶液偏酸性，必须每 100ml 溶液中加入 4％ 碳酸氢钠 1ml。

4. 用药过程中，应嘱病人多饮水。红霉素 4g/d 以上有一定的耳毒性，用药期间应注意观察有无眩晕、耳鸣等症状，一旦出现，应立即通知医生。

5. **药物的相互作用**　本类药可与磺胺类药物合用，协同增效；与 β-内酰胺类、林可霉素类和氯霉素合用作用减弱；与四环素类合用加重肝损害。本类药可增加环孢素及茶碱的血药浓度，与阿司咪唑等 H_1 受体拮抗药合用可引起心律失常，可延长抗凝血药华法林的凝血时间及地高辛在体内存留时间，故不宜合用。

6. 应用罗红霉素期间应嘱病人尽量避免驾驶、机械操作或高空作业。

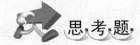

思考题

1.大环内酯类抗生素的抗菌范围是什么？主要用于哪些感染？

2.大环内酯类抗生素的不良反应有哪些？用药护理时应注意哪些事项。

（林益平）

任务四　氨基糖苷类抗生素的应用与护理

学习目标

- **知识目标**

　　1.掌握氨基糖苷类抗生素的用途、不良反应和用药护理。

- **能力目标**

　　1.能进行氨基糖苷类抗生素的用药护理。

- **学习案例**

　　患者,女,5岁。因耳聋、耳胀不适三天就诊。半个月前因患腹泻病合并中度脱水到当地卫生院就诊,经阿莫西林联合丁胺卡那静滴治疗一周,脱水纠正,腹泻病痊愈,之后未服其他药物,无外伤史。但自觉听力明显减退,常感头痛、耳胀不适,时有耳鸣、头晕等症状。听力检查:双耳表试验均为 0.5/100cm,口语听力 3.5m,平均听阈左耳 30dB,右耳 25dB。初步诊断:药源性听力减退。

- **病情分析**

　　腹泻常由肠道杆菌感染所致,阿莫西林联合氨基糖苷类抗生素治疗,有协调抗菌作用且对肠杆菌敏感。

- **学习向导**

　　1.本例听力减退与哪种药物使用有关？有何不妥？

　　2.如何防范氨基糖苷类抗生素的耳毒性？

一、氨基糖苷类抗生素的共同特点

　　氨基糖苷类抗生素是由氨基糖分子和非糖部分的苷元连接而成,其共同特点有:

　　1.**化学性质**　均为强有机碱,常用其硫酸盐,易溶于水,除链霉素水溶液性质不稳定外,其他药水溶液性质均稳定。

　　2.**体内过程**　口服难吸收,仅用于肠道感染。全身感染必须注射给药。主要分布在细胞外液,可高浓度聚积在肾皮质、内耳淋巴液中,本类药的肾毒性和耳毒性与此有关。不易透过血脑屏障,但可通过胎盘屏障聚集在胎儿血浆和羊水中。在体内不代谢,主要以原形从肾脏排泄,尿液浓度极高。$t_{1/2}$为 2～3 小时,肾功能减退者,药物 $t_{1/2}$ 明显延长。

3. 抗菌作用与机制　抗菌谱较广,对革兰阴性杆菌有强大抗菌活性,对革兰阴性球菌作用较差;对革兰阳性菌作用也较弱,但对金黄色葡萄球菌(包括耐药菌株)则较敏感;庆大霉素、阿米卡星、妥布霉素对铜绿假单胞菌敏感;结核分枝杆菌对链霉素敏感,对阿米卡星较敏感;对厌氧菌无效。抗菌机制为抑制菌体蛋白质合成,对静止期的细菌杀菌力强,为静止期杀菌剂。与 β-内酰胺类合用有协同作用。在碱性环境中抗菌活性增强。用药时间过长易产生耐药性,各药间存在部分或完全交叉耐药性。

4. 不良反应

(1)耳毒性　损害第Ⅷ对脑神经,主要有两种表现:前庭神经功能障碍和耳蜗听神经损伤。前者主要表现为眩晕、恶心、共济失调等,如链霉素、庆大霉素;后者主要表现为耳鸣、听力减退和永久性耳聋,如阿米卡星。耳聋是不可逆的,并能影响胎儿。

(2)肾毒性　对肾脏产生损害,主要表现为蛋白尿、管形尿、血尿等。这种改变通常是可逆的,停药后可恢复。链霉素的肾毒性最低,妥布霉素其次,奈替米星最低,庆大霉素和阿米卡星的毒性相似而较强。

(3)神经肌肉阻滞作用　表现为肌肉麻痹、肢体瘫痪,甚至呼吸肌麻痹导致呼吸停止。其机制是药物与 Ca^{2+} 络合,体液内 Ca^{2+} 浓度降低;或与 Ca^{2+} 竞争,抑制运动神经末梢释放 Ach 所致。常见于腹膜腔内或胸膜腔内放置大量药物后,在注射给药剂量过大、滴速过快时也易发生。

(4)过敏反应　常见皮疹、药热等,也可发生过敏性休克,尤其是链霉素引起过敏性休克的发生率仅次于青霉素 G,但死亡率较高。

二、常用氨基糖苷类抗生素

链霉素(steptomycin)

链霉素抗菌活性较低,细菌对链霉素极易产生耐药性。目前仅用于某些不常见感染,首选用于鼠疫、结核病早期;与青霉素 G 合用治疗溶血性链球菌等引起的心内膜炎。

链霉素的急性毒性反应常在注射 20～60 分钟内发生,持续 1～6 小时,表现为口唇周围、面部和四肢麻木感,在用药过程中会自行消退。一般认为此现象是链霉素或其他杂质与体内 Ca^{2+} 络合引起低钙所致,故对严重者可静脉注射钙剂对抗之。本药最易引起过敏反应,以皮疹、发热、血管神经性水肿较为多见,也可引起过敏性休克,通常在注射后 10 分钟内出现。最常见的毒性反应为耳毒性,以前庭神经功能损害为主,且发生率高;其次为神经肌肉松弛作用;肾毒性较少见且轻。

庆大霉素(gentamicin)

庆大霉素抗菌谱广,对各种革兰阳性和阴性菌均有较强抗菌活性,其中尤以对沙雷菌属作用更强,对铜绿假单胞菌也有较好作用,对金黄色葡萄球菌(包括耐药菌株)敏感,但对结核杆菌无效。其是目前治疗各种革兰阴性杆菌严重感染的首选药之一,常与青霉素等 β-内酰胺类抗生素合用,产生协同作用,但不可两药混用。庆大霉素也可口服用于肠道感染和肠道术前用药。

本药最主要不良反应为耳毒性,以损害前庭神经功能多见,通常为双侧性,大多在用药

1~2周内发生,亦可在停药数周后出现。肾毒性较为常见,主要表现为血尿和蛋白尿,停药后可恢复;少尿和急性肾衰竭少见,可部分恢复,但极个别可发展为尿毒症而死亡。

阿米卡星(amikacin,丁胺卡那霉素)

阿米卡星是抗菌谱最广的一种氨基糖苷类抗生素,对革兰阴性杆菌和金黄色葡萄球菌均有较强的抗菌活性,最突出优点是对细菌产生的多种钝化酶稳定,故对于对其他氨基糖苷类抗生素耐药的革兰阴性杆菌包括铜绿假单胞菌仍有较强的抗菌作用。临床用于治疗耐常用氨基糖苷类抗生素菌株所致的严重感染,与β-内酰胺类抗生素合用效果更佳。

本药主要不良反应为耳毒性,表现为耳蜗神经损害。肾毒性较低。

妥布霉素(tobramycin)

妥布霉素抗菌谱与庆大霉素相似,但对铜绿假单胞菌的作用较庆大霉素强,且对耐庆大霉素菌株仍有效。主要用于治疗各种严重的革兰阴性杆菌感染,一般不作首选;对铜绿假单胞菌感染,宜与广谱青霉素类或头孢菌素类药合用以发挥协同作用。

本药不良反应为耳毒性和肾毒性,但均较庆大霉素为轻。

本药是治疗伤寒、副伤寒的首选药。某些严重细菌感染,如细菌性脑膜炎;各种立克次体病,如恙虫病、斑疹伤寒等可选用。亦可局部外用治疗沙眼、皮肤和伤口感染等。

奈替米星(netilmicin,乙基西梭霉素)

奈替米星本品为半合成的氨基糖苷类抗生素,抗菌谱与庆大霉素相似。其特点是对氨基糖苷乙酰转移酶稳定,对产生该酶而使其他氨基糖苷类抗生素耐药的菌株特别敏感。

主要用于大肠杆菌、克雷白杆菌、变形杆菌、肠杆菌属、枸橼酸杆菌、流感嗜血杆菌、沙门杆菌、志贺杆菌所致的呼吸道、消化道、泌尿生殖系统、皮肤和软组织、骨和骨节及创伤感染,也可用于败血症。

本药的耳毒性和肾毒性发生率为氨基糖苷类药物中的最低者,可用于儿童和新生儿,但应严格限制剂量和疗程。

三、氨基糖苷类药物的用药护理

1.本类药物有耳毒性,用药期间应注意询问病人有无眩晕、耳鸣等症状,并进行听力监测,一旦出现早期症状,应立即报告医生,及时停药。不宜用于有听力减退的病人。老人、哺乳期妇女慎用,儿童(尤其7周岁以下儿童)、孕妇禁用。

2.本类药物有肾毒性,用药期间应定期检查肾功能,老人、小儿毒性反应尤其明显,更应注意观察尿量及颜色变化,一旦出现肾功能损害,应立即通知医生,及时调整用量或停药。肾功能不全者禁用。

3.大剂量静滴或腹腔给药可阻断神经肌肉接头,应准备好钙剂和新斯的明等解救药。

4.本类药物局部刺激性强,肌注应采用深部肌内注射,并注意更换注射部位。静滴时应稀释并缓慢滴注。

5.链霉素可引起过敏性休克,用药前应作皮试。一旦发生过敏性休克,抢救措施除同青霉素过敏性休克外,应静脉缓慢注射葡萄糖酸钙抢救。

6.**注意药物的相互作用** ①与两性霉素B、头孢噻吩、多黏菌素及万古霉素等合用,可增加肾毒性;与肌松药或具有肌松作用的药物地西泮合用,可增强神经肌肉阻滞作用;与呋塞米、依他尼酸、甘露醇等有耳毒性的药物合用,可增强氨基糖苷类抗生素的耳毒性;苯海拉明、美克洛嗪等抗组胺药可掩盖氨基糖苷类抗生素的耳毒性,均不宜合用。②本类药物不宜与青霉素类同瓶滴注或混合注射,以免本类药物活性降低。③同类药物不宜联用,以免毒性相加。

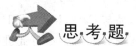

思 考 题

1.氨基糖苷类抗生素的不良反应有哪些? 如何防范?

（林益平）

任务五　四环素类抗生素和氯霉素的应用与护理

学习目标

- **知识目标**
  1.掌握四环素类抗生素和氯霉素的用途和主要不良反应。
- **能力目标**
  1.能进行四环素类抗生素和氯霉素的用药护理。

- **学习案例**

患者,女,47岁,农民。因发热、头痛伴全身皮疹 6 日入院。体温 39.6℃,肋下触及肝脏,脾肋下 3cm,全身充血性斑丘疹。外周血白细胞 $7.1×10^9/L$,中性粒细胞 0.85,淋巴细胞 0.15;外斐反应阳性,立克次体凝集试验阳性。诊断为斑疹伤寒。患者隔离治疗,予以盐酸多西环素注射液 0.2 加入生理盐水 500ml 静脉滴注,1 次/d,同时给予其他对症治疗,3 天后症状逐渐减轻。

- **病情分析**

斑疹伤寒的病原体是普氏立克次体,属于活细胞内寄生的原核细胞型微生物,对多种抗生素敏感。由于天然四环素不良反应较多,而半合成品多西环素具有速效、强效和长效的特点,现已取代天然四环素类作为各种适应证的首选或次选药物。

- **学习向导**

1.试述四环素类药物抗菌谱的特点。

2.四环素为什么要被半合成四环素取代? 其不良反应有哪些?

3.多西环素的作用特点是什么?

一、四环素类

本类药物分为天然品和部分合成品两类。天然品有四环素、土霉素和金霉素等。部分合成品有多西环素、美他环素和米诺环素等。

四环素(tetracycline)、土霉素(oxytetracycline)

1. 体内过程 口服吸收不完全,易与 Ca^{2+}、Mg^{2+}、Al^{3+}、Fe^{3+} 等金属离子螯合而妨碍吸收,与食物同服可影响吸收。酸性药物如维生素 C 可促进四环素吸收。吸收后广泛分布于各组织和体液中,可沉积于骨及牙组织内,但不易透过血脑脊液屏障。口服给药主要以原型经肾排泄,故尿中药浓度较高,有利于治疗泌尿系感染。

2. 药理作用 抗菌谱广,对革兰阳性菌较革兰阴性菌作用强,对肺炎支原体、立克次体、衣原体、螺旋体、放线菌及阿米巴原虫等也有抑制作用。抗菌机制是药物特异地抑制蛋白质合成,属快速抑菌剂。

3. 临床应用 主要用作立克次体、支原体、衣原体、某些螺旋体等非细菌性感染的首选药,也可用于布氏杆菌病及其他敏感菌所致的呼吸道、胆管与泌尿道感染等。药物之间存在交叉耐药性。

4. 不良反应与用药护理

(1)局部刺激症状 口服后引起恶心、呕吐、上腹不适、腹胀、腹泻等胃肠刺激症状,饭后或与食物同服可减轻。不宜与牛奶、豆制品、铁制剂、抗酸药物同服,以免影响药物吸收。

(2)二重感染 以白色念珠菌引起的鹅口疮、肠炎多见,与四环素类药物在肠道吸收不完全有关。长期使用广谱抗生素后,敏感菌被抑制而条件致病菌乘机在体内大量繁殖引起二重感染,又称为菌群交替症。严重者可致假膜性肠炎,对免疫功能低下的老年病人及幼儿尤易发生,表现为肠壁坏死、体液渗出、剧烈腹泻甚至脱水或休克等。一旦发生,立即停药,并采用万古霉素或甲硝唑等抗菌药治疗。为避免二重感染,本类药对年老、体弱、免疫功能低下、合用糖皮质激素者慎用。

(3)影响骨、牙生长 本类抗生素可与新形成的骨和牙中所沉积的钙相结合,因此可抑制骨的发育,造成牙齿黄染及釉质发育不全。故孕妇、哺乳期妇女及 8 岁以下小儿禁用。

(4)其他反应 大剂量长期应用可引起肝、肾损害,损害多发生在孕妇。偶见皮疹、发热、血管神经性水肿等过敏反应。

多西环素(doxycycline,强力霉素)

多西环素口服吸收快而完全,受食物影响小,主要由胆汁排泄,可形成肝肠循环,少部分经肾排泄,故肾功能不全时仍可应用。$t_{1/2}$ 长达 20 小时,一般细菌感染每日服药一次即可。水溶性好,遇光不稳定。

1. 作用及应用 抗菌谱和四环素相似。抗菌作用较四环素强 $2\sim10$ 倍,具有长效、速效、高效的特点。耐天然四环素类和耐青霉素的金黄色葡萄球菌、化脓性链球菌、大肠埃希菌等对本药敏感。与天然品之间无明显交叉耐药性。主要用于呼吸道感染如老年慢性气管炎、肺炎等,也可用于泌尿生殖道、胆道感染和斑疹伤寒、恙虫病等。

2. 不良反应及注意事项 常见胃肠道刺激症状及皮疹,二重感染少。静脉注射时,可出现舌麻木及口腔异味感。易致光敏反应,应嘱病人用药后注意皮肤暴露部位避光。

米诺环素(minocycline,二甲胺四环素)

米诺环素口服吸收迅速,不受牛奶和食物的影响。抗菌谱和四环素相似,是四环素类中作用最强的,对四环素或青霉素耐药的金黄色葡萄球菌、链球菌和大肠埃希菌对本药仍敏感。主要用于敏感菌、衣原体、支原体、螺旋体、立克次体等引起的泌尿道、呼吸道、胆管、乳腺及皮肤软组织感染。不良反应同四环素。还能引起可逆性前庭反应,包括恶心、呕吐、头昏、眼花及运动失调等,发生率与剂量大小有关,一般停药后24～48小时可消失。用药期间不宜从事高空作业、驾驶和机器操作。

二、氯霉素

氯霉素(chloramphenicol)

氯霉素口服易吸收,广泛分布于全身组织和体液中,脑脊液中浓度高。主要经肝代谢,少量以原型经肾排泄。

1. 抗菌作用　本药抗菌谱广,对革兰阳性和革兰阴性菌均有抑制作用,尤对伤寒沙门菌、流感嗜血杆菌、脑膜炎奈瑟菌、肺炎链球菌作用强,对立克次体、衣原体、支原体等有效。

耐药性产生较慢,近年耐药菌株有上升趋势,其中以大肠埃希菌、志贺菌属、变形杆菌等较为常见。与其他抗生素无交叉耐药性。

2. 应用　主要用于:①全身应用:可作为伤寒、副伤寒的首选用药;②局部滴眼:可用于各种敏感菌所致的眼内感染、全眼球感染、沙眼和结膜炎。

3. 不良反应

(1)抑制骨髓造血功能　为最严重毒性反应。可表现为:①可逆性抑制。多在用药5～7天后有红细胞、白细胞及血小板减少,具有显著剂量相关性。一旦发现应立即停药,可在2～3周后自行恢复。②不可逆性抑制。导致再生障碍性贫血,与服药剂量和疗程长短无关,潜伏期较长,停药后仍可发生,虽然发生率低(1/30000),死亡率可高达50%。

(2)灰婴综合征　主要发生在早产儿和新生儿,由于肝、肾功能发育不全,对氯霉素的代谢和排泄减慢,造成蓄积引起中毒,出现少食、腹胀、呕吐,以及呼吸抑制、血压下降、循环衰竭、面色苍白、发绀和休克等灰婴综合征的症状及体征,死亡率为40%。较大的儿童和老人在使用剂量过大或肝功能不全时也可发生。

(3)其他　出现胃肠道反应,长期用药可引起二重感染,亦有视神经炎、严重失眠及中毒性精神病等神经系统反应。

4. 用药护理

(1)用药期间应定期检查血常规,密切观察血常规变化,一旦出现异常,应立即停药。

(2)新生儿、早产儿有指征必须使用本药时,应严格控制用量,实施治疗药物监测。

(3)药物相互作用　氯霉素为肝药酶抑制剂,可减弱华法林、苯妥英钠、甲苯磺丁脲等药的代谢,升高它们的血药浓度并增强它们的作用;与林可霉素类、红霉素等合用可产生拮抗作用。

(4)孕妇、哺乳期妇女及老年人、肝功能不良者慎用。新生儿、早产儿及有精神病史者禁用。

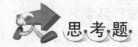

思考题

1. 四环素类抗生素及氯霉素的不良反应有哪些？如何防范？

（林益平）

任务六　其他类抗生素的应用与护理

一、林可霉素类

⭐ 学习目标

- **知识目标**
  1. 掌握林可霉素类抗生素、万古霉素的临床应用、不良反应及用药护理。
  2. 了解多粘菌素、磷霉素、杆菌肽的用途。
- **能力目标**
  1. 能对林可霉素类和万古霉素进行用药护理。

- **学习案例**

患者，男，20岁。该患因肺炎每日予林可霉素 1.8g 加入 5% 葡萄糖 250ml 静滴，至第 5 天出现腹痛、腹泻，米汤样稀水便，恶心，呕吐咖啡色物，考虑为林可霉素致假膜性肠炎。经停用林可霉素，改用万古霉素 2.0g 静滴及对症治疗，5 天后治愈。

- **学习向导**
  1. 本例应用林可霉素治疗适合吗？为什么？
  2. 本例应用林可霉素出现了什么不良反应？如何处理？

一、林可霉素、克林霉素

1. **作用与应用**　林可霉素（lincomycin，洁霉素）和克林霉素（clindamycin，氯洁霉素）属林可霉素类，为窄谱抗菌药，抗菌谱及作用机制均与红霉素相似，其中克林霉素的抗菌活性比林可霉素强 4～8 倍。主要特点是对各类厌氧菌和革兰阳性菌有强大杀菌作用，对金黄色葡萄球菌、链球菌、肺炎球菌具有强抗菌作用，对多数革兰阴性菌作用弱。细菌在两药之间存在完全交叉耐药性，与红霉素也存在交叉耐药性。此类药体内过程最大特点是吸收后分布广泛，可浓集于骨及其他组织体液中。主要用于治疗对青霉素类和头孢菌素类耐药或对青霉素过敏者的葡萄球菌感染，尤其是耐甲氧西林金黄色葡萄球菌（MRSA）所致急、慢性骨髓炎；用于敏感厌氧菌引起的严重感染，如口腔、腹腔和妇科感染等。

2. **不良反应及用药护理**　主要不良反应为胃肠道反应，口服或注射均可发生，林可霉素比克林霉素的发生率高,表现有恶心、呕吐、腹泻等,严重者可致伪膜性肠炎。一旦出现应及时停药,立即口服甲硝唑或万古霉素进行控制。偶见皮疹、药热、肝功能异常等。不宜快速静脉注射,以防血压下降,心跳停止。与红霉素、氯霉素有拮抗作用,故不宜合用。本品具神经肌肉阻断作用,慎与氨基糖苷类抗生素、肌肉松弛药等合用。肝、肾功能不全者慎用。

二、万古霉素类

万古霉素(vatlcotnycln)、去甲万古霉素(norvancomycm)、替考拉宁(teicoplanin)

1. **作用与应用**　万古霉素、去甲万古霉素和替考拉宁为万古霉素类药物,属糖肽类抗生素。其抗菌谱窄,主要对革兰阳性菌特别是对革兰阳性球菌有效,包括对青霉素产生耐药的金黄色葡萄球菌及耐甲氧西林的表皮葡萄球菌,产生强大杀菌作用。临床上仅用于耐药金黄色葡萄球菌感染,或对β-内酰胺类抗生素过敏的革兰阳性菌严重感染。对革兰阳性杆菌和厌氧菌也敏感,对革兰阴性菌无效。细菌对其一般不易产生耐药性,并与其他抗生素之间无交叉耐药性。口服不吸收,肌内注射局部刺激性强,只宜静脉注射。主要通过肾排泄,$t_{1/2}$约为 6 小时,肾功能损害者 $t_{1/2}$ 明显延长,要适当调整剂量。

2. **不良反应与用药护理**　较大剂量应用可出现听力损害,用药期间注意监测听觉功能,一旦出现耳鸣应停药;也可损伤肾小管,出现蛋白尿、管型尿、少尿、血尿等;用药速度过快可出现"红人综合征",与药物促使组胺释放有关:表现为头颈部、胸部和背部等出现红斑样皮疹和血压下降,所以每次静滴应在 60 分钟以上。老年人、孕妇、哺乳期妇女、听力障碍和肾功能不全者慎用。避免与氨基糖苷类抗生素合用,以免增加耳肾毒性。万古霉素类与许多药物产生沉淀反应,不得与其他药物在同一输液中混合使用。

三、多黏菌素类

多黏菌素 E(polymyxin E,抗敌素)、多黏菌素 B(polymyxin B)

1. **作用与应用**　多黏菌素类(polymyxine)药包括多黏菌素 A、B、C、D、E 5 种,临床多选用多黏菌素 E 和多黏菌素 B,为硫酸盐制剂。其抗菌谱窄,对大多数革兰阴性杆菌有强大杀菌作用,特别是对铜绿假单胞菌高度敏感。对繁殖期和静止期的细菌都有效。细菌对多黏菌素不易产生耐药性。口服不易吸收,肌内注射2～3 小时达高峰,有效血药浓度可维持8～12 小时。主要通过肾排泄。因毒性较大,临床多局部用于敏感菌引起的眼、耳、皮肤、黏膜感染及烧伤后铜绿假单胞菌感染。

2. **不良反应与注意事项**　本类药毒性大,主要表现有肾脏损害和神经系统毒性反应。大剂量、快速静脉滴注时,由于神经肌肉的阻滞,可导致呼吸抑制。本类药与氨基糖苷类抗生素、万古霉素、甲氧西林合用可加重肾损伤;与筒箭毒碱、硫酸镁、琥珀胆碱及麻醉药合用,可增强神经肌肉麻痹作用,甚至出现呼吸麻痹。用药期间注意监测肾功能和注意观察患者有无神经系统障碍的症状(如眩晕、四肢麻木、软弱无力等),一旦出现症状,应立即调整用药剂量或停药,并事先准备好氧气和葡萄糖酸钙等药,在出现呼吸困难时急救使用。

四、磷霉素

磷霉素(fosfomycin)

磷霉素为一游离酸,口服吸收不完全,食物不影响其吸收。其体内分布广泛,以肾组织浓度最高;可透过血脑屏障,脑脊液中浓度高,脑脊髓膜炎时可高达血药浓度的 50% 以上,$t_{1/2}$ 为 1.5～2 小时,大部分经肾排出。磷霉素对革兰阳性菌、阴性菌均有杀菌作用,但抗菌活性较 β-内酰胺类抗生素弱。与其他抗生素之间无交叉耐药性。主要用于敏感菌引起的呼吸系统、泌尿系统、肠道、皮肤、软组织感染,以及败血症、腹膜炎等。

本药不良反应较轻,主要为胃肠道反应,偶可发生皮疹、转氨酶升高等反应,静脉注射过快可致血栓性静脉炎、心悸等。孕妇慎用。

五、杆菌肽

杆菌肽(bacitracin)是由枯草杆菌产生的多肽抗生素。杆菌肽对革兰阳性菌尤其对金黄色葡萄球菌和链球菌属具有强大抗菌作用,对产 β-内酰胺酶的金黄色葡萄球菌亦具抗菌活性,对革兰阴性球菌、螺旋体、放线菌有一定作用,对革兰阴性杆菌无作用。细菌对其耐药性产生缓慢。仅限局部应用于革兰阳性菌引起的皮肤感染。不良反应少而轻。

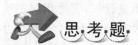

思考题

1. 林可霉素的主要适应证是什么? 不良反应有哪些?
2. 万古霉素为什么作为三线抗生素使用,主要用途是什么? 如何进行用药护理?
3. 多粘菌素的主要用途和不良反应是什么?

（林益平）

任务七　人工合成抗菌药的应用与护理

学习目标

- **知识目标**
  1. 掌握氟喹诺酮类药物、磺胺类药物的作用、用途、不良反应及用药护理。
- **能力目标**
  1. 能对氟喹诺酮及磺胺类药物的应用进行护理。

- **学习案例**

患者男,65 岁,诊断为肺部感染,给环丙沙星 0.2g 静脉滴注,速度 3mg/min,于用药后 1 小时,患者出现用力拍打床面、打人、骂人、幻觉、不配合治疗。静脉注射安定可入睡 10 分钟,醒后仍躁动,2 小时精神异常表现逐渐消失。

- **学习向导**

1. 喹诺酮类药物抗菌谱有何特点? 为何可用于肺部感染?
2. 本例出现的症状是属于哪个方面的不良反应? 本类药还有哪些不良反应?

一、喹诺酮类药

喹诺酮类(quinolones)药是近年来迅速发展起来的人工合成的抗菌药。尤其是第三代喹诺酮类,具有抗菌谱广、抗菌力强、组织浓度高、口服吸收好、与其他常用抗菌药无交叉耐药性、不良反应相对较少等优点,临床应用更为广泛。

(一)氟喹诺酮类药的共性

1.体内过程　氟喹诺酮类大多口服吸收良好,血药浓度较高,血浆蛋白结合率低,在组织和体液中分布广泛,能进入骨、关节、前列腺、肺等组织和器官,可达有效抗菌浓度。多数药主要以原形经肾排出,肾功能不全者应适当减少用量。可经乳汁排泄,哺乳期妇女禁用。

常用氟喹诺酮类药及其特点见表12-3。

表 12-3　常用氟喹诺酮类药及其特点

药　物	单次口服剂量 (mg)	生物利用度 (%)	$T_{1/2}$ (h)	肾排泄率 (%)	蛋白结合率 (%)
诺氟沙星	400	35～45	3～4	33～38	10
环丙沙星	500	60～80	3.5～5.4	40～60	14～25
氧氟沙星	400	85～95	5.0～7.0	70～90	25
左氧氟沙星	200	90～100	4.0～6.0	85～90	30～40
氟罗沙星	400	90～100	11.0	50～65	32
洛美沙星	400	90～100	6.3	70	14～25
司帕沙星	200	77	16～20.0	12	37～42
加替沙星	400	96	7～14	70	20

2.抗菌作用特点与机制　喹诺酮类药通过抑制敏感菌DNA回旋酶,干扰DNA复制产生杀菌作用。按开发时间和抗菌特点,可将此类药分为3代,第一代和第二代喹诺酮类因为抗菌谱窄、不良反应多等缺点而被淘汰,目前临床上主要用第三代或第四代药物。

(1)第三代　因含氟故称氟喹诺酮类。以诺氟沙星、环丙沙星、氧氟沙星等为代表。抗菌谱广而强,对革兰阴性菌有强效,对革兰阳性菌包括耐药金黄色葡萄球菌、链球菌也有显著抗菌活性。新开发的左氧氟沙星、司帕沙星、格帕沙星等药物抗菌活性进一步增强,抗菌谱进一步扩大,对厌氧菌、结核分枝杆菌、军团菌、支原体及衣原体也有良好的抗菌作用。

(2)第四代　包括加替沙星、司帕沙星、妥舒沙星等,除具有抗菌谱广、抗菌活性强、组织渗透性好等优点外,抗菌谱进一步扩大到衣原体、支原体等病原体,且对革兰阳性菌和厌氧菌的活性作用显著强于第三代。

细菌对喹诺酮类天然耐药率极低,但后天耐药却发展很快,该类药物之间有交叉耐药性。临床常见的耐药菌包括铜绿假单胞菌、肠球菌和金黄色葡萄球菌等。

3.用途　目前临床常用的是第三、四代喹诺酮类。用于治疗各种敏感菌引起的泌尿生殖系统、呼吸系统、消化系统、前列腺炎、淋病、皮肤、软组织感染及眼、耳、鼻、喉和创面感染等;由于药物渗入骨组织超过其他药物,故对急、慢性骨髓炎和化脓性关节炎的治疗作为首选。伤寒沙门菌对本类药物高度敏感,可替代氯霉素作为治疗伤寒的首选药。也可作为青霉素和头孢菌素替代药。氧氟沙星和左氧氟沙星与其他抗结核药联合用于多重耐药结核分枝杆菌的治疗。

4. 不良反应 本类药不良反应发生率较低,主要有以下几个方面。

(1)消化道反应 少数人可出现恶心、呕吐、食欲减退等。有胃溃疡史者应慎用。

(2)中枢神经系统反应 表现为头痛、头晕、烦躁、焦虑等,并可致精神症状。有癫痫病史者禁用。

(3)骨、关节病变 可引起关节痛、关节肿胀和肌腱炎等症状,因影响软骨发育,故小儿和孕妇禁用。

(4)心血管系统 可使心电图 Q-T 间期延长。Q-T 间期延长、低血钾或急性心肌缺血患者应避免使用喹诺酮类。

(5)其他 有些患者出现皮疹、瘙痒等光过敏反应。大剂量或长期应用可出现转氨酶增高、周围神经刺激症状,静注给药可引起局部刺激,肾功能损害、脉管炎等。

5. 用药护理

(1)应嘱病人服药后多喝水,每天定时服药;在服用本类药物前 4 小时和后 2 小时内禁服抗酸剂,以免降低本类药物的生物利用度。

(2)用药期间应避免阳光和紫外线的直接或间接照射;用药后不要从事带危险性操作的工作;用药前应询问用药过敏史,如发现过敏症状,应及时停药。

(3)用药 30 天以上应注意有否出现关节样症状,如关节肿胀等,一旦出现应立即报告医生。14 岁以下儿童禁用本类药。

(4)依诺沙星、培氟沙星、环丙沙星可抑制茶碱类、咖啡因和口服抗凝血药在肝内代谢,可使以上药物的血药浓度升高,应避免联合应用。若必须联用时,应进行血药浓度监测。与非甾体类抗炎镇痛药并用,可增加中枢的毒性反应。

(二)常用氟喹诺酮类药

诺氟沙星(norfloxacin,氟哌酸)

诺氟沙星是第一个氟喹诺酮类药,抗菌谱广,主要对革兰阴性杆菌作用强。口服后迅速吸收,食物可影响其吸收,宜空腹服用。体内分布广,尿中浓度高。主要用于敏感菌所致的泌尿道、肠道、皮肤、黏膜、眼、耳、鼻、喉、口腔等感染。对呼吸道感染效果较差。

环丙沙星(ciprofloxacin,环丙氟哌酸)

环丙沙星为广谱抗菌药。对革兰阴性杆菌的体外抗菌活性是目前临床应用的氟喹诺酮类中最高者,革兰阳性菌及结核分枝杆菌对本药敏感。用于治疗敏感菌引起的泌尿道、肠道、呼吸道、骨、关节、腹腔及皮肤、软组织等感染。

氧氟沙星(ofloxacin,氟嗪酸)

氧氟沙星口服吸收迅速而完全,生物利用度高;体内分布广泛,脑脊液浓度高及尿中排出量多为其药动学两大突出特点,显著优于诺氟沙星。抗菌谱广,对革兰阳性菌、阴性菌均有强大抗菌活性,对支原体、衣原体、结核分枝杆菌等也有作用。主要用于敏感菌所致的泌尿道、呼吸道、皮肤、软组织、耳、鼻、喉及眼部感染,亦可作为治疗结核病的二线药物。

左氧氟沙星(levofloxacin,可乐必妥)

左氧氟沙星为氧氟沙星的左旋光学异构体,抗菌活性比氧氟沙星强 2 倍。对革兰阳性菌、革兰阴性菌有极强的抗菌活性,对支原体、衣原体及军团菌也有较强的杀灭作用。突出特点是不良反应低,是目前应用的氟喹诺酮类药中不良反应最小者。

洛美沙星(lomefloxacin)

洛美沙星抗菌谱广,抗菌活性比诺氟沙星、氧氟沙星和左氧氟沙星高,但不如氟罗沙星。口服生物利用度高,血及尿中药物浓度高。用于敏感菌引起的呼吸道、泌尿道、消化道、皮肤、软组织和骨组织感染。

在使用中尤其要注意它的光过敏反应,是同类药中最易发生者,且与用量及疗程有关。

氟罗沙星(fleroxacin,多氟沙星)

氟罗沙星抗菌谱广,体内抗菌作用强于现有的各喹诺酮类药。口服吸收完全,生物利用度为100%,血和尿中原形药物浓度高而持久。临床主要用于治疗敏感菌所致呼吸系统、泌尿生殖系统、胃肠道及皮肤、软组织感染。

司帕沙星(sparfloxacin)

司帕沙星口服吸收完全,具有强大的组织穿透力,可迅速进入多种组织和体液,在脑脊液中浓度高,以原形经胆汁排泄,$t_{1/2}$ 为 17.6 小时,是一长效类药。抗菌谱广,抗菌活性强,对革兰阳性菌、革兰阴性菌、支原体、衣原体及厌氧菌均有作用,特别是对革兰阳性菌的作用明显强于环丙沙星,对于对青霉素、头孢菌素耐药的肺炎链球菌仍有效,对结核分枝杆菌作用与利福平相同。用于敏感菌引起的胃肠道、呼吸道、泌尿生殖系统、皮肤、软组织等感染,亦可用于治疗对异烟肼、利福平耐药的结核病患者。

加替沙星(gatifloxacin)

加替沙星口服吸收完全,药物浓度在服用 1～2 小时后达峰。加替沙星广泛地分布在许多组织和液体中,在靶组织中的浓度较血清高。主要以原形经肾脏排出。$t_{1/2}$ 为 7～14 小时。抗菌谱广,对多数病原体有效,如革兰阳性菌:金黄色葡萄球菌(仅限于对甲氧西林敏感的菌株)、肺炎链球菌(对青霉素敏感的菌株);革兰阴性菌:大肠杆菌、流感和副流感嗜血杆菌、肺炎克雷白杆菌等;其他微生物:肺炎衣原体、嗜肺性军团杆菌、肺炎支原体。主要用于由敏感病原体所致的各种感染性疾病,包括慢性支气管炎急性发作、社区获得性肺炎、尿路感染、淋球菌性尿路炎症或直肠感染。已有报道应用加替沙星治疗的患者中极少数出现严重血糖异常(如高渗性非酮症高血糖昏迷、低血糖昏迷等)。如果发生低血糖或者高血糖,必须立刻进行适当的治疗,并停用加替沙星。

二、磺胺类药

● 学习案例

患者男,43 岁。因腹泻到当地医院就诊,予复方磺胺甲噁唑片口服,服药的当天夜间出现全身散在红色斑丘疹及发热。到当地医院就诊,予抗组胺药治疗后,皮疹稍退,但仍有发热。入院时,体温 38.8℃,脉搏 84 次/min,呼吸 22 次/min,血压 110/70mmHg。全身散在红色斑丘疹、斑疹。双下肢散在密集针尖大小淤点,压之不退色。阴囊轻度红肿,右大腿有一条糜烂面,伴少量渗液。诊断为多形红斑型药疹。入院后即给予 10% 葡萄糖酸钙、地塞米松抗过敏治疗后痊愈出院。

● 学习向导

1.腹泻患者服用磺胺类药物合适吗？为什么？

2.磺胺类药物有哪些不良反应？如何用药护理？

磺胺类药物为人工合成的抗菌药,其基本化学结构为对氨基苯磺酰胺(简称磺胺),用于临床已近 50 年,它具有抗菌谱较广、性质稳定、使用简便、生产时不耗用粮食等优点。特别是 1969 年抗菌增效剂——甲氧苄啶(TMP)发现以后,与磺胺类联合应用可使其抗菌作用增强、治疗范围扩大,因此,虽然有大量抗生素问世,但磺胺类药仍是重要的化学治疗药物。

1.体内过程 口服易吸收的磺胺药,吸收迅速而完全,血药浓度达峰时间一般为 2～4 小时。在血液中与血浆蛋白结合,结合率高低不一,其中磺胺嘧啶结合率最低。吸收后分布于全身组织及体液,能透过血脑屏障进入脑脊液,其中磺胺嘧啶在脑脊液中浓度高达血药浓度的 70% 左右,也可进入乳汁和通过胎盘屏障。主要在肝内乙酰化代谢为无抗菌活性的产物,乙酰化率各不相同,但代谢产物仍具有磺胺类的毒性,可因在中性或酸性尿液中溶解度低,易沉淀而引起结晶尿,导致肾脏损害。排泄的主要途径是肾脏,亦有少量从乳汁、胆汁排出。口服难吸收的磺胺类药主要经粪便排出。

2.抗菌作用与机制 磺胺类药为广谱抑菌剂。对大多数革兰阳性菌和阴性菌均有良好的活性,对溶血性链球菌、肺炎球菌、脑膜炎球菌、淋球菌、流感杆菌、鼠疫杆菌较敏感;其次是大肠杆菌、变形杆菌、痢疾杆菌、肺炎杆菌和葡萄球菌等;对沙眼衣原体、疟原虫也有抑制作用;对病毒、立克次体、支原体、螺旋体无效。

磺胺类药通过干扰细菌的叶酸代谢而抑制细菌的生长繁殖。叶酸是细菌生长繁殖必需的物质,但不能通过细菌细胞膜,对磺胺类药敏感的细菌不能利用环境中的叶酸,必须依赖自身的对氨苯甲酸(PABA)和二氢蝶啶,再经二氢叶酸还原酶的作用,还原成四氢叶酸,活化的四氢叶酸是一碳单位转移酶的辅酶,参与嘌呤、嘧啶的合成。磺胺类药的基本化学结构与 PABA 相似,可与 PABA 竞争菌体二氢叶酸合成酶,妨碍二氢叶酸的合成,最终影响细菌核酸和蛋白质的合成,产生抑菌作用(图 12-3)。与此不同的是,人类则不能合成而必须从食物中得到叶酸,因此磺胺类药不影响人体细胞的叶酸代谢。细菌对磺胺药易产生耐药性,尤其是在用药不规则、用量不足时更易发生,磺胺类药之间有交叉耐药性。

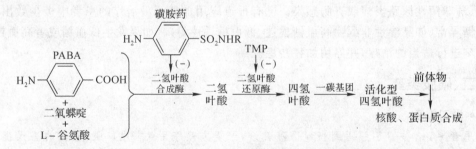

图 12-3 磺胺类药物和 TMP 抗菌机制的示意图

3.分类和用途

(1)用于全身感染的磺胺类药:此类磺胺药的抗菌谱和抗菌活性基本相同,主要差别在于它们的药动学性质不同,根据它们 $t_{1/2}$ 的不同分为 3 类:短效类($t_{1/2}<10$ 小时),中效类($t_{1/2}$ 为 10～24 小时)和长效类($t_{1/2}>24$ 小时)。因中效磺胺类药抗菌力强,体内药物浓度高,临床常用。鉴于磺胺药抗菌机制的特点,一般应首剂加倍,然后间隔一定时间给予维持量,待症状控制后,再继续用药 2~3 天,以防复发。

磺胺嘧啶(SD)口服易吸收,排泄较慢,易维持有效血药浓度。因血浆蛋白结合率低,易透过血脑屏障,在脑脊液中浓度高,为治疗流行性脑脊髓膜炎的首选药,也常用于治疗全身感染。该药乙酰化物溶解度低,较易在尿中析出结晶而引起肾脏损害。

磺胺甲噁唑(SMZ,新诺明)口服吸收完全而缓慢,体内分布广泛,血浆蛋白结合率高(约70%),$t_{1/2}$ 为 10~12 小时,尿中浓度高,乙酰化率高,在酸性尿中易析出结晶,易致肾损害。

磺胺甲噁唑常和甲氧苄啶(TMP)组成复方制剂(复方磺胺甲噁唑),用于治疗呼吸道和泌尿道等感染。

(2)用于肠道感染的磺胺类药 常用的有柳氮磺吡啶等。柳氮磺吡啶(SASP)在肠道难吸收,在肠道中释放出磺胺吡啶和5-氨基水杨酸,发挥抗菌、抗炎和免疫抑制作用。为治疗溃疡性结肠炎的首选药。

(3)局部外用的磺胺类药 常用的有以下 3 种。①磺胺嘧啶银(SD-Ag)既具有磺胺嘧啶的抗菌谱,又有银盐的收敛作用,对铜绿假单胞菌也有抗菌活性,易使创面干燥、结痂及促进愈合,无刺激性,适用于防治烧伤、烫伤的创面感染。②磺胺米隆(sulfamylon,SML,甲磺灭脓)抗菌谱广,对铜绿假单胞菌作用强,其抗菌作用不受脓液和坏死组织的影响,能迅速渗入创面和焦痂,适用于烧伤或大面积创伤后感染。③磺胺醋酰钠(SA,磺胺乙酰)对引起眼科感染的细菌和沙眼衣原体有较高的抗菌活性,且穿透力强,在眼内组织中浓度高。水溶液接近中性,对眼几无刺激,适用于治疗沙眼和眼部感染。

4. 不良反应与用药护理

(1)肾损害 磺胺类药及其肝乙酰化代谢产物在偏酸性尿中溶解度低,易析出结晶损害肾脏。主要症状有结晶尿、血尿、尿痛、少尿及尿闭等,以磺胺嘧啶较常见,磺胺甲噁唑大量久用也可发生。对此可采取以下防治措施:① 同服等量碳酸氢钠以碱化尿液,增加磺胺药及乙酰化物在尿中的溶解度,并多饮水稀释尿液,使每天尿量不少于 1500ml。② 用药期间定期查尿并避免长期用药,注意尿量、尿色等,一旦出现异常必须及时报告。③ 老年人及肝、肾功能不全者慎用或禁用。

(2)过敏反应 可见皮疹、发热及剥脱性皮炎等,常在用药数天或1周左右出现,常伴有肝炎或哮喘,少数患者可发生渗出性多形性红斑症。在用药前应询问过敏史,一旦发现应立即停药,并给予抗过敏治疗。

(3)造血系统反应 可出现白细胞减少、粒细胞减少、血小板减少和再生障碍性贫血等,应定期检查血常规,对 G-6-PD 缺乏的患者易引起急性溶血性贫血。本类药可通过胎盘屏障进入胎儿循环,与胆红素竞争血浆蛋白,使血中游离胆红素浓度增高,加重新生儿黄疸,甚至诱发核黄疸,常在连续用药1~2周内发生。

(4)磺胺嘧啶碱性强,不可用葡萄糖等偏酸性溶液稀释,以免析出结晶,必须用注射用水或生理盐水稀释。在静脉注射或静脉滴注时不可漏于皮下,以防剧痛和组织坏死。

(5)在脓液、坏死组织和普鲁卡因分解产物中含有大量 PABA,能拮抗磺胺类药抗菌作用,故用于局部创面感染时,必须清创排脓后再用本类药。

(6)药物相互作用 与口服抗凝血药、口服降糖药及巴比妥类药合用,能竞争血浆蛋白结合点,而增强这些药的作用;与酸性药合用可增加对肾脏的损害;与普鲁卡因合用可降低抗菌作用。

（7）禁忌证　肾功能不全者及新生儿、早产儿、孕妇禁用。

三、甲氧苄啶

甲氧苄啶（trimethoprim，TMP）

甲氧苄啶又称磺胺增效剂。

1. 抗菌作用特点及应用　抗菌谱与磺胺类药相似，但抗菌作用较强，大多数革兰阳性和阴性菌对其敏感，单用易产生耐药性。$t_{1/2}$ 为 8～10 小时，与磺胺甲噁唑相近。通过抑制菌体二氢叶酸还原酶，阻止四氢叶酸合成，干扰一碳单位的传递，从而阻止细菌核酸的合成（参见图 13-4）。

当与磺胺类药合用时，可双重阻断细菌叶酸的合成代谢，使抗菌作用增强，甚至可出现杀菌作用，并减少耐药菌株出现，对于对磺胺类已耐药的菌株也有效。常与磺胺甲噁唑、磺胺嘧啶组成复方制剂，主要用于呼吸道、泌尿道及肠道感染等。

2. 不良反应及应用注意　长期服用或每日用量超过 0.5g 时，可有白细胞和血小板减少及叶酸缺乏，即巨细胞性贫血等，及时停药并给予亚叶酸钙可望恢复。老年患者、孕妇及肝肾功能不良者禁用或慎用。

四、硝基呋喃类

本类药具有抗菌谱广、对革兰阳性及阴性菌都有杀菌作用、不易产生耐药性、与其他抗菌药间无交叉耐药性、化学性质稳定等优点，但毒性较大。临床常用药有呋喃妥因和呋喃唑酮。

呋喃妥因（nitrofurantoin，呋喃坦啶）

呋喃妥因口服易吸收，在体内约 50％迅速被组织代谢，血药浓度很低，不适用于全身感染。部分以原形经肾排泄，尿中浓度高，主要用于敏感菌引起的泌尿系统感染，如肾盂肾炎、膀胱炎、前列腺炎、尿道炎等，酸化尿液可增强其抗菌活性，必要时与 TMP 联合应用以提高疗效。

最常见不良反应为胃肠道刺激症状，饭后服用可减轻，空腹时宜服肠溶片。剂量过大或肾功能不全者易引起周围神经炎（如肢体感觉异常、烧灼感及麻木等），可加服维生素 B_1、维生素 B_6 治疗。偶见过敏反应。肾功能不良者慎用。

呋喃唑酮（furazolidone，痢特灵）

呋喃唑酮口服难吸收，肠内浓度高，主要用于肠炎、细菌性痢疾等肠道感染。近年来用于治疗消化性溃疡，对幽门螺杆菌的根除率为 50％，联用铋剂、甲硝唑可达 70％。

本药不良反应较多，主要表现为：①肠胃道反应：常见有恶心、呕吐等。②过敏反应：常见，主要表现为皮疹（多为荨麻疹）、药物热、哮喘。③多发性神经炎：剂量 1 日超过 0.4g 或总量超过 3g 时即易引起。因此，必须认真控制剂量，成人每日不超过 0.4g，儿童 1 日量每千克体重不超过 10mg。④溶血性贫血：见于新生儿和葡萄糖-6-磷酸脱氢酶（G-6-PD）缺乏者应用本品。⑤高血压或高血压危象：有单胺氧化酶抑制作用，可抑制苯丙胺等药物的代谢而导致血压升高。使用本品期间，食用含多量酪胺的食物（动物内脏、牛肉、香肠、啤酒、巧克力、香蕉、菠萝、奶酪、鱼类等）也可有类似反应。⑥抑制乙醛脱氢酶，与乙醇合用可致双硫醒反应，致全身中毒，用药期间应戒酒。

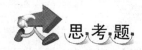思考题

1. 第三代喹诺酮类药物的特点及临床应用有哪些？
2. 简述第三代喹诺酮类药物的不良反应及用药护理。
3. 磺胺类药物引起肾损害的原因是什么？如何防治？
4. 分析 SMZ＋TMP 合用的意义。

（林益平）

任务八　抗结核病药的应用与护理

学习目标

- **知识目标**
  1. 掌握一线抗结核药的作用特点、主要不良反应和用药护理。
  2. 了解抗结核药的应用原则。
- **能力目标**
  1. 能对结核病患者进行用药宣教。

- **学习案例**

患者，男，52 岁。近几个月来疲倦、食欲不振、体重减轻，持续咳嗽，伴随低热 2 天。经痰涂片检查抗酸杆菌阳性（＋＋＋），X 线胸片提示左上肺野可见小斑片状模糊阴影，密度不均，边缘不清，诊断为浸润性肺结核病。按 2HRZ/4HR 方案化疗，即异烟肼、利福平、吡嗪酰胺治疗 2 个月，以后继续用异烟肼、利福平治疗 4～7 个月。用药过程中查肝功能显示 ALT 为 108U/L（正常＜40 U/L），改利福平为利福喷汀继续治疗，疗程 1～1.5 年。

- **学习向导**

1. 一线抗结核药物有哪些？
2. 药物治疗期间应注意哪些问题？

结核病是世界第二大致死性传染病，我国每年约有 600 万结核病人，每年因结核病死亡约 25 万。抗结核病药是能抑制或杀灭结核分枝杆菌、预防和治疗结核病的药物。可分为两类：一线抗结核病药和二线抗结核病药。一线抗结核病药包括异烟肼、利福平、乙胺丁醇、吡嗪酰胺、链霉素等。其特点是作用强、疗效高、毒性小、病人较易接受，常作为初治病例的药物使用。绝大多数的结核病患者用一线药可以治愈。二线抗结核病药包括对氨基水杨酸钠、丙硫异烟胺、利福喷汀、利福布汀、喹诺酮类、阿米卡星等，临床少用，仅用于对一线抗结核病药产生耐药性或不能耐受的患者，亦可作为复治病例的配伍用药，近年出现的氧氟沙星、莫西沙星等新型氟喹诺酮类对耐药的结核分枝杆菌也有较好治疗作用。

一、常用抗结核病药

异烟肼(isoniazid,INH,雷米封)

口服吸收快而完全,穿透力强,吸收后广泛分布于全身组织和体液中。主要在肝内进行乙酰化,代谢成无效的乙酰异烟肼和异烟酸,最后与少量原形药一起由肾排出。不同患者乙酰化的速度快慢不一,快代谢型尿中乙酰化异烟肼较多,$t_{1/2}$ 为 0.5～1.5 小时;慢代谢型尿中游离异烟肼较多,血药浓度较高,显效较快,$t_{1/2}$ 为 2～3 小时。我国人口中以快代谢型为主,而白种人中绝大多数为慢代谢型。代谢快慢的不同主要与遗传因素有关。在临床用药时也应注意调整给药方案。

1. 抗菌作用与机制 异烟肼对结核分枝杆菌有高度特异性,抗菌力强,对生长旺盛的繁殖期结核分枝杆菌有杀菌作用,而对静止期的结核分枝杆菌也有抑菌作用,属于全效杀菌剂;穿透力很强,能杀灭人体细胞内外的结核杆菌,也能渗入结核空洞及干酪化组织中产生杀菌作用。抗菌机制是抑制分枝菌酸(mycolicacid)的生物合成,使细菌丧失耐酸性、疏水性和增殖力而死亡。分枝菌酸是结核分枝杆菌细胞所特有的重要成分,因此异烟肼对其他细菌无作用。单独使用易产生耐药性,但与其他抗结核药无交叉耐药性,所以宜联合用药,可延缓耐药性的产生并增强疗效。

2. 用途 异烟肼可治疗各种类型结核病,具有疗效好、毒性小、口服方便、价廉等优点,是结核病的首选药。除早期轻症肺结核或预防应用可单独使用外,均必须与其他抗结核病药合用。

3. 不良反应

(1)周围神经炎 多见于用量大、用药时间长及慢乙酰化者,主要表现为四肢感觉麻木、烧灼感等。

(2)中枢神经系统毒性反应 一般剂量可引起头痛、眩晕、失眠、记忆力减退等一般的中枢神经反应;用药量过大,会出现昏迷、惊厥、神经错乱,偶见有中毒性脑病或中毒性精神病。还可诱发癫痫发作。

产生以上两种毒性反应的原因,可能与异烟肼的结构类似于维生素 B_6,两者竞争同一酶系,降低维生素 B_6 的利用,使中枢抑制性递质 GABA 生成减少所致。同服维生素 B_6 可予以防治。

(3)肝毒性 一般剂量可有暂时性转氨酶升高,较大剂量或长期用药可致肝损害,产生肝脏毒性反应,表现为食欲减退、恶心、呕吐、转氨酶升高、黄疸等,多见于快代谢型患者,可能与代谢产物乙酰异烟肼能与肝细胞结合,导致肝细胞坏死有关。

4. 用药护理

(1)宜空腹顿服,以利吸收,因其疗效与血药峰浓度有关,因此采用每天 1 次给药。如胃肠道反应较重时,可改为饭后服用。

(2)乙醇可增加肝毒性发生率,用药期间应劝告患者禁酒,以减少对肝脏的损害。长期大剂量服用时,应定期检查肝功能。一旦出现肝损害,应立即停用。

(3)对合并糖尿病的患者,应注意观察糖尿病的病情变化,因本药可干扰正常糖代谢,使糖尿病恶化,甚至引起糖尿病昏迷。

(4)药物相互作用 本药可抑制苯妥英钠、双香豆素抗凝血药等的代谢,导致这些药血药浓度升高,作用增强。抗酸药尤其是氢氧化铝,可抑制本药的吸收,使血药浓度降低。与利福平并用时,肝损害率明显增高。

（5）有神经病和癫痫病史者、肾功能不良者及孕妇禁用或慎用。

利福平（rifampicin，RFP，甲哌利福霉素）

口服吸收快而完全，食物可减少其吸收，故应空腹服药。利福平脂溶性大，穿透力强，吸收后分布于全身各组织及体液内，易进入细胞、结核空洞、痰液及胎儿体内。脑脊髓膜炎时，脑脊液中浓度可达血药浓度的 20%。主要在肝内代谢，生成去乙酰基利福平，仍有较弱的抗菌活性。利福平及其代谢物主要从胆汁排泄，形成肝肠循环，使抗菌作用时间延长。口服量的 30% 经肾排出，原形药及代谢产物呈橘红色，可使患者的尿、粪便、泪液、痰液、汗液等均可为橘红色。

1. 抗菌作用与机制　利福平有广谱抗菌作用，对结核分枝杆菌、麻风杆菌和革兰阳性球菌，特别是耐药金黄色葡萄球菌都有很强的抗菌作用，对革兰阴性菌、某些病毒和沙眼衣原体也有抑制作用。抗结核分枝杆菌作用与异烟肼相近，而较链霉素强，低浓度时抑菌，高浓度时杀菌。作用机制是特异性地抑制分枝杆菌的 DNA 依赖性 RNA 多聚酶，阻碍 DNA 的合成而产生杀菌作用。单独使用时结核分枝杆菌对利福平极易产生耐药性，故不宜单用，与其他抗结核病药合用有协同作用，并能延缓耐药性的产生。

2. 用途

（1）各种结核病及重症患者，但不单用，应与其他抗结核病药合用。

（2）麻风病。

（3）其他疾病　用于耐药金黄色葡萄球菌及其他敏感菌所致的感染，外用治疗沙眼及敏感菌所致的眼部感染。

3. 不良反应

（1）胃肠道反应　常见有恶心、呕吐、腹胀，一般不严重，不影响继续用药。

（2）肝损害　表现为肝功能异常、肝大、转氨酶升高，甚至出现黄疸，原有肝病、嗜酒者或与异烟肼并用时更易发生。

（3）过敏反应　可有药热、皮疹、血小板和白细胞减少等反应，多见于大剂量间歇疗法，出现严重过敏反应时，应及时停药。

4. 用药护理

（1）食物可影响其吸收，故不能与牛奶及米汤等同服，宜晨起早餐前 1 小时顿服。

（2）应预先告诉患者服用利福平可使排泄物带有橘红色。

（3）用药期间应定期检查肝功能，异常者应慎用。劝告患者用药期间不要饮酒。

（4）药物相互作用：本药为肝药酶诱导剂，加速洋地黄类、肾上腺皮质激素、口服避孕药、口服抗凝血药、口服降糖药等药物的消除，使这些药物 $t_{1/2}$ 缩短，药效降低；对氨基水杨酸可延缓本药的吸收，使血药浓度降低。

（5）肝功能不良者慎用。妊娠早期妇女禁用。

利福喷汀（rifapentine）、利福布汀（rifabutin）

均为利福霉素的衍生物。利福喷汀抗菌谱同利福平，抗菌效力明显强于利福平（强 8 倍以上），具有低毒、高效、长效的特点，每周只需用药 1～2 次。与异烟肼、乙胺丁醇等抗结核病药合用有协同抗结核分枝杆菌的作用。主要用于结核病、麻风病等治疗。利福布汀为一较新的利福霉素半合成衍生物，抗菌效力似利福平，对部分耐利福平的结核分枝杆菌仍有效。口服吸收好,体内分布广,组织内浓度明显高于血药浓度,尤以肺内浓度高。$t_{1/2}$ 为 16 小时,主要用于结核病的联合治疗。

乙胺丁醇(ethambutol,EMB)

口服吸收良好,不受食物干扰,生物利用度高(为 80%),吸收后迅速分布全身。脑脊髓膜炎时脑脊液中浓度可达有效抗菌浓度。少量药物从粪便排出,大部分以原形从尿液排出,$t_{1/2}$ 为 3~4 小时。

1. 作用和用途 本药选择性作用于结核分枝杆菌,对其他细菌无效。抗菌活性强,对耐异烟肼、链霉素或其他抗结核病药的结核分枝杆菌仍有效。穿透力强,能杀灭细胞内外结核分枝杆菌,单用可产生耐药性,但较缓慢,与其他抗结核病药之间无交叉耐药性,联合用药可延缓耐药性的产生。主要与利福平或异烟肼合用治疗各种结核病,特别是经链霉素和 INH 治疗无效的病例。

2. 不良反应及用药护理 治疗量时不良反应发生率低。最主要的有以下几方面。

(1)球后视神经炎 多发生于大剂量连续用药的患者,表现为视力下降,视野缩小,出现中央及周围盲点,建议病人在服药期间每隔 2~4 周作视力和辨色检查,一旦发现异常及时停药可恢复。

(2)胃肠道症状、肝功能轻度损害、神经系统反应等,与食物同服可减少胃肠道症状;偶见高尿酸血症,痛风患者慎用。

吡嗪酰胺(pyrazinamide,PZA)

口服吸收迅速,分布广泛,肝、肺、脑脊液中浓度较高,细胞内和脑脊液中的浓度与血药浓度相等。经肝代谢为吡嗪酸,代谢物及少量原形药从肾排出。$t_{1/2}$ 为 9~10 小时。

1. 作用和用途 对结核分枝杆菌有选择性杀灭作用,其疗效不及异烟肼、链霉素和利福平,但较对氨基水杨酸钠强。在酸性环境中其抗菌活性增强,对细胞内的细菌有较强作用,对静止期细菌有杀灭作用,对耐其他抗结核病药的结核分枝杆菌仍敏感。单用易产生耐药性,但与其他抗结核病药无交叉耐药性。主要作为抗结核病基本药,与其他抗结核病药联合应用。

2. 不良反应

(1)肝损害 高剂量、长疗程使用时出现转氨酶升高、黄疸、肝大,甚至肝坏死,减少用量可降低毒性反应。

(2)其他 有消化道症状、过敏反应;抑制尿酸盐排泄,诱发痛风。

链霉素(streptomycin,SM)

为最早用于抗结核病的药,虽能杀灭结核分枝杆菌,但其抗结核分枝杆菌的作用弱于异烟肼、利福平。因脂溶性低,不易渗入细胞内和脑脊液,亦不易进入纤维化、干酪化、厚壁空洞的病灶内。能促进渗出成分吸收,促使病灶局限化。主要用于各种结核病的急性期(疗程初 1~3 月)。对渗出性病灶疗效较好。

单独应用极易产生耐药性。长期用药易致严重耳毒性反应。为降低毒性反应发生率及延缓耐药性产生,故常减少用量与其他抗结核药联合应用。

对氨基水杨酸(para-aminosalicylic acid,PAS)

口服吸收快而完全,分布于全身组织、体液及干酪样病灶中,但不易透入脑脊液及细胞内。对结核分枝杆菌只有抑菌作用。耐药性出现缓慢是其主要特点。常与其他抗结核药合用(不宜与利福平合用)来提高疗效,延缓耐药性发生。

最常见的不良反应为胃肠道反应,饭后服药或加服抗酸药可以减轻症状。偶有肝损害。本药乙酰化代谢物可在尿中析出结晶,引起肾损害,多饮水、碱化尿液可减轻对肾脏的损害。遇光后易氧化变色,注射使用时应新鲜配制,避光静脉滴注。

丙硫异烟胺(protionamide)

为异烟酸的衍生物。抗菌作用弱于异烟肼,但强于链霉素,对于对链霉素、异烟肼和对氨基水杨酸耐药的结核分枝杆菌仍敏感。口服吸收完全,有效浓度可维持6小时。

本药不良反应轻,主要有胃肠道症状,患者易耐受。但易产生耐药性。常与其他抗结核病药联合应用。

喹诺酮类

第三代喹诺酮类药中的环丙沙星、氧氟沙星等以及第四代中的莫西沙星均有良好的抗结核分枝杆菌作用,具有作用强、与其他抗结核病药无交叉耐药性、口服生物利用度高、组织分布广、不良反应少等优点。临床用于与其他药联合应用治疗多重耐药结核分枝杆菌感染。

其他抗结核病药尚有环丝氨酸、卷曲霉素、阿米卡星等,疗效均低于一线药,仅作为结核病的联合治疗用药。

多重耐药结核病

多重耐药结核病(multiple-durg resistance tuberculosis,MDRTB)是指结核菌对2种或2种以上的抗结核药产生耐药性。染色体介导的耐药性是结核杆菌产生耐药的主要形式。本病所需治疗时间更长。据估计,全世界每年出现42万多起新的耐多药结核病例。控制耐多药结核和广泛耐药结核的关键是尽早地发现隐藏在人群中的肺结核患者,并实施正规、合理、全程的化学疗法。

二、抗结核病药的应用原则

1. **早期用药**　早期病灶部位血液供应丰富,药物易渗入;早期结核杆菌生长旺盛,对药物最敏感,易被抑制或杀灭;早期机体抗病与修复能力较强。因此,及早用药易发挥良好的治疗作用。

2. **联合用药**　为提高疗效、降低毒性,防止和延缓耐药性的产生,至少应两药合用,最常用者为异烟肼加利福平。根据病情需要,亦可用三联或四联,但必须至少含有上述两药中的一种。

3. **规范用药**　为避免病变的迁延和复发,必需根据病情,确定使用的药物、剂量、用法和疗程,有规律地用药,以充分发挥药物疗效。告诫患者不能时用时停或中途换药和更改用量。整个疗程分为强化期和继续期,如初治涂阳和初治涂阴(含未查痰)肺结核病人均采用短疗程方案,即 $2H_3R_3Z_3E_3/4H_3R_3$ 方案,强化期:异烟肼、利福平、吡嗪酰胺及乙胺丁醇隔日1次,共2个月;继续期:异烟肼、利福平隔日1次,共4个月。应严格按医嘱执行。

4. **全程督导**　在全程化疗期间,患者的病情、用药、复查等都应在督导员监视之下,确保规范治疗。督导员的核心工作是送药到手,看服到口,记录再走,病人误期未服,请在24小时内补上。

三、抗结核病药的用药护理

1.抗结核药物均宜晨起空腹顿服,以利吸收。如胃肠道反应较重时,可改为饭后1小时服用。

2.长期服用异烟肼每天剂量超过0.5g时,注意观察有无周围神经炎症状,同时注意加服维生素B_6。因本药可影响正常糖代谢,糖尿病患者应注意血糖的变化,防止病情恶化。异烟肼不宜和抗酸药同服。

3.利福平的排泄物可将尿液、唾液、泪液等染成橘红色,应提前告知病人对健康无影响。其胶囊遇湿不稳定,光照易氧化,一旦变色、变质不宜服用。

4.服用乙胺丁醇期间应注意病人视力的变化和红绿色分辨力,出现异常应立即报告医生,立即停药。一般服用期间2~4周作一次眼科检查。

5.吡嗪酰胺可抑制尿酸盐的排泄而诱发痛风,应注意关节症状,并定期检查血尿酸。

6.服用对氨基水杨酸期间,应嘱咐病人多饮水,以防出现结晶尿或血尿。胃、十二指肠溃疡者禁用。

7.异烟肼、利福平、乙胺丁醇和吡嗪酰胺单用或联用时,要定期检查肝功能,若出现发热、厌油、乏力及肝区不适等症状要及时报告医生。

8.本类药物静脉滴注时应新鲜配制,对氨基水杨酸静滴时应避光、热。

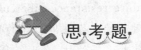
思考题

1.简述常用抗结核病药物的分类及特点。
2.简述抗结核病药物的临床应用原则及用药护理。

(林益平)

任务九　抗真菌药和抗病毒药的应用与护理

学习目标

* **知识目标**
  1.掌握常用抗真菌药的用途和不良反应。
  2.了解常用抗病毒药的适应证和不良反应。
* **能力目标**
  1.能对两性霉素B进行用药护理。

一、抗真菌药

● 学习案例

患者,男性,63 岁。诊断肺脓肿病多年,咳嗽,咯血,咳痰一周入院。入院后给予手术治疗。病理报告为肺脓肿,可见到真菌孢子,诊断为肺脓肿合并真菌感染。术后予两性霉素 B 抗真菌治疗,以两性霉素 B 5mg 加入 5％葡萄糖注射液 250ml 中,滴注速度为每分钟 1～1.5ml,避光滴入。输入约 1 小时后,患者出现发热、寒战、恶心、呕吐,全身抽搐、血压下降到 90/60mmHg,考虑为严重不良反应或输液反应。立即停止输液,给予地塞米松注射液 10mg 滴入,静脉注入葡萄糖酸钙 1g,肌注呋塞米 10mg,吸氧,25 分钟后病情缓解。事后排除输液反应,诊断为两性霉素 B 严重不良反应。

● 病情分析

本例因肺部细菌反复感染而长期使用广谱抗生素,导致肺部二重感染(真菌感染),属于深部真菌感染,应予以抗真菌药治疗。

● 学习向导

1. 真菌感染可用普通抗生素治疗吗？为什么？

2. 两性霉素 B 有哪些不良反应？用药时应做好哪些护理措施？

3. 抗深部真菌感染还可用哪些药？

真菌感染可分为表浅部感染和深部感染。前者常由各种癣菌引起,主要侵犯皮肤、毛发、指(趾)甲等部位,治疗药主要有灰黄霉素、制霉菌素或局部应用的咪康唑和克霉唑等。深部真菌感染多由白色念珠菌和新型隐球菌所致,主要侵犯内脏器官深部组织,病情严重,危害性较大,甚至危及生命,治疗药有两性霉素 B、酮康唑及氟康唑等。

两性霉素 B(amphotericin B)

两性霉素 B 国产品又称庐山霉素。本药口服、肌内注射均难吸收,需缓慢静脉滴注给药,一次静脉滴注有效浓度可维持 24 小时以上。不易透过血脑屏障,炎症时能渗入脑脊液。肾排泄缓慢,血浆 $t_{1/2}$ 为 24 小时。

1. 作用和用途　两性霉素 B 为广谱抗菌药,对新型隐球菌、白色念珠菌、球孢子菌等呈现杀菌作用。对浅部真菌和细菌无效。其作用机制是选择性与敏感真菌细胞膜上的麦角固醇结合,增加膜通透性,使细胞内重要物质外漏而发挥抗菌作用。主要治疗各种深部真菌感染,如真菌性肺炎、心内膜炎、脑脊髓膜炎等。在治疗真菌性脑脊髓膜炎时,除静脉给药外,应加用小剂量鞘内注射,以加强疗效。

2. 不良反应

(1)毒性反应　有寒战、高热,伴有头痛、恶心和呕吐等。

(2)肾脏损害　为最严重的不良反应,降低肾小球滤过率和肾小管功能,引起氮质血症、低钾血症和高镁血症,严重者可致肾衰竭。

(3)其他　低血钾时可出现低血压,静脉给药速度过快可发生惊厥和心律失常,偶见肝损害。

3. 用药护理

(1)静脉滴注液需新鲜配制,避光静脉滴注。

（2）为减少本药引起的高热、头痛和过敏反应的发生，在静脉滴注前30分钟可预防性地服用解热镇痛药和抗组胺药，在滴注液中也可加生理量的氢化可的松或地塞米松。

（3）应在2～8℃中避光冷藏，粉针剂不能用生理盐水稀释，以免发生盐析沉淀。

（4）静脉滴注液应适当稀释，并注意经常更换注射部位，以减少血栓性静脉炎的发生。

（5）缓慢静脉滴注，以防发生心律失常。

（6）定期作血钾、血常规、尿常规、肝功能、肾功能和心电图检查，以便及时调整给药方案。

由于两性霉素B毒副作用大，目前临床多采用新型的脂质体剂型，可以减少其在肾组织中的分布，减轻肾毒性及低钾血症，机体的耐受性好，可增加用药剂量，从而明显提高临床治疗效果。

> 脂质体（liposome）是一种人工膜。在水中磷脂分子亲水头部插入水中，疏水尾部伸向空气，搅动后形成双层脂分子的球形脂质体，直径25～1000nm不等。脂质体可用于转基因或制备的药物，利用脂质体可以和细胞膜融合的特点，将药物送入细胞内部。两性霉素B脂质体的胆固醇成分可增强药物的稳定性，使两性霉素B尽可能在疏水层中保留最大的含量，降低与人体细胞膜中胆固醇的结合而增强对真菌细胞麦角固醇的结合，从而发挥两性霉素B的最大杀菌能力，可减少药物的耐药性和对心脏、肾脏的毒性。

制霉菌素（nystatin）

制霉菌素抗真菌作用与两性霉素B基本相同，但毒性更大，不注射给药。口服后不易吸收，对全身真菌感染无治疗作用，常口服用于消化道真菌感染，局部应用于皮肤、口腔黏膜、阴道念珠菌感染。

较大剂量口服可致恶心、呕吐、腹泻等。

灰黄霉素（fulvicin）

灰黄霉素为抗表浅真菌抗生素。对各种癣菌有较强的抑制作用，但对深部真菌和细菌无效。作用机制为干扰真菌核酸合成，抑制其生长。口服吸收少，进入体内可分布至全身，在脂肪、皮肤、毛发等组织中含量较高，能沉积在皮肤角质层和新生的毛发、指（趾）甲角质部。

主要用于治疗皮肤真菌所致的头癣、体癣、股癣及甲癣等，因不易透过表皮角质层，外用无效。在治疗甲癣时，需不断刮除病甲以去除病灶并刺激新甲生长。

本药不良反应较多，主要表现有消化道和神经系统症状、肝损害和过敏反应等。服药期间忌饮酒，否则易发生情绪异常、神经样症状。可诱导肝药酶，当与华法林、口服避孕药及巴比妥类药合用时，可降低它们的血药浓度。

氟胞嘧啶（flucytosine，5-氟胞嘧啶）

氟胞嘧啶为化学合成的抗真菌药。对新型隐球菌、念珠菌等有较强的抗菌活性。口服易吸收，可透过血脑屏障，脑脊液中浓度较高。单用易产生耐药性，多与两性霉素B合用以增强疗效，减少耐药性发生。主要用于新型隐球菌、念珠菌感染，但疗效不如两性霉素B。

不良反应主要有恶心、呕吐、腹泻等胃肠道反应、肝损害及白细胞减少等。

唑类抗真菌药

唑类(azoles)抗真菌药包括咪唑类(imidazole)和三唑类(triazole),均为人工合成的广谱抗真菌药。能选择性抑制真菌细胞膜麦角固醇的合成,增加细胞膜的通透性,使细胞内重要物质外漏,导致真菌死亡。

常用唑类抗真菌药的作用特点及主要用途见表 12-4。

表 12-4 唑类抗真菌药的作用特点及主要用途

药 物	作用特点	主要用途
克霉唑 (clotrimazole)	咪唑类抗真菌药,对大多数真菌均有抗菌作用,对皮肤癣菌作用与灰黄霉素相似,对深部真菌作用不及两性霉素 B。口服吸收少,血药浓度较低	局部用于浅表真菌病或皮肤黏膜的念珠菌感染
酮康唑 (ketoconazole)	咪唑类抗真菌药,广谱抗真菌药,对浅部、深部真菌均有抗菌活性。口服吸收良好。体内分布广,不易透过血脑屏障	口服用于深部和浅部真菌感染,也可局部应用
咪康唑(miconazole)	咪唑类抗真菌药,对真菌和革兰阳性球菌均有抑制作用,口服吸收少,不易透过血脑屏障	静脉滴注可用于不能耐受两性霉素 B 的深部真菌感染,但因毒性较大,现多局部用于皮肤、黏膜真菌感染
伊曲康唑 (itraconazole)	三唑类抗真菌药,对浅部、深部真菌均有抗菌活性,口服吸收良好,就餐时服用或餐后立即服用效果更好;体内分布广泛,脑脊液深度低,指(趾)甲内浓度高,停药 6 个月后甲内浓度仍较高	用于治疗口腔、食管及阴道等处的念珠菌感染及皮肤癣病,尤其是甲真菌病
氟康唑(fluconazole)	新型三唑类抗真菌药,对各种真菌均有较强抗菌活性,口服易吸收,体内分布广,可透入脑脊液。不良反应少见,患者多可耐受	用于念珠菌病和隐球菌病,尤其适用于各种真菌引起的脑脊髓膜炎

二、抗病毒药

• **学习案例**

患者,男性,45 岁,因生殖器疱疹给予阿昔洛韦 0.4g 加入 5% 生理盐水 250ml 静脉滴注,30 余分钟滴完。输液后 30 分钟突觉两侧腰部剧烈疼痛,遂平卧休息 10 多分钟后稍好转。次晨排尿呈浓茶样,急忙到医院就诊,查血 BUN11.59mmol/L(正常值 2.86～7.2 mmol/L),Scr392μmol/L(正常值 44～133μmol/L),尿常规:尿蛋白＋＋,隐血＋＋＋,B 超:无异常。期间腰痛感呈晨轻暮重,无缓解。诊断为药物性急性肾衰竭而入院。经停用可疑药物、碱化尿液、补液、利尿等治疗后,肾功能恢复正常。

• **病情分析**

生殖器疱疹是单纯疱疹病毒Ⅱ(HSVⅡ)引起的性传播病,阿昔洛韦或更昔洛韦对 HSV 是最有效的药物之一。本例因静滴速度太快致药物在肾小管中沉淀而引起急性肾衰竭。

• **学习向导**

1. 病毒性疾病可用抗生素治疗吗? 为什么?

2. 阿昔洛韦静滴时应注意哪些事项?

临床绝大多数感染性疾病由病毒引起。病毒感染对人类的威胁较大,如由 SARS 冠状病毒引发的严重急性呼吸综合征的爆发、艾滋病的蔓延以及 H_1N_1 甲型流感的流行,促使研制高效低毒的抗病毒药成为热点。目前应用的抗病毒药有阿昔洛韦、利巴韦林、金刚烷胺、碘苷、阿糖腺苷、齐多大定、奥司他韦等。

> 病毒是病原微生物中最简单的一种,不具有细胞结构,主要由病毒核酸(DNA 或 RNA)组成核心,外包以蛋白质外壳。它是细胞内寄生微生物,必须进入活细胞,依赖宿主细胞的代谢系统进行增殖复制。因而研制选择性作用于病毒而不影响宿主细胞的药比较困难,且发展较慢。常见致病病毒可分为 DNA 病毒和 RNA 病毒两类。病毒的增殖过程包括吸附、穿入与脱壳、生物合成及组装、成熟与释放四个阶段。凡能阻止病毒增殖过程中任一阶段的药物,均有抗病毒作用。

阿昔洛韦(aciclovir,无环鸟苷)

阿昔洛韦抗 DNA 病毒,是目前最有效的抗单纯疱疹病毒药之一,对乙型肝炎病毒也有一定作用,对 RNA 病毒无效。主要用于防治单纯疱疹病毒引起的多种感染,如皮肤疱疹、黏膜疱疹、生殖器疱疹、单纯疱疹病毒性脑炎和带状疱疹等,为首选药;亦可用于治疗乙型肝炎。

本药口服不良反应少,静脉滴注给药速度过快或药物浓度过高(>7g/L)时可出现静脉炎、肾功能损害和中枢兴奋,大量饮水和减慢滴速可减少症状,肾功能减退者禁用。静脉滴注时不可漏出血管,以免导致局部炎症或者溃疡。局部用药可有一过性轻度疼痛,应告诉患者,不必惊慌,可继续用药。本剂呈碱性,与其他药物混合容易引起 pH 值改变,应尽量避免配伍使用。

更昔洛韦(ganciclovir)

更昔洛韦选择性抑制单纯性疱疹病毒,作用强大,对巨细胞病毒也有较强抗菌活性。可采用静脉注射或口服给药。主要用于防治艾滋病患者的巨细胞病毒感染。

主要不良反应为骨髓抑制,亦可发生中枢神经系统毒性反应。孕妇禁用。

利巴韦林(ribavirin,病毒唑,三氮唑核苷)

利巴韦林一种强的单磷酸肌苷(IMP)脱氢酶抑制剂,抑制 IMP,从而阻碍病毒核酸的合成。具广谱抗病毒性能,对多种 RNA 和 DNA 病毒如呼吸道合胞病毒、流感病毒、单纯疱疹病毒等有抑制作用。对流感(由流感病毒 A 和 B 引起)、腺病毒肺炎、甲型肝炎、疱疹、麻疹等有防治作用。本药不良反应有头痛、腹泻,大剂量长期使用可致肝脏损害、贫血、白细胞减少等。因本药有较强的致畸作用,故孕妇禁用。

金刚烷胺(amantadine)

金刚烷胺能选择性抑制甲型流感病毒,阻止病毒进入宿主细胞并抑制其复制。主要用于防治甲型流感,亦可治疗帕金森病。

主要不良反应有中枢神经系统和胃肠道反应。动物实验有致畸作用,孕妇应禁用。

碘苷(idoxuridine,疱疹净)

碘苷抑制 DNA 病毒,对 RNA 病毒无效。全身用药毒性大,目前仅限于局部给药,用于单纯疱疹病毒引起的急性疱疹性角膜炎和水痘-带状疱疹病毒感染。

滴眼时可有刺痛、痒、眼睑水肿等不良反应。

阿糖腺苷(vidarabine)

阿糖腺苷通过抑制DNA聚合酶而抑制DNA病毒。临床静脉注射可有效治疗单纯疱疹病毒性脑炎、新生儿疱疹和免疫功能低下患者的水痘-带状疱疹病毒感染,局部外用治疗疱疹病毒性角膜炎等。

不良反应有中枢神经系统反应、消化道症状,偶有骨髓抑制、白细胞和血小板减少。有致畸作用,孕妇禁用。

齐多夫定(zidovudine,ZDV)

齐多夫定属核苷类似物,可进入人类免疫缺陷病毒(HIV)感染细胞内,竞争性抑制RNA反转录酶的活性,阻止病毒DNA的合成,并终止病毒DNA链的延伸,产生抗病毒作用。本药口服吸收快,可通过血脑屏障。临床用于治疗艾滋病及重症艾滋病相关综合征,主要用作联合用药之一。

本药主要不良反应为骨髓抑制,出现贫血、中性粒细胞和血小板减少等,应定期检查血常规。

拉米夫定(lamivudine)

拉米夫定口服易吸收,体内分布广,可通过血脑屏障,约90%以原形从肾排泄,肾功能不全可影响本药的消除。拉米夫定能竞争性抑制HBV-DNA聚合酶,同时终止DNA链的延长而选择性抑制乙型肝炎病毒(HBV)的复制,适用于治疗HBV所致的慢性乙型肝炎。

常见不良反应有上呼吸道及胃肠道反应。哺乳期妇女慎用。孕妇禁用。

类似药尚有司坦夫定(stavudine)、扎西他滨(zalcitabine)和阿德福韦(adefovir)等。

奥司他韦(oseltamivir,达菲)口服易吸收,是一种作用于神经氨酸酶的特异性抑制剂,其抑制神经氨酸酶的作用,可以抑制成熟的流感病毒脱离宿主细胞,从而抑制流感病毒在人体内的传播,以达到治疗流行性感冒的作用。用于流感治疗,是甲型 H_1N_1 流感的首选药。主要的不良反应显示为消化道不适,包括恶心、呕吐、腹泻、腹痛等,其次是呼吸系统的不良反应,包括支气管炎、咳嗽等。

甲型 H_1N_1 流感

甲型 H_1N_1 流感为急性呼吸道传染病,其病原体是一种新型的甲型 H_1N_1 流感病毒,在人群中传播。与以往或目前的季节性流感病毒不同,该病毒毒株包含有猪流感、禽流感和人流感三种流感病毒的基因片段。人群对甲型 H_1N_1 流感病毒普遍易感,并可以人传染人,人感染甲流后的早期症状与普通流感相似,包括发热、咳嗽、喉痛、身体疼痛、头痛、发冷和疲劳等,有些还会出现腹泻或呕吐、肌肉痛或疲倦、眼睛发红等。

干扰素(interferon,IFN)

干扰素是一种广谱抗病毒剂,并不直接杀伤或抑制病毒,而主要是通过细胞表面受体作用使细胞产生抗病毒蛋白,从而抑制乙肝等病毒的复制,同时还可增强自然杀伤细胞(NK细胞)、巨噬细胞和T淋巴细胞的活力,从而起到免疫调节作用,并增强抗病毒能力。干扰素是一组具有多种功能的糖蛋白,是一种由单核细胞和淋巴细胞产生的细胞因子。它们在同种细胞上具有广谱的抗病毒、影响细胞生长,以及分化、调节免疫功能等多种生物活性。用于治疗各种病毒感染性疾病,如疱疹性角膜炎、病毒性眼病、带状疱疹等皮肤疾患、慢性乙型肝炎等。

本药主要不良反应为发热、头痛、肌痛、全身不适,大剂量可致白细胞和血小板减少,停药可恢复。偶见过敏反应、肝功能障碍、肾功能障碍及注射局部疼痛、红肿等。过敏体质,严重肝、肾功能不全,白细胞及血小板减少患者慎用。因有生殖毒性,育龄女性禁用本品,育龄男性应慎用本品。本品宜在 2~8℃冷藏。

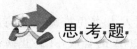

1. 两性霉素 B 应用时应注意哪些事项?
2. 上述药物中哪些属于广谱的抗病毒药?分别有哪些主要的适应证?

(林益平)

任务十　抗寄生虫药的应用与护理

学习目标

- **知识目标**
  1. 掌握氯喹、青蒿素、伯氨喹、乙胺嘧啶、甲硝唑的用途、不良反应和用药护理。
- **能力目标**
  1. 能对氯喹、甲硝唑进行用药护理。

一、抗疟药

● 学习案例

患者,男,38 岁,工人。因发热、头痛 9 天,伴寒战、高热 3 天入院。患者曾到非洲工作,3 个月前开始头痛、周身不适、恶心、呕吐。20 天前回国后上述症状未减轻,出现寒战、高热,体温 40.5℃,高热 2~3 小时后大汗淋漓,乏力,呈间歇性定时寒战、高热发作。查体:体温 39.5℃,心率 94 次/min,血压 115/85mmHg,肝肋下 2.5cm,脾肋下 2.0cm,质韧无压痛,全身浅表淋巴结肿大。白细胞 $5.1×10^9/L$,红细胞 $2.3×10^{12}/L$。镜检出疟原虫环状体,诊为疟疾。给予氯喹口服,共服用 5 天,未见效,持续高热不退,诊断为抗氯喹恶性疟疾。用蒿甲醚 80mg/(次·天)肌内注射,12 小时后体温下降,继续用蒿甲醚治疗 9 天,体温正常,病愈。

● 病情分析

氯喹对间日疟和三日疟原虫以及敏感的恶性疟原虫的红细胞内期裂殖体有杀灭作用,能迅速有效的控制疟疾的临床发作。有起效快、疗效高、作用持久的特点。但疟原虫易对氯喹产生耐药性,疟原虫体排除药物速度加快,减少药物在虫体内的积聚,从而产生耐药性。青蒿素及其衍生物能杀灭红细胞内期的裂殖体,具有速效、高效、低毒的特点,可用于耐氯喹恶性疟的治疗及危重病例的抢救。

- **学习向导**

1.对恶性疟疾的治疗应首选什么药?治疗上应注意什么问题?

2.哪些药物可防止疟疾的复发和传播?

疟疾是由按蚊传播的疟原虫引起的传染病。疟疾分间日疟、三日疟、恶性疟和卵形疟,我国以间日疟和恶性疟多见。恶性疟感染最广,病情较严重,危害最大。疟原虫的生活史可分为雌性按蚊体内的有性生殖阶段(孢子增殖)和人体内的无性增殖阶段(红细胞外期和红细胞内期)。

(一)抗疟药作用环节和用药目的

抗疟药作用环节和用药目的见表12-5。

表 12-5　抗疟药作用环节和用药目的

	速发型红细胞外期	迟发型细胞外期	红细胞内期	配子体
有效药物	乙胺嘧啶	伯氨喹	氯喹、奎宁、青蒿素等	伯氨喹
用药目的	病因性预防	防止间日疟复发	控制症状,症状性预防	阻断传播

(二)常用抗疟药

1.主要用于控制症状的抗疟药

氯喹(chloroquine)

氯喹口服吸收快而完全,该药主要分布在红细胞内,尤其是在受感染的红细胞中药物浓度更高,在肝、脾、肺、肾等组织内的浓度是血浆浓度的 $200\sim700$ 倍,脑组织中浓度也较高。$t_{1/2}$长达 5 天。

(1)作用和用途

1)抗疟作用:杀灭红细胞内期裂殖体,具有疗效高、起效快、作用持久的特点。临床用于控制疟疾的症状,也可作症状性预防,对敏感的恶性疟原虫有根治作用。

其作用机制可能为,本药可与 DNA 双螺旋链的鸟嘌呤、胞嘧啶碱基对结合,影响了DNA 复制和 RNA 转录而抑制疟原虫的分裂繁殖。对氯喹耐药株疟原虫无效,其原因认为是对氯喹排泄速度大大加快之故。

2)抗肠外阿米巴病:该药在肝中浓度高,能杀灭阿米巴滋养体,用于治疗对甲硝唑无效的阿米巴肝脓肿。

3)免疫抑制作用:大剂量可用于类风湿性关节炎及系统性红斑狼疮等,但易引起毒性反应。

(2)不良反应及应用注意

1)常见头痛、头晕、耳鸣及皮疹,停药后会自行消失;胃肠道反应,宜饭后服用减轻刺激。

2)大剂量长期应用可引起视力障碍,应定期进行眼科检查。

3)过量可引起心脏房室传导阻滞、血压下降。严重者呈阿斯综合征,宜采用大剂量阿托品抢救或用起搏器。

4)禁忌不稀释静注及儿童肌内注射。尿的酸化可促进其排泄。有致畸作用,故孕妇禁用。

奎宁(quinine)

奎宁是从金鸡纳树皮中提取的一种生物碱的右旋体。

(1)作用和用途　能杀灭红细胞内期的裂殖体,与氯喹机制相似,但作用弱、短暂且毒性大。临床仅用于耐氯喹或耐多药的恶性疟,尤其是脑型疟,可用本药稀释后静脉滴注。

(2)不良反应及应用注意

1)金鸡纳反应:因用药量过大,时间过久所致。表现为耳鸣、头痛、恶心、呕吐、腹泻、视力和听力减退等,停药后常可恢复。

2)心血管反应:可出现低血压及心律失常,静脉滴注时应缓慢,并密切关注患者心脏和血压的变化。

3)特异质反应:引起急性溶血,发生寒战、高热、血红蛋白尿(洗肉水样尿)和急性肾衰竭。多见于恶性疟患者,尤其是 G-6-PD 缺乏者。

4)禁忌证:因对妊娠子宫有兴奋作用,故孕妇禁用。肌内注射有刺激性,严重者可引起组织坏死。

青蒿素(artemisinin)

青蒿素提取于植物黄花蒿,为高效、速效、低毒的国产抗疟药。能快速、有效杀灭各种疟原虫红细胞内期裂殖体,48 小时内疟原虫从血中消失,对红细胞外期的疟原虫无效,缺点是复发率高。该药速效可能与其对红细胞内期裂体增殖过程中的早期滋养体,即环状体作用明显有关,而其他多数抗疟药作用于后期滋养体。用于治疗间日疟和耐多药的恶性疟,包括脑型疟的抢救。

蒿甲醚(artemether)、青蒿琥酯(artesunate)

蒿甲醚是青蒿素的脂溶性衍生物,而青蒿琥酯是青蒿素的水溶性衍生物,作用同青蒿素。此类药因代谢快,有效血药浓度维持时间短,不易彻底杀灭疟原虫,故复发率较高。另外本药有退热作用,退热平稳,出汗少。

不良反应少见,偶见胃肠道反应、心动过速。动物实验表明,本药有胚胎毒作用,故孕妇慎用。

咯萘定(malaridine)、甲氟喹(mefloquine)、本芴醇(berfilumetol)

咯萘定、甲氟喹和本芴醇均能杀灭红细胞内期裂殖体。用于耐多种药的恶性疟治疗。甲氟喹常与长效磺胺和乙胺嘧啶合用以增强疗效,延缓耐药性的发生。本芴醇能降低血中配子体率和抑制配子体在蚊体内发育,且血浆 $t_{1/2}$ 长,常与蒿甲醚合用,能起到互补作用,具有疗效快、疗程短、复发率低、不良反应轻、使用方便等优点,为 WHO 所推荐。

(二)主要用于控制复发和传播的抗疟药

伯氨喹(primaquine)

1.作用和用途　伯氨喹对良性疟的红细胞外期和各型疟原虫的配子体均有较强的杀灭作用,与氯喹合用于根治间日疟,还能杀灭各种疟原虫的配子体,用于控制疟疾的传播。

2.不良反应及应用注意

(1)治疗量可见疲倦、头晕、恶心、呕吐、腹痛等症状,少数可致药物热、粒细胞缺乏等。停药后可恢复。

(2)特异质反应　急性溶血性贫血和高铁血红蛋白血症,与患者 G-6-PD 缺乏有关。如发生溶血,应立即停药,给予糖皮质激素可缓解,必要时输血,碱化尿液防止血红蛋白在肾小管中沉淀;发生高铁血红蛋白血症可用亚甲蓝治疗。

(3)禁忌证　孕妇禁用。

(三)主要用于病因性预防的抗疟药

乙胺嘧啶(pyrimethamine)

乙胺嘧啶口服吸收慢而完全,主要分布于肺、肾、肝、脾等器官。排泄缓慢,$t_{1/2}$长,每周服药 1 次即可维持药效。

1.作用和用途　能杀灭恶性疟和间日疟原虫红细胞外期速发型子孢子发育、繁殖而成的裂殖子,为病因性预防的首选药。抑制红细胞内期未成熟的裂殖体,但对成熟裂殖体无效,故常需在用药后第二个无性增殖期才能发挥作用,故控制临床症状起效缓慢。对人体血液中配子体无效,但能抑制配子体在蚊体内发育,故也有一定的控制疟疾传播作用。

乙胺嘧啶为二氢叶酸还原酶抑制药,能阻碍核酸、蛋白质的合成而抑制疟原虫的繁殖。如与二氢叶酸合成酶抑制药磺胺类合用,可使叶酸代谢双重阻断,增强抗疟效果,且可延缓耐药性的发生。

2.不良反应及应用注意　长期大剂量服用可干扰人体叶酸代谢而致巨幼细胞贫血,可用甲酰四氢叶酸治疗。长期用药应定期检查血常规。肝、肾功能不全者慎用。本药可通过乳汁排出,故哺乳期妇女也应慎用。有致畸作用,孕妇禁用。

二、抗阿米巴药

●学习案例

患者,男,50 岁。腹痛、腹泻 5 天入院,入院时神志清楚,T 37.1℃,巩膜黄染(一),心肺(一),肝、脾未见异常。实验室检查:尿常规(一),黏液血便,酱红色,并具腥臭味,镜检:阿米巴滋养体 2～3 个/HP,红细胞 3～4 个/HP,少量白细胞。诊断为急性阿米巴痢疾,用甲硝唑治疗后症状消失,但在治疗过程中因饮酒出现恶心、呕吐、面色潮红等表现,停止饮酒后好转。

●病情分析

阿米巴病是由溶组织内阿米巴原虫感染所引起。大滋养体破坏肠壁黏膜和黏膜下组织,引起阿米巴痢疾,表现为腹痛、腹泻、血便呈暗红色酱样粪便。甲硝唑对阿米巴大滋养体有直接杀灭作用,是治疗阿米巴病首选药物,用药期间饮酒会致双硫仑反应。

●学习向导

1.抗阿米巴病药可分为几类,代表药物各是什么?

2.甲硝唑的不良反应有哪些?服用甲硝唑期间为何不能饮酒?

阿米巴病为溶组织阿米巴原虫所引起的疾病。此种原虫的生活史中存在滋养体(又分大、小滋养体)和包囊两个阶段。其中大滋养体是致病因子,而包囊是传播因子,小滋养体生活在结肠内,既可发育成大滋养体而导致阿米巴病复发,也可变为包囊引起传播。大滋养体可产生肠内阿米巴病(急、慢性阿米巴痢疾)和肠外阿米巴病(主要为阿米巴肝脓肿,肺、脑脓肿少见)。

甲硝唑(metronidazole,灭滴灵)

甲硝唑为咪唑衍生物,口眼吸收良好,体内分布广,易进入脑脊液。主要经肝代谢,$t_{1/2}$约为 8 小时,尿液可呈红棕色。

1. 作用和用途

(1)抗阿米巴 对肠内和肠外的阿米巴大、小滋养体均有强大的杀灭作用,是治疗急、慢性阿米巴痢疾及阿米巴肝脓肿的首选药,具有高效、低毒的优点。该药在结肠内浓度较低,需与肠内抗阿米巴药合用以彻底清除结肠中的小滋养体,防止复发。此药对包囊无效。

(2)抗厌氧菌 对大多数厌氧菌包括革兰阴性厌氧杆菌、革兰阳性厌氧芽孢梭菌和所有厌氧球菌均有杀灭作用,对脆弱类杆菌尤为敏感。疗效高、毒性小、应用方便。用于厌氧菌引起的败血症、菌血症、坏死性肺炎、盆腔炎、腹膜炎、腹腔感染、骨髓炎、中耳炎及口腔感染等。长期应用不诱发二重感染。

(3)抗滴虫 能直接杀灭阴道毛滴虫,口服剂量即可杀死精液、尿液及阴道分泌液中的阴道毛滴虫,而对阴道内正常生长菌群无影响,为治疗阴道滴虫感染首选药物。因阴道毛滴虫也可寄生于男性尿道中,故夫妻同服可提高疗效。

(4)抗贾第鞭毛虫 是目前治疗贾第鞭毛虫最有效的药物,治愈率可达 90%。

2. 不良反应及应用注意

(1)神经系统反应 头痛、眩晕,偶有感觉异常、肢体麻木、共济失调、多发性神经炎等,一旦出现,应立即停药。

双硫仑样反应

双硫仑(disulfiram)是一种戒酒药物,服用该药后即使饮用少量的酒,身体也会产生严重不适,而达到戒酒的目的。其机制在于——双硫仑在与乙醇联用时可抑制肝脏中的乙醛脱氢酶,使乙醇在体内氧化为乙醛后,不能再继续分解氧化,导致体内乙醛蓄积而产生一系列反应,表现为面部潮红、眼结膜充血、视觉模糊、搏动性头痛、头晕、恶心、呕吐、出汗、心悸、血压下降、ST-T 改变甚至发生心肌梗死、急性肝损伤、惊厥而死亡等,即为双硫仑样反应。具有双硫仑相似的作用药物包括:①头孢菌素类:头孢哌酮、头孢曲松、头孢唑林等;②尼立达唑类:甲硝唑、替硝唑、奥硝唑、塞克硝唑。③其他抗菌药:呋喃唑酮、氯霉素、酮康唑、灰黄霉素等。

---

(2)胃肠道反应 恶心、呕吐、腹痛及腹泻等,建议饭后服用。

(3)其他不良反应 过敏反应、白细胞减少、口腔金属味等。

(4)该药可致双硫仑样反应,出现面部潮红、眼结膜充血、视觉模糊、搏动性头痛、头晕,恶心、呕吐等反应,故用药期间及用药后 14 天内应禁酒。一旦发生,应及时停药和停用含乙醇制品,使患者取平卧位、吸氧、测生命体征并记录,轻者可自行缓解,较重者需吸氧及对症治疗(洗胃、静注地塞米松或肌注纳洛酮等)。

(5)禁忌证 孕妇、哺乳期妇女及急性中枢神经系统疾病患者禁用。

替硝唑(tinidazole)

口服吸收良好,半衰期长,口服一次,有效血药浓度可维持72小时。对厌氧菌有较强作用,对脆弱类拟杆菌及梭杆菌属的作用较甲硝唑为强。可用于厌氧菌的系统感染和局部感染,如腹腔、妇科、手术创口、皮肤软组织、肺等部位的感染以及败血症、肠道或泌尿生殖道毛滴虫病、梨形鞭毛虫病以及肠道和肝阿米巴病。不良反应少而轻,偶有恶心、呕吐、食欲下降、皮疹等。

三、抗血吸虫药和抗丝虫药

血吸虫有日本血吸虫、曼氏血吸虫、埃及血吸虫等。我国流行的血吸虫是日本血吸虫所致。药物治疗是消灭该病的重要措施之一。丝虫寄生于淋巴系统,早期引起淋巴管炎和淋巴结炎,晚期出现淋巴管阻塞的症状,如象皮肿等。

吡喹酮(praziquantel)

吡喹酮为吡嗪异喹啉衍生物,口服道关消除明显,门静脉中药物浓度高,有利于杀灭生长在肠系膜血管中的血吸虫。

1. **作用与用途** 为一新型广谱抗寄生虫药,具有高效、低毒、短疗程、口服有效等优点。对日本血吸虫病以及绦虫病、华支睾吸虫病、肺吸虫病等均有效。由于本品对尾蚴、毛蚴也有杀灭效力,故也用于预防血吸虫感染。其机制是增加 Ca^{2+} 通透性,提高肌肉活动,使虫体产生痉挛性麻痹而死亡。

2. **不良反应及应用注意** 常见不良反应有胃肠道反应,如腹部不适、腹痛、腹泻等;神经肌肉反应,如头痛、头晕、嗜睡、乏力,肌束颤动、肌痛和关节痛等;少数患者有低热、瘙痒、皮疹,这与虫体死亡释放异体蛋白有关;偶见心电图改变。

用药期间应避免驾驶和高空作用。动物实验证实流产率增高,故孕妇禁用。

乙胺嗪(diethylcarbamazine,海群生)

乙胺嗪口服吸收迅速,组织分布广;酸化尿液可促进其排泄,而碱化尿液则排泄减慢。

1. **作用和用途** 对微丝蚴及成虫均有作用,能使血中微丝蚴迅速集中到肝脏的微血管中,经过一段时间即被肝脏吞噬细胞所消灭,临床用于防治丝虫病。

2. **不良反应及应用注意** 常见不良反应有厌食、恶心、呕吐、头痛、乏力等,通常较快消失。虫体死亡释放大量异性蛋白可引起过敏反应,表现为畏寒、发热、皮疹、淋巴结肿大、血管神经性水肿、嗜酸粒细胞增多、肌肉关节酸痛、支气管痉挛等,可用抗组胺药或糖皮质激素治疗。

患者如合并有蛔虫病,在治疗丝虫病之前必须先驱蛔,以免发生胆道蛔虫病、肠梗阻或肠穿孔。

呋喃嘧酮(fumpyrimidone)

呋喃嘧酮对班氏丝虫病的疗效比乙胺嗪为优,而对马来丝虫病的疗效与乙胺嗪相似。不良反应有过敏反应和胃肠道反应,过量有肝脏损害。

四、抗蠕虫药

● **学习案例**

患者,男,5岁。近一个月来反复脐周隐痛,喜揉按,食量减少。其母亲诉患者近气嗜食泥土,夜睡不安,磨牙,咬指甲。经检查,发现患儿面部有白斑,巩膜有蓝色斑点;周围血象检查,嗜酸性粒细胞增多,大便集卵检查示:蛔虫卵(十十十)。诊断为蛔虫症,以甲苯达唑0.1g,早晚各一次,连服 3 天,患儿症状消失。

● 分析与导读

蛔虫病是常见的儿童肠道传染病。患儿常表现为脐周不规则反复腹痛,伴食欲减退、恶心、腹泻或便秘,大便中排出蛔虫。儿童有时有惊厥、夜惊、磨牙、异食癖。甲苯达唑属于广谱抗蠕虫药。

肠蠕虫包括肠线虫和绦虫。肠线虫有蛔虫、钩虫、鞭虫、蛲虫等,在我国感染很普遍。近年来高效、低毒、抗虫谱广的抗蠕虫药不断问世,使蠕虫病得到了有效的治疗。

(一)驱肠线虫药

甲苯达唑(mebendazole,甲苯咪唑,安乐士)

1. 作用和用途 甲苯达唑为苯并咪唑类衍生物,是高效、广谱低毒的驱肠虫药,对蛔虫、钩虫、蛲虫、鞭虫、绦虫也有一定作用。用于上述蠕虫单独或混合感染。该药能选择性作用于蠕虫的微管,使其变性,尚能抑制虫体对葡萄糖的摄取和利用而发挥抗蠕虫作用。口服大部分不吸收,直接作用于肠道内的虫体,对人微管系统无影响。

2. 不良反应及应用注意 不良反应较轻,有胃肠道反应,如腹痛、腹泻等;过敏反应,如皮肤瘙痒等;大剂量偶见转氨酶升高。肝、肾功能不全者及孕妇禁用,2 岁以下儿童不宜用。

其复方制剂复方甲苯达唑片(速效肠虫净片)每片含甲苯达唑 100mg 和左旋咪唑 25mg。

阿苯达唑(albendazole,丙硫咪唑,肠虫清)

阿苯达唑为甲苯达唑的同类物,也具有高效、低毒、广谱驱肠虫作用。作用机制同甲苯达唑。用于蛔虫、钩虫、蛲虫等感染,疗效优于甲苯达唑,也可用于治疗棘球蚴病、囊虫病等。

不良反应较小,有胃肠道反应,如腹痛、腹泻等;神经系统反应,如头痛、头晕等;偶见转氨酶升高,故严重肝功能不全患者慎用。孕妇及 2 岁以下儿童禁用。

噻嘧啶(pyrantel,抗虫灵)

噻嘧啶为四氢嘧啶衍生物,对蛔虫、蛲虫、钩虫有驱虫作用。机制是抑制虫体 ChE,使神经肌肉接头处 Ach 堆积,虫体发生痉挛性麻痹而排出体外。用于蛔虫、蛲虫、钩虫单独或混合感染。

不良反应有:腹部不适、发热、头痛等。与哌嗪有拮抗作用,不宜合用。偶见转氨酶升高,故肝功能不全患者慎用。孕妇及 2 岁以下儿童禁用。

左旋咪唑(levoanisote)

左旋咪唑为四咪唑的左旋异构体,抗虫谱与噻嘧啶相似,对丝虫及囊虫病也有一定作用。抗虫机制是抑制虫体琥珀酸脱氢酶,阻止延胡索酸还原为琥珀酸而使 ATP 生成减少,使虫体肌肉麻痹而排出体外。主要用蛔虫、蛲虫、钩虫感染,还有免疫调节作用。

不良反应有恶心、呕吐、腹痛、头晕等。长期应用可出现粒细胞减少和血小板减少,故应定期检查血常规。妊娠早期及肝、肾功能不全者禁用。

哌嗪(piperazme,驱蛔灵)

哌嗪对蛔虫、蛲虫有效,对虫体有抗胆碱作用,导致其松弛性麻痹而排出。主要治疗蛔虫、蛲虫感染。

不良反应有：胃肠道反应；神经系统反应，如嗜睡、头晕、眼球震颤、共济失调等；过敏反应。孕妇、神经系统疾病及肝、肾功能不全患者禁用。

恩波吡维铵（pyrvmmmembonate，扑蛲灵）

恩波吡维铵为青铵染料，口服不吸收，胃肠道药物浓度高，主要用于治疗蛲虫病。不良反应有胃肠道反应。服药后粪便呈红色，需事先告知患者。

（二）驱绦虫药

吡喹酮

吡喹酮详见本章第三节"抗血吸虫药和抗丝虫药"。

氯硝柳胺（niclosamide，灭绦灵）

氯硝柳胺对各种绦虫（如牛肉绦虫、猪肉绦虫、鱼绦虫、阔节裂头绦虫等）感染均有良好疗效。其主要抑制绦虫线粒体氧化磷酸化过程，阻碍 ATP 生成。抗绦虫疗效不及吡喹酮，并有引起囊虫病的危险。本药对钉螺、日本血吸虫尾蚴亦有杀灭作用，可防止血吸虫传播。

不良反应和用药护理：

1. 有胃肠道反应及神经系统反应，如上腹部不适、头晕、乏力等。

2. 使用本药时宜嚼碎，尽量少饮水，以便使药物能充分接触虫体。

3. 为防止囊虫病发生，驱绦虫前最好先服止吐药，并在服用本药后 1～2 小时再服泻药，把绦虫及虫卵尽快排出。

表 12-6　抗蠕虫药的合理选用

蠕虫感染	首选药物	次选药物
蛔虫感染	甲苯达唑、阿苯达唑	噻嘧啶、哌嗪、左旋咪唑
蛲虫感染	甲苯达唑、阿苯达唑	噻嘧啶、哌嗪、恩波吡维铵
钩虫感染	甲苯达唑、阿苯达唑	噻嘧啶
鞭虫感染	甲苯达唑	
绦虫感染	吡喹酮	氯硝柳胺
囊虫病	吡喹酮、阿苯达唑	
棘球蚴病	阿苯达唑	吡喹酮、甲苯达唑

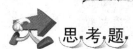

思考题

1. 氯喹有哪些不良反应和用药注意事项？

2. 目前常用的抗蠕虫药有哪些？

3. 甲苯达唑抗蠕虫的作用机制和主要不良反应有哪些？

（林益平）

项目十三 抗恶性肿瘤药和免疫功能调节药的应用与护理

随着恶性肿瘤的发病率的上升,抗恶性肿瘤药物的使用越来越普遍。本章主要介绍常用抗恶性肿瘤药物的分类、作用机制、适应证、药物不良反应和用药护理等知识。护士应熟悉常用药物的分类,适应证及不良反应和用药护理,对于后者护士尤为重要。

任务一 抗恶性肿瘤药的应用与护理

学习目标

- **知识目标**
  1. 掌握细胞增殖周期和抗肿瘤药的分类。
  2. 熟悉常用抗恶性肿瘤药物的机制、作用、不良反应和用药护理。
- **能力目标**
  1. 能对抗恶性肿瘤药进行用药护理。

● **学习案例**

患者,女,42岁,诊断为乳腺癌早期,采用保守治疗,按体表面积静脉给予多柔比星 $60mg/m^2$,三周一次。第一次注射后发现尿液呈红色,告之为正常反应,半月后出现白细胞减少、脱发以及口腔轻度溃疡,医嘱增开利血生 20mg 口服,一日三次,2 个月后出现心电图异常,T 波低平,S-T 段下降,QRS 波降,确诊为多柔比星引起严重的心脏毒性。

● **学习向导**

1. 抗恶性肿瘤药物的主要药理作用有哪些?

2. 本病例为什么要使用三周一次的疗法,能否采用一周一次给药? 如果可以,要注意什么问题?

3. 抗恶性肿瘤药物的主要不良反应有哪些? 禁忌证是什么? 用药期间应做好哪些用药护理?

恶性肿瘤是严重威胁人类健康的常见病、多发病。治疗恶性肿瘤的三大主要手段包括外科手术、放射治疗和化学治疗(chemical treatment,简称化疗),化学治疗占有重要地位。虽然部分恶性肿瘤有可能通过化疗得到治愈,而大部分常见恶性肿瘤却未能达到满意的效果。肿瘤化疗主要存在两大障碍:①抗恶性肿瘤药物的毒性反应;②肿瘤细胞产生耐药性。

一、抗恶性肿瘤药物的作用机制及分类

抗肿瘤药物按其作用的生化机制一般可分为五类：

1. **干扰核酸（RNA 和 DNA）合成的药物**　又可分为：①二氢叶酸还原酶抑制药（抗叶酸制剂），如甲氨蝶呤等；②阻止嘧啶类核苷酸生成药（抗嘧啶药），如氟尿嘧啶等；③阻止嘌呤类核苷酸生成药（抗嘌呤药），如巯嘌呤等；④抑制核苷酸还原酶药，如羟基脲；⑤抑制 DNA 多聚酶药，如阿糖胞苷等。

2. **破坏 DNA 结构与功能的药物**　如烷化剂（氮芥、环磷酰胺、塞替派等）、丝裂霉素、博来霉素、顺铂及喜树碱等。

3. **嵌入 DNA 干扰 RNA 转录的药物**　如放线菌素 D、柔红霉素、多柔比星等。

4. **干扰蛋白质合成与功能的药物**　又可分为：①影响纺锤丝形成和功能的药物，如长春碱类、鬼臼毒素类、紫杉醇等；②干扰核蛋白体功能的药物，如三尖杉碱；③影响氨基酸供应的药物，如 L-门冬酰胺酶。

5. **影响激素平衡的药物**　这类药有肾上腺皮质激素、雄激素、雌激素、他莫昔芬等。

二、细胞增殖周期动力学

细胞增殖动力学是指细胞群体的生长、繁殖和死亡的动态规律。根据肿瘤细胞生长繁殖特点将细胞群分为增殖细胞群和非增殖细胞群（图 13-1）。增殖细胞群在肿瘤全细胞群中的比率高者对药物敏感，如急性白血病、霍奇金病等；增殖细胞群比率低者对药物不敏感，如慢性白血病和多数实体瘤。

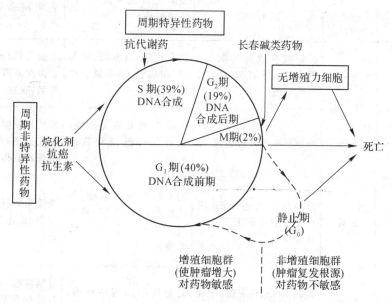

图 13-1　增殖细胞群和非增殖细胞群

按细胞内 DNA 含量变化，可将增殖细胞群中的细胞生长繁殖周期分为 4 个时期，即 M（分裂）期，G_1（DNA 合成前）期，S（DNA 合成）期及 G_2（DNA 合成后）期。非增殖细胞群主要是 G_0（静止）期细胞，G_0 期细胞有增殖能力，但暂未进行分裂，当周期中细胞被药物大量

杀灭时，G_0 期细胞即可进入增殖期，是肿瘤复发的根源。G_0 期细胞对药物不敏感，应设法消灭。此外，尚有一部分无增殖能力细胞群，在化疗中无意义。

根据各期肿瘤细胞对药物敏感性不同，将抗肿瘤药分为两大类：

1. 周期非特异性药（cell cycle non-specific agents，CCNSA） 主要杀灭繁殖各期细胞，如烷化剂和抗癌抗生素等。

2. 周期特异性药物（cell cycle specific agents，CCSA） 仅杀灭某一期增殖细胞，如甲氨蝶呤、巯嘌呤、阿糖胞苷等，主要作用于 S 期。长春碱类主要作用于 M 期，紫杉醇作用于 G_2 期和 M 期等。

三、常用的抗肿瘤药物的应用

（一）干扰核酸生物合成的药物

又称抗代谢药，它们的化学结构和核酸代谢的必需物质如叶酸、嘌呤碱、嘧啶碱等类似，可通过特异性对抗而干扰核酸，尤其是 DNA 的生物合成，阻止肿瘤细胞的分裂繁殖，它们是细胞周期特异性药物，主要作用于 S 期细胞。常用药物见表 13-1。

表 13-1　常用抗代谢药

药物	作用时期	主要作用机制	临床应用	不良反应
甲氨蝶呤（methotrexate，MTX）	S 期	抑制二氢叶酸还原酶，阻断脱氧胸苷酸合成	急性白血病、乳腺癌、绒毛膜上皮癌及恶性葡萄胎、头颈部肿瘤、肝癌、顽固性普通牛皮癣、自体免疫病	较多。消化道反应如口腔炎、胃炎、腹泻、便血、骨髓抑制；长期大量用药可致肝肾损害；妊娠早期用药可致畸胎、死胎。
氟尿嘧啶（fluorouracil，5-FU）	S 期	胸苷酸合成酶抑制剂，阻止脱氧尿苷酸变成脱氧胸苷酸	消化道癌、乳腺癌、卵巢癌、卵巢癌、绒毛膜上皮癌膀胱癌	主要为胃肠道反应，重者血性下泻而死。骨髓抑制、脱发、共济失调等
巯嘌呤（mercaptopurine 6-MP）	S 期	抑制嘌呤核苷酸合成	适用于绒毛膜上皮癌，儿童急性淋巴细胞白血病	多见骨髓抑制和消化道黏膜损害；少数病人可出现黄疸和肝功能障碍
羟基脲（hydroxyurea，HU）	S 期	抑制核苷酸还原酶，阻止胞苷酸还原为脱氧胞苷酸	用于恶性黑色素瘤、慢性粒细胞白血病，并与放疗、化疗合并治疗脑瘤。	主要为抑制骨髓。也可有胃肠道反应。可致畸胎
阿糖胞苷（cytararabine，Ara-C）	S 期	抑制 DNA 多聚酶，干扰 DNA 复制	对急性粒细胞白血病，急性单核细胞白血病	骨髓抑制、胃肠反应，静脉注射可致静脉炎，对肝功有一定影响

（二）破坏 DNA 结构和功能的药物

1. 烷化剂　烷化剂是一类化学性质活泼的化合物，其烷化基团易与细胞中功能基团如

DNA 或蛋白质分子中氨基等起烷化反应,使 DNA 链断裂,或使复制时碱基配对错码,造成 DNA 结构和功能的损害,从而使细胞死亡。常用药物见表 13-2。

表 13-2 常用抗肿瘤烷化剂

药物	作用时期	主要作用机制	临床应用	不良反应
环磷酰胺 (cyclophosphamide, CTX)	非特异	烷化 DNA,破坏其结构	恶性淋巴瘤,急性淋巴细胞性白血病、乳腺癌、卵巢癌、宫颈癌、前列腺癌、结肠癌、支气管癌、肺癌等,也可用于类风湿关节炎、儿童肾病综合征以及自身免疫疾病的治疗。	骨髓抑制、呕吐、恶心、脱发等。大剂量时可引起出血性膀胱炎
塞替派 (thiotepa, TSPA)	非特异	烷化 DNA,破坏其结构	乳腺癌、卵巢癌、膀胱癌、肝癌	主要不良反应为骨髓抑制,胃肠道反应少见
白消安(马利兰) (busulfan)	非特异	烷化 DNA,破坏其结构	用于治疗慢性粒细胞白血病及真性红细胞增多症	骨髓抑制、胃肠道反应、白内障、闭经、睾丸萎缩,偶见出血、再生障碍性贫血及肺纤维化等严重反应
卡莫司汀(卡氮芥) (carmustine, BCNU)	非特异	烷化 DNA,破坏其结构	脑瘤、黑色素瘤及胃肠道瘤等	骨髓抑制及消化道反应,偶见肝肾毒性

2. **抗生素类** 抗肿瘤抗生素与肿瘤细胞的 DNA 交叉联结或破坏 DNA 的基本结构,干扰 DNA 的复制或转录过程,进而抑制了 mRNA 及蛋白质的合成发挥抗肿瘤作用,常用药物见表 13-3。

表 13-3 常用抗肿瘤抗生素

药物	作用时期	主要作用机制	临床应用	不良反应
博来霉素(争光霉素) (bleomycin, BLM)	非特异 (G_2 和 M 期)	断裂 DNA 单链或双链,阻止 DNA 复制	肺癌、宫颈癌、阴道癌、食道癌、头颈部及皮肤鳞状癌	可有发热、脱发等。少数患者可有皮肤色素沉着。最严重是肺纤维化或间质性肺炎
丝裂霉素 (mitomycin, MMC)	非特异	与 DNA 交联,抑制 DNA 复制	恶性淋巴瘤,胃癌、肺癌、胰癌、肝癌,子宫颈癌等	持久的骨髓抑制及胃肠道反应

3. **金属化合物**

表 13-4 金属化合物

药物	作用时期	主要作用机制	临床应用	不良反应
顺铂(cisplatin) 卡泊(carboplatin)	非特异	与 DNA 交联	小细胞肺癌、卵巢癌、睾丸癌、头颈部肿瘤等	骨髓抑制,消化道反应,肾脏毒性,听力减退等

4.喜树碱类

药物	作用时期	主要作用机制	临床应用	不良反应
喜树碱 （camptothecin）	S期	抑制拓扑异构酶Ⅰ	胃癌、肠癌、银屑病，急、慢性粒细胞性白血病	胃肠道反应、骨髓抑制和血尿

（三）嵌入 DNA 干扰 RNA 转录的药物

此类药物通常嵌入到 DNA 的双螺旋结构中，从而阻碍 DNA 解链，影响 DNA 的复制或者 RNA（尤其为 mRNA）的转录，从而抑制肿瘤生长（表 13-5）。

表 13-5　嵌入 DNA 干扰 RNA 转录的药物

药物	作用时期	主要作用机制	临床应用	不良反应
放线菌素D （更生霉素） （actinomycin D）	非特异	阻碍 RNA 多聚酶，抑制 mRNA 合成	主要用于手术后化疗，与长春新碱、环磷酰胺等合用治疗间充质细胞瘤	消化道反应、骨髓抑制、脱发、皮炎、畸胎等
柔红霉素 （daunorubicin，DNR）	非特异	与 DNA 碱基结合，破坏其模板功能，阻断转录	急性淋巴细胞性白血病和急性粒细胞性白血病	骨髓抑制、消化道反应和心脏毒性
多柔比星 （阿霉素） （doxorubicin，ADM）	非特异 （S和M期）	阻止 DNA 双链分离，影响 DNA 复制和 RNA 合成	急性白血病、恶性淋巴瘤及多种实体瘤，如：乳癌，肺癌等	骨髓抑制、消化道反应和心脏毒性
普卡霉素 （光辉霉素） （plicamycin）	非特异	与 DNA 碱基结合，破坏其模板功能，阻断转录	睾丸胚胎细胞癌	胃肠道反应、血小板减少、白细胞减少，肝肾毒性

（四）干扰蛋白质合成的药物

表 13-6　干扰蛋白蛋合成的药物

药物	作用时期	主要作用机制	临床应用	不良反应
长春新碱 （vincristine，VCR）	M期	干扰纺锤丝微管蛋白的合成，抑制有丝分裂	儿童急性淋巴细胞性白血病、恶性淋巴瘤等	骨髓抑制、神经毒性、消化道反应、脱发。静脉注射因刺激导致血栓性静脉炎
依托泊苷 （etoposide）	G_2 和晚S期	抑制拓扑异构酶Ⅱ	小细胞肺癌，睾丸癌	骨髓抑制、胃肠道反应，大剂量引起肝毒性
紫杉醇 （paclitaxel）	M期	干扰纺锤丝微管蛋白的合成，抑制有丝分裂	转移性卵巢癌、乳癌、食道癌、肺癌	骨髓抑制、神经毒性、心脏毒性和过敏反应
三尖杉碱 （harringtonine）	非特异	干扰核蛋白体功能	急性早幼粒细胞白血病	骨髓抑制、消化道反应、脱发。偶有心毒性
L-门冬酰胺酶 （asparaginase）	G_1 期	水解血清中的门冬酰胺，使肿瘤细胞生长受抑	急性淋巴细胞白血病	胃肠道反应及精神症状，偶见低蛋白血症

（五）激素类

人们早已注意到乳腺癌、前列腺癌、甲状腺癌、宫颈癌、卵巢和睾丸肿瘤等均与相应的激素失调有关，可应用某些激素或对抗药改变其失调状态，可抑制某些肿瘤的生长，且无骨髓抑制等不良反应，但激素作用广泛，使用不当会引起机体损害。

表 13-7　激素类药物

药物	主要作用机制	临床应用	不良反应
肾上腺皮质激素	抑制淋巴组织	急性淋巴细胞性白血病、恶性淋巴瘤	见糖皮质激素
雌激素	①直接对抗；②抑制下丘脑和垂体，减少睾丸间质细胞和肾上腺皮质的雄激素分泌	前列腺癌，绝经 7 年以上的转移性乳腺癌	见性激素类药
雄激素	抑制垂体促卵泡激素的分泌，减少雌激素的产生	乳腺癌晚期或乳腺癌有骨转移者	见性激素类药
他莫昔芬（三苯氧胺）（tamoxifen）	雌激素竞争性拮抗剂	乳腺癌和卵巢癌	肝脏损害

几种能抗癌的食物

鱼油能对抗恶性淋巴癌；豆浆、青花椰菜抗乳腺癌；橄榄油可防大肠癌；苹果和红酒可减缓癌细胞生长；葱叶中含有硫化丙烯，可以抑制癌细胞的生长；服食蒜头预防结肠癌和胃癌；其他还有芥蓝、油菜、花椰菜、高丽菜、莴苣、白菜、白萝卜等、黄豆、番瓜、红萝卜、芹菜、番茄、茄子、马铃薯、柑橘类水果（如橘子、柳丁、葡萄柚、柠檬等）、全麦、燕麦、糙米等等。

四、抗肿瘤药物的不良反应及用药护理

抗恶性肿瘤药具有近期和远期毒性反应，护士在应用化疗药时必须了解药物的特点、种类、用药途径、副作用及其预防措施，才能做好化疗病人的护理工作。

（一）抗肿瘤药物应用的临床护理特点

1. 局部刺激大　抗肿瘤药物一般对正常组织细胞均有较强的杀伤作用。如氮芥类药物外渗时，可引起局部皮肤、组织坏死。一旦发生外渗需适当应用对抗药物，如氮芥外渗用硫代硫酸钠、长春新碱类用碳酸氢钠用局部护理。

2. 全身毒性反应大　大多数病人无论是口服还是静脉给药多数出现消化道、骨髓抑制及免疫抑制等系统症状，程度比较严重，甚至会成为死亡的主要原因之一，因此必须加强各项指标的检查。

3. 要求时间性强　应用抗肿瘤药物要求的技术条件较高。如阿糖胞苷静脉推注必须在 3～5 秒内注完，氮芥性能不稳定，必须在 10 秒内注射完。

4. 抗肿瘤药物保存条件要求严格 如环磷酰胺宜避光、在室温 32℃ 以下保存；噻替哌宜避光，在干燥、室温 12℃ 以下保存。

5. 抗肿瘤药物的用法比较局限，需注意各种药物的用法 长春新碱类药物只能静脉给药，不能肌内、皮下或鞘内注射。常用给药途径如下：

(1)口服 需装入胶囊内或制成肠溶性制剂，以避免对胃黏膜的刺激，防止药物被胃破坏。

(2)肌内注射 为了避免对血管的破坏及一些不适合口服的药物，常采用肌内注射，选择长针头深部注射，且经常更换注射部位以避免产生硬结。

(3)静脉给药

1)静脉注射：是临床应用很广泛的方法。药物直接进入血管，剂量准确。由于肿瘤患者用药时间长，护士在使用血管时应注意要从远端开始左右上下肢交替使用。必须掌握熟练的技术方法，谨防某些药物漏、渗至血管外，导致局部组织坏死，甚至肢体残废。

2)静脉冲入：使用某些化疗药物常要求在 2～3 分钟迅速到达体内。用药前先输入葡萄糖或生理盐水待通后，将化疗药物由滴管内注入，2～3 分钟后，再恢复原滴速。如丝裂霉素、长春新碱等药物常采此法。

(4)动脉注射 适用于某些晚期不宜手术，或复发而局限的肿瘤。直接将药物注入供肿瘤血液的动脉，可提高抗肿瘤药物局部浓度，减轻全身毒性反应。动脉内给药要求保持导管通畅，预防气栓、血栓、缺血性坏死或感染。

(5)腔内注射 适用于癌性腹水和心包积液。注射后注意观察病人的反应，根据病变位置的需要及时更换病人的体位，使药液充分扩散在病变部位。

(6)肿瘤内注射 如膀胱癌病人，临床上常采用喜树碱在膀胱镜下作膀胱肿瘤内注射，疗效较其他方法为佳。

6. 联合用药配伍禁忌较多 如抗生素类药物不能与青霉素 G 盐合用，使用前应详细阅读说明书。

7. 预防过敏 有些药物皮试阴性者才可应用，或者试验性注射后才可大剂量应用。应用抗癌药物大多数患者可出现口腔炎或溃疡。

(二)化疗药物不良反应的观察与预防

1. **局部反应** 许多抗肿瘤药物如氮芥、放线菌素 D、长春新碱等均有较强的局部刺激，若药物渗漏至皮下，可引起组织坏死，也可引起静脉炎。在使用过程中，应向患者做好解释工作，消除紧张心理，并介绍药物性质、毒副反应，使病人事先心中有数。应边注射边询问，观察自觉症状及毒性反应。如不慎注入皮下，局部需注射生理盐水稀释，并同时用相应的解毒剂或拮抗剂，局部用 50% 硫酸镁湿敷 6～12 小时，也可涂氢化可的松，冰敷 24 小时。大部分抗肿瘤药物对消化道黏膜有损害作用，常表现为食欲减退、恶心、呕吐、腹泻等胃肠道反应。多数病人第一次用药反应比较重，以后逐渐减轻。在用药过程中要关心病人的进食情况，给予易消化少油脂的清淡饮食。对药物反应较重者宜安排在睡前或饭后用药，以免影响进食。呕吐严重者应少食多餐，必要时补液。

2. **骨髓抑制** 大多数抗肿瘤药物都有不同程度的骨髓抑制副作用，随着药物剂量的增加，可使全血减少，甚至引起再生障碍性贫血。对肿瘤病人进行操作时，要严格执行无菌技术操作，并注意病人体温变化，预防继发感染，每周查血象 1～2 次，当白细胞低于 $3.0 \times$

$10^9/L$，血小板低于 $8.0\times10^9/L$ 时需暂停给药；白细胞低于 $1.0\times10^9/L$ 时，需进行保护性隔离。对血小板严重抑制者不宜注射。对消化道出血的患者注意观察呕吐物与大便的性质，对咯血病人要记录血量及颜色。

3. 皮肤黏膜的损害　由于肿瘤患者免疫力比正常人低下，化疗病人常易出现带状疱疹，一般为单侧，沿神经分布，伴有低热、局部皮肤灼热感、阵发性神经剧烈疼痛等症状。凡应用可引起皮炎的抗肿瘤药物时，应预先告诉病人，并嘱咐病人发现皮肤异常要及时报告医护人员，尽量不要搔抓，以免继发感染，局部可用炉甘石洗剂等。有些药物如甲氨蝶呤、白消安等可引起色素沉着。脱发在应用烷化剂时甚为普遍。脱发为病人最为苦恼的副反应之一，可戴假发。抗代谢药物特别是大剂量应用时常引起口腔黏膜反应，表现为充血、水肿、炎症及溃疡形成，可用适量的叶酸片剂或静脉注射叶酸控制，轻者只用 1∶200 叶酸溶液漱口即可。用阿霉素或博来霉素所致的口腔炎应停药，如合并真菌感染可用 3% 碳酸氢钠溶液漱口，并用制霉菌素 10 万单位/ml 含漱。对重度口腔炎患者，应作细菌培养及药敏试验，以便对症下药。

4. 肝、肾与心肺损害　由于大多数抗肿瘤药物从尿中和胆汁中排泄，易致肝肾损害。丙卡巴肼可引起中毒性肝炎。阿霉素等抗生素及金属药物可引起心电图的异常。博来霉素可引起肺纤维化。所以化疗期间特别是用环磷酰胺时，嘱病人多饮水，使尿液稀释。使用大剂量甲氨蝶呤可因其代谢产物可溶性差，在酸性环境中易形成黄色沉淀物，应适量地服用碳酸氢钠以保持尿液的碱性。要记录 24 小时尿量，若入量正常而尿少者，可考虑使用利尿剂，并定期监测肝功能。应用博来霉素时，护士必须了解病人的疗程及用药总量，提高警惕，观察有无肺功能不全的症状和体征出现。

5. 免疫抑制　多数抗肿瘤药物对机体的免疫力都有不同程度的抑制作用。使用期间由于免疫功能的下降，常会使病人并发感染、出血或出现皮疹。要注意观察病情演变，加强基础护理，特别是注意预防和观察了解会阴部和阴道及其他易发生感染的部位，临床上常选用 1∶5000 高锰酸钾溶液坐浴来治疗和预防。

（三）并发症的预防与处理

1. 感染　患者在化疗过程由于骨髓及免疫抑制，发生感染是较常见的并发症之一。如发现感染征象，应立即作血、尿、痰及体液检查并进行细菌培养，并迅速应用广谱抗生素，根据培养结果随时调整使用。当白细胞下降明显时应注意对皮肤、口腔、胃肠道和会阴等处采取预防措施。

2. 出血　由于抗瘤药物对血小板和其他凝血因素的影响，病人可有出血倾向。必要时输入血小板以控制出血。对恶性肿瘤侵犯骨髓必须治疗。泼尼松（强的松）可能对缓解血小板减少有效。

3. 血栓形成　文献认为肿瘤患者的血液有高凝现象，可发生弥散性血管内凝血（DIC），表现为各种凝血异常，因此要注意观察及时发现，同时嘱患者注意休息，抬高下肢。一旦发现血栓形成，应及时应用肝素、抗血小板和溶解血栓的药物。对严重的大栓子还需行栓子切除术。

4. 穿孔与梗阻　位于或侵犯空腔脏器的肿瘤，如小肠恶性淋巴瘤等，在化疗过程中可出现穿孔、出血。护理人员要注意观察和发现穿孔出血迹象及处理，其预防措施是适当地减慢给药。特别是 1～2 次联合化疗后即出现明显效果者，更应注意。同时应采取积极的对症处理措施。

(四)注意自身防护

抗肿瘤药物具有致畸、致癌等副作用,不但使化疗病人出现一系列副反应,并且通过操作时的反复接触,经过皮肤、呼吸道等途径使护理人员受到伤害。操作者应配备必要的防护用具并对抗肿瘤药物废弃物进行妥善管理。孕妇禁止接触抗肿瘤药物。

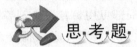
思考题

1.细胞增殖分为几期,各有什么特点?
2.抗肿瘤药物按其作用的生化机制,可分为几类,各有什么代表药物?

(徐恒武　林益平)

任务二　免疫功能调节药的应用与护理

学习目标

- **知识目标**
  1. 熟悉免疫抑制药的作用机制、主要适应证及共同的不良反应。
  2. 了解免疫增强药的作用、应用和用药护理。
- **能力目标**
  1. 能对常用免疫功能调节药进行用药护理。

- **学习案例**

患者男,41岁,因患慢性乙型病毒性肝炎,肝硬化失代偿入院,择日进行同位异体肝移植术。术后第2天开始口服环孢素胶囊,用法为100mg,bid,po。2周后发现患者尿量减少,由2000 ml/d减至300 ml/d,伴全身水肿、恶心、乏力,给予呋塞米治疗无效。同时患者主诉手颤动不能控制,腿部发麻,当日早晨测得全血中环孢素谷浓度为135μg/L,诊断为环孢素中毒,立即停用并进行血透,同时改用为霉酚酸酯。

- **学习向导**

1.免疫抑制剂有哪些临床应用?同时应注意什么问题?
2.常用的免疫抑制剂和免疫增强剂有哪些?
3.免疫抑制剂有哪些不良反应?用药期间应做好哪些用药护理?

一、免疫抑制药

免疫系统包括参与免疫反应的各种细胞、组织和器官,如胸腺、淋巴结、脾、扁桃体以及分布在全身体液和组织中的淋巴细胞和浆细胞。这些组分及其正常功能是机体免疫功能的基本保证,任何一方面的缺陷都将导致免疫功能障碍,丧失抵抗感染能力或形成免疫性疾病。

机体免疫系统在抗原刺激下所发生的一系列变化称为免疫反应,可分为以下三期:①感应期:是巨噬细胞和免疫活性细胞处理和识别抗原的阶段;②增殖分化期:免疫活性细胞被抗原激活后分化增殖并产生免疫活性物质的阶段;③效应期:致敏淋巴细胞或抗体与相应的靶细胞或抗原接触,可产生细胞免疫或体液免疫效应(图13-1)。

免疫应答的调节可来自机体神经内分泌影响、复杂的内源性调节或利用外源性物质有目的地调节。免疫应答调节包括免疫抑制和免疫增强两大类。免疫抑制药指用药物抑制有关免疫细胞的增殖和功能,降低机体免疫反应,以达到治疗目的。免疫增强药指用药物促进低下免疫功能的恢复,增强免疫反应达到治疗目的。

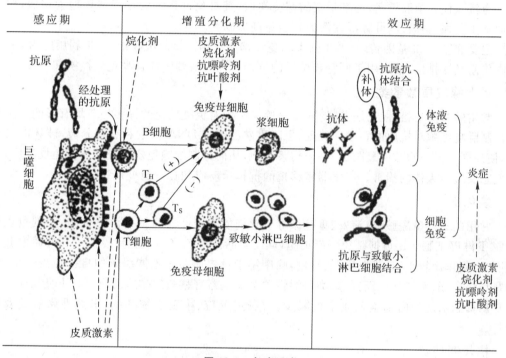

图 13-1　免疫反应

临床常用的免疫抑制药有环孢素、肾上腺皮质激素、烷化剂、抗代谢药、抗淋巴细胞球蛋白及单克隆抗体等。其作用特点:①大多数药物缺乏选择性和特异性,对正常和异常的免疫反应均有抑制作用,长期应用,除各药的特有毒性外,容易降低机体抵抗力而诱发感染,肿瘤发生率增加及影响生殖系统功能等不良反应;②对初次免疫应答反应的抑制作用较强,对再次免疫应答反应抑制作用较弱;③药物作用与给药时间和抗原刺激时间间隔和先后顺序密切相关,如糖皮质激素在抗原刺激前24~48小时给药,免疫抑制作用最强,可能与干扰免疫反应的感应期有关等;④多数免疫抑制药尚有非特异性抗炎作用。

环孢素(ciclosporin,cyclosporin A,CsA)

是霉菌 tolypocladium inflatum 生成的一种脂溶性环状十一肽化合物。它可选择地抑制 T 淋巴细胞活化。辅助性 T 细胞被活化后可生成增殖因子白细胞介素 2(interleukin 2,

IL-2），环孢素可抑制其生成，但它对抑制性 T 细胞无影响。它的另一个重要作用是抑制淋巴细胞生成干扰素。它对网状内皮系统吞噬细胞无影响。因而环孢素不同于细胞毒类药物的作用，它仅抑制 T 细胞介导的细胞免疫而不致显著影响机体的一般防御能力。

口服部分被吸收，其生物利用度仅 20%～50%。口服后 3～4 小时达峰值。大部分经肝代谢，由胆汁排泄。

临床广泛用于防治各种器官组织移植的抗排斥反应，亦用于治疗类风湿性关节炎、系统红斑狼疮等自身免疫疾病。

主要的不良反应为肝肾毒性（与肾移植排斥反应相区别）、高血压、胃肠反应（厌食、恶心、呕吐）、神经系统功能紊乱及多毛等。

他克莫司（tacrolimus，FK-506）

为新一代真菌肽类药，与红霉素的结构类似，其对免疫系统的作用与环孢素相似，但免疫抑制作用强，属高效、肝肾毒性低的新型免疫抑制剂。

主要抑制 IL-2 基因转录，产生强大的免疫抑制作用。口服吸收慢，生物利用度为 25%，肝内代谢经尿排出，临床用于肝肾移植后的抗排斥反应及顽固性自身免疫性疾病。

肾上腺皮质激素类

常用的有泼尼松、泼尼松龙、地塞米松等。它们对免疫反应的许多环节均有影响。主要是抑制巨噬细胞对抗原的吞噬和处理，也阻碍淋巴细胞 DNA 合成和有丝分裂，破坏淋巴细胞，使外周淋巴细胞数明显减少，并损伤浆细胞，从而抑制细胞免疫反应和体液免疫反应，缓解变态反应对人体损害。用于器官移植的抗排斥反应和自身免疫疾病。

烷化剂

常用的有环磷酰胺、白消安、噻替派等。它们能选择性地抑制 B 淋巴细胞，大剂量也能抑制 T 淋巴细胞。还可抑制免疫母细胞，从而阻断体液免疫和细胞免疫反应。环磷酰胺作用明显，副作用较小，且可口服，故常用，临床用于糖皮质激素不能缓解的自身免疫性疾病，如肾病综合征、系统性红斑狼疮、类风湿性关节炎及器官移植的排斥反应等。不良反应主要有骨髓抑制引起的白细胞及血小板减少、胃肠道反应、生殖系统抑制、出血性膀胱炎及脱发等。

抗代谢药类

常用 6-巯嘌呤与硫唑嘌呤。它们主要抑制 DNA、RNA 和蛋白质合成。硫唑嘌呤的毒性较小，故较常用。本类药物对 T 细胞的抑制较明显，并可抑制两类母细胞，故兼能抑制细胞免疫和体液免疫反应，但不抑制巨噬细胞的吞噬功能。用于肾移植的排异反应和自体免疫性疾病如类风湿性关节炎和全身性红斑狼疮等。不良反应有骨髓抑制、胃肠道反应、口腔食管溃疡、肝损害等。

抗淋巴细胞球蛋白（antilymphocyte globulin，ALG）

是直接抗淋巴细胞的抗体，现已能用单克隆抗体技术生产，特异性高，安全性好。它可与淋巴细胞结合，在补体的共同作用下，使淋巴细胞裂解。可用于器官移植的排斥反应，多在其他免疫抑制药无效时应用。

霉酚酸酯（mycophenolate mofetil，MMF）

是霉酚酸（mycophenolic acid，MPA）的酯类衍生物，现通称吗替麦考酚酯，具有独特的免疫抑制作用和较高的安全性。MMF 口服后在体内迅速水解为活性代谢产物 MPA，MPA 通过抑制嘌呤核苷酸从头合成途径的关键限速酶——肌苷磷酸脱氢酶（inosine monophosphate dehydrogenase，IMPDH），使鸟嘌呤核苷酸的合成减少，因而能选择性抑制 T、B 淋巴细胞的增殖和功能。预防同种肾移植病人的排斥反应及治疗难治性排斥反应，可与环孢素和肾上腺皮质激素同时应用。其不良反应为腹泻，无明显的肝、肾毒性。

来氟米特（leflunomide）

是一个具有抗增殖活性的异噁唑类免疫抑制剂，其作用机制主要是抑制二氢乳清酸脱氢酶的活性，从而影响活化淋巴细胞的嘧啶合成。体内外试验表明本品还具有抗炎作用。半衰期较长，约 9 天。不良反应较少，主要有腹泻、瘙痒、可逆性肝脏酶（ALT 和 AST）升高、脱发、皮疹等。临床主要用于治疗类风湿性关节炎、抗移植排斥反应以及其他自身免疫性疾病。

二、免疫增强药

免疫增强药能激活一种或多种免疫活性细胞，增强机体免疫功能，使低下的免疫功能提高。用于治疗与免疫功能低下有关的疾病，如免疫缺陷疾病、肿瘤、某些病毒或真菌感染。目前本类药疗效尚不满意，影响因素主要是剂量、给药方法及机体免疫功能等都可影响其疗效。现仅介绍应用较广的免疫增强剂。

卡介苗（bacillus calmette-guerin，BCG）

为牛型结核杆菌的减毒活疫苗，原用于结核病的预防接种，后发现它具有强的非特异免疫刺激作用。卡介苗可活化巨噬细胞，促进 IL-1、IL-2、IL-4、TNF 等多种细胞因子的产生，增强 NK 细胞和 K 细胞的活性。卡介苗目前已用于多种肿瘤的免疫治疗，其中膀胱癌术后，用卡介苗灌注防止肿瘤复发具有肯定的效果。不良反应较多，局部注射可见红斑、硬结、溃疡等，瘤内注射偶见过敏性休克，甚至死亡。

左旋咪唑（levamisole，LMS）

为口服有效的免疫调节药物。它有免疫增强作用，能使受抑制的巨噬细胞和 T 细胞功能恢复正常。这可能与激活环核苷酸磷酸二酯酶，从而降低淋巴细胞和巨噬细胞内 cAMP 含量有关。其不良反应不严重，可有胃肠道症状、头痛、出汗、全身不适等。少数病人有白细胞及血小板减少，停药后可恢复。主要用于免疫功能低下者，恢复免疫功能后，可增强机体的抗病能力。

白细胞介素-2（interleukin-2，IL-2）

白细胞介素 2 又名 T 细胞生长因子，为 TC 和 TC 细胞分化增殖所需的调控因子，它对 B 细胞、自然杀伤细胞、抗体依赖性杀伤细胞和淋巴因子激活的杀伤细胞等均可促进其分化增殖。它在抗恶性肿瘤、免疫缺陷病和自身免疫性疾病的治疗和诊断方面有潜在的重要意义。不良反应多数为出现"流感"样症状、胃肠道反应等。

干扰素（interferon，IFN）

干扰素是一类糖蛋白，具有高度的种属特异性，故动物的 IFN 对人无效。干扰素具有抗病毒、抑制细胞增殖、调节免疫及抗肿瘤作用。在抗病毒方面，它是一个广谱抗病毒药，其机制可能是作用于蛋白质合成阶段，临床可用于病毒感染性疾病，如疱疹性角膜炎、病毒性眼病、带状疱疹等皮肤疾患、慢性乙型肝炎等。其免疫调节作用在小剂量时对细胞免疫和体液免疫都有增强作用大剂量则产生抑制作用。IFN 的抗肿瘤作用在于它既可直接抑制肿瘤细胞的生长，又可通过免疫调节发挥作用。临床试验表明，它对肾细胞癌、卡波齐肉瘤、多毛细胞白血病，某些类型的淋巴瘤、黑色素瘤、乳腺癌等有效，而对肺癌、胃肠道癌及某些淋巴瘤无效。在临床应用时常见的不良反应有发热和白细胞减少等，少数病人快速静注时可出现血压下降。约 5% 的病人用后可产生 INF 抗体。

转移因子 (transfer factor, TF)

转移因子是从正常人的淋巴细胞或淋巴组织、脾、扁桃体等制备的一种核酸肽。它可将供体细胞免疫作息转移给受者的淋巴细胞，使之转化、增殖、分化为致敏淋巴细胞，从而获得供体样的免疫力，由此获得的免疫力较持久。其作用机制可能是 TF 的 RNA 通过反转录酶的作用掺入到受者的淋巴细胞中，形成含这 TF 密码的特异 DNA 所致。主要用于原发性或继发性细胞免疫缺陷的补充治疗。还适用于慢性感染、麻风病及恶性肿瘤等。

胸腺素 (thymosin)

胸腺素又称胸腺多肽，为小分子多肽。可促进 T 细胞分化成熟，即诱导前 T 细胞转变为 T 细胞，并进一步分化成熟为具有特殊功能的各亚型群 T 细胞。临床主要用于细胞免疫缺陷的疾病，某些自身免疫和晚期肿瘤。除少数过敏反应外，一般无严重不良反应，少数出现过敏。

异丙肌苷 (isoprinosine)

异丙肌苷为复合物，可诱导 T 细胞分化成熟，并增强其功能，增强单核巨噬细胞和 NK 细胞的活性，促进 IL-1、IL-2 和干扰素的产生，恢复低下的免疫功能；增加 T 细胞依赖性抗原的抗体产生；抗病毒作用。用于急性病毒性脑炎和带状疱疹等病毒性感染及某些自身免疫性疾病，还可用于肿瘤的辅助治疗、改善艾滋病患者的免疫功能。不良反应较少，安全范围较大。

依他西脱 (entanercept)

依他西脱可结合 TNF-α 和 TNF-β，阻断两者与细胞表面的 TNF 受体的结合，抑制由 TNF 受体介导的异常免疫反应和炎症过程。主要用于治疗类风湿性关节炎。不良反应主要是局部注射的刺激反应。

能提高免疫力的食品

灵芝：灵芝可增强人体的免疫力，这是因为灵芝含有抗癌效能的多糖体，此外，还含有丰富的锗元素。锗能加速身体的新陈代谢，延缓细胞的衰老，能通过诱导人体产生干扰素而发挥其抗癌作用。新鲜萝卜：因其含有丰富的干扰素诱导剂而具有免疫作用。人参蜂王浆：能提高机体免疫力及内分泌的调节能力，并含具有防癌作用的蜂乳酸。蘑菇、猴头菇、草菇、黑木耳、银耳、百合等都有明显增强免疫力的作用。香菇：香菇所含的香菇多糖能增强人体免疫力。

三、用药护理

移植患者一般需要终身服用免疫抑制药物。在免疫抑制治疗中,患者体内的药物浓度必须达到稳定浓度时才能获得其治疗效果。而各种免疫抑制药物的有效治疗浓度与中毒浓度之间差距很小,不同个体对药物的吸收和代谢差异很大。因此,需要定期检测血药浓度,既要达到治疗效果,又要防止药物中毒。常用的免疫抑制药物用药护理注意事项如下:

1.免疫抑制药必须按时服用　如 FK506、吗替麦考酚酯、环孢素等需要一天两次给药,间隔 12 小时服用,最好在餐前 1 小时或餐后 2 小时服用,以免影响吸收。

2.如果出现漏服,一定要提高警惕　在术后早期,即使只漏服 1 次剂量,就可能导致严重的排斥反应,但也绝对禁止在下一次服药时擅自增加剂量。两次服药间隔时间不应少于8 小时,否则可能导致严重的毒副作用。

3.免疫抑制剂与其他药物合用将影响其吸收和血药浓度,如必须服用,须在医生的指导下使用。

4.如在服用免疫抑制剂后出现呕吐,应按下列方法增加药物用量或者遵医嘱,并注意检测浓度:①服药 10 分钟内呕吐时,加服全量;②服药 10～30 分钟内呕吐时,加服 1/2 量;③服药 30～60 分钟内呕吐时,加服 1/4 量;④服药 60 分钟以后呕吐时,无需加服。

5.如果在服用免疫抑制剂后出现腹泻,应按下列方法增加药物用量或遵医嘱,并注意检测浓度:①水样便每日 5～6 次,需加服 1/2 剂量;②水样便每日 3 次,需加服 1/4 剂量;③糊状软便时,无需加服。

6.某些食品会影响免疫抑制剂的吸收,改变血药浓度。如当 FK506 与食物同服(特别是脂肪含量高的食物),其吸收速率及程度会下降。服用 FK506 时饮酒会增加视觉和神经系统不良反应。西罗莫司可以与水或橙汁一起服用,但不能与苹果汁、西柚汁同服。环孢霉素和 FK506 与西柚汁同时服用,可以提高两者的血药浓度。

7.儿童患者在使用免疫抑制剂时,可使用牛奶、温水稀释后饮用,但应避免使用冷水。

8.某些免疫抑制剂会对外貌产生影响,如环孢霉素会导致多毛症、牙龈增生,激素会导致痤疮、满月脸。应预先告知患者,使其做好心理准备。

9.药品应按说明书保存,避免潮湿、高温或阳光直接暴晒。

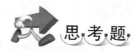
思考题

1.免疫抑制药的作用特点是什么? 简述其中主要药物的作用特点及临床应用。

2.免疫抑制药常见的不良反应有哪些?

(徐恒武)

项目十四　消毒防腐剂的应用与护理

在医院里,存在着大量的带有病原微生物的病人和被污染的媒介物。医院里的病人不仅对病原微生物的暴露机会多,且是一个抵抗力低下的群体,医务人员、陪护人员等也存在着比社会人群更多的暴露机会。因此,常常会发生医院内感染。防止医院感染最行之有效的办法,就是做好消毒、灭菌。

学习目标

- **知识目标**
  1. 熟悉病房常用消毒防腐药的应用。
  2. 了解各类药物的作用特点。
- **能力目标**
  1. 能使用各类常用消毒防腐药。

- **学习案例**

1998 年南方某妇儿医院近两个月内共做 292 名手术患者中,发生手术切口感染 166 名,切口感染率为 56.85%。检查 20 份切口分泌物标本,培养出龟分枝杆菌(脓肿亚型);医院环境和无菌物品细菌学检查合格。2% 戊二醛是杀灭分枝杆菌的常用消毒剂,但检测了医院里使用中和未启用的戊二醛,经作用半小时不能杀灭金黄色葡萄球菌、1 小时不能杀灭龟分枝杆菌,测定的戊二醛浓度 0.137%。分析本次医院手术切口感染的原因是由于戊二醛浓度错配,致使手术刀片污染了龟分枝杆菌。

- **学习向导**
  1. 戊二醛消毒液常用灭菌浓度是多少?
  2. 戊二醛消毒液主要药理作用是什么?
  3. 本病例为什么会出现切口感染?
  4. 戊二醛消毒液的临床用途有哪些?用药期间应做好哪些用药护理?

一、总论

消毒药(disinfectants)是指能迅速杀灭原微生物的药物,防腐药是指能抑制微生物生长繁殖的药物。两者之间无严格的界限,低浓度的消毒药也可作抑菌药使用,而高浓度的防腐药在某些条件下也可作消毒药使用,因此,它们总称为消毒防腐药。这类药物对病原微生物写机体组织细胞无明显选择性,一般不作为全身用药,主要用于体表(皮肤、黏膜、创面等)、器械、器具、排泄物以及周围环境等外用消毒。消毒防腐药虽然不是治疗药物但在预防疾病传染、消毒隔离、卫生防疫及战伤急救方面有着重要意义。关于这类药物的具体使用方法、适用范围、所需浓度及配制方法一般常由护士来掌握。因此,对护士来讲,掌握和熟悉本药物是十分重要的。

消毒防腐药抑制或杀灭病原微生物的作用方式各不相同,可分下列三类:

1.使细菌蛋白质变性与凝固　酚类、醛类及醇类消毒药均属此类。

2.干扰或破坏微生物的重要酶系　重金属盐类、氧化剂及含卤消毒药等,可使微生物所含巯基酶及还原酶失活,干扰细菌的代谢过程。

3.改变菌体胞浆膜的通透性　表面活性剂水解后产生正电荷,吸附于微生物表面,改变其胞浆膜的通透性,使细胞内物质外渗而杀菌。

二、常用药物

(一)醛类

戊二醛(glutaraldehyde)

1. **药理作用**　戊二醛是医院消毒中常用的消毒剂之一,主要用于诊疗器械的浸泡灭菌和消毒。也可用其蒸汽在密闭的戊二醛消毒箱内消毒诊疗用品。其优点是高效、广谱,对消毒物品损害小,使用方便,消毒效果可靠。经典的戊二醛常用灭菌浓度为 2% 碱性戊二醛。戊二醛的杀菌作用主要靠两个活泼的醛基的烷基化作用,直接或间接作用于生物蛋白分子的不同基团,使其失去生物学活现导致微生物死亡。

2. **临床用途**

(1)器械和用品的消毒　常用浸泡法或擦拭法。将清洗、晾干的待消毒处理医疗器械及物品浸没于装有戊二醛的容器中,加盖,一般 20 分钟~3 小时,取出后用灭菌水冲洗干净并擦干。对于设备和精密仪器,可用擦拭法消毒其表面,用 2% 戊二醛消毒液或 1.0%~1.2% 复方戊二醛消毒液擦拭 2 遍,20 分钟后再用清水擦干。

(2)诊疗器械的灭菌　用浸泡法。将清洗、晾干待灭菌处理的医疗器械及物品浸没于装有戊二醛的容器中,加盖,浸泡 10 小时后,无菌操作取出,用无菌水冲洗干净,并无菌擦干后使用。

3. **不良反应及用药护理**　①戊二醛对皮肤黏膜有刺激性,接触戊二醛溶液是应戴橡胶手套和口罩,防止溅入眼内和吸入体内。②戊二醛对手术刀片等碳钢制品有腐蚀性,使用前应先加入 0.5% 亚硝酸钠防锈。所附的防锈剂和碳酸氢钠必须现配现用,经活化后连续使用时间不能超过 14 天。③戊二醛常用浓度为 2%,低于 2% 浓度不能用于物品灭菌处理。使用过程中应加强戊二醛浓度检测。④医疗器械浸泡后,使用前必须用无菌水冲洗干净,方可使用。

(二)醇类

乙醇(ethyl alcohol)

1. **药理作用**　乙醇是医院消毒中常用的消毒剂之一,主要用于手和皮肤消毒。偶尔也用于器械和物体表面的擦拭消毒。乙醇能杀灭细菌繁殖体、部分病毒与真菌孢子等,不能杀灭细菌芽孢。乙醇有对蛋白质凝固变性作用,对微生物代谢的干扰作用和对细胞的溶解作用。乙醇具有脱水作用,其分子能进入蛋白质的肽链内,使菌体蛋白变性沉淀。这种变性作用是在有水存在的情况下进行的,因此乙醇浓度在70%时杀菌效力最强。涂擦皮肤,能扩张局部血管,增强血液循环,由于乙醇易挥发,有助热量散发。

2. 临床用途

(1)手和皮肤消毒　用于外科洗手消毒时,先用肥皂流水洗刷三次,然后用70%乙醇浸泡5分钟。用于手的卫生消毒:在日常生活中用70%乙醇消毒手,使乙醇的作用时间至少保持15秒。

(2)表面消毒　被一般细菌污染的表面,可用70%～75%乙醇浸泡或擦拭消毒。将消毒物品浸于乙醇消毒液中10分钟,或用消毒液擦拭。

(3)20%～30%稀释液,对高热病人可涂擦皮肤降低体温。

(4)40%～60%稀释液,对长期卧床病人涂擦皮肤可防止褥疮。

3. 不良反应及用药护理　①乙醇易燃,忌明火。必须使用医用乙醇,严禁使用工业乙醇消毒和作为原材料配制消毒剂。②不宜用乙醇来消毒被有机物保护的微生物,例如血液、脓和粪便污染的表面和物品。③对皮肤和黏膜伤口有强烈刺激性,可引起剧痛。④穿刺或手术前用酒精消毒可以减少局部菌群,清洁皮肤后,并以消毒纱布轻轻摩擦局部,能加速其抗菌作用。⑤勿用本品作大面积涂擦,因本品引起周围血管扩张,导致热量散失,老年人可发生体温低下。本品易挥发,使用后要密塞保存。

(三)酚类

对氯间二苯酚(chloroxylenol,PCMX)

1. 药理作用　对氯间二苯酚是酚类消毒剂的一个品种,属卤化酚类。对氯间二苯酚是一种低毒性的酚替代品。主要用于手、皮肤、黏膜、物品表面和织物等的消毒。PCMX作用于细胞壁和细胞膜,破坏其通透性,并渗入细胞内,破坏其基本结构,使菌体内含物逸出,导致微生物死亡。也可作用于胞浆蛋白,导致其凝固和沉淀,以及作用于微生物的酶,使其灭活。例如,可灭活氧化酶、脱氢酶的活性,从而将微生物杀灭。

2. 临床用途

(1)轻度割伤、擦伤伤口和创面的消毒　对氯间二苯酚消毒液原液(5%)加入250ml水,有效浓度为0.22%,清洗伤口,作用3～5分钟,然后用干纱布或绷带包扎。

(2)皮肤消毒　用有效浓度为0.22%的对氯间二苯酚消毒液对需要消毒的部位冲洗或涂擦,作用3～5分钟。

(3)黏膜消毒　用有效浓度为0.11%的对氯间二苯酚消毒液,浸泡或涂擦,作用3～5分钟。

(4)衣物消毒　用有效浓度为0.09%的对氯间二苯酚消毒液,浸泡3～5分钟。

3. 不良反应及用药护理　①对氯间二苯酚消毒液原液稳定性好,但稀释液不太稳定,应在使用时稀释;②对氯间二苯酚消毒液低毒,无刺激性。

(四)含氯消毒剂

1. 药理作用　含氯消毒剂属高效消毒剂,具有广谱、高效、低毒,有强烈的刺激性气味,对金属有腐蚀性,对织物有漂白作用,受有机物影响很大,消毒液不稳定等特点,适用于餐(茶)具、环境、水、疫源地等消毒。一般含氯消毒剂的消毒机制包括次氯酸的氧化作用、新生氯的作用和氯化作用。含氯消毒剂溶解于水中时可产生未解离的次氯酸($HOCl$),次氯酸不仅可与微生物细胞壁发生作用,而且因其分子小,不带电荷,故易侵入微生物细胞内与蛋

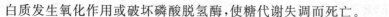

白质发生氧化作用或破坏磷酸脱氢酶,使糖代谢失调而死亡。

2. 临床用途

(1)浸泡法 待消毒的物品放入装有含氯消毒剂溶液的容器中,加盖。细菌繁殖体污染的物品,用含有效氯 500mg/L 的消毒液浸泡 10 分钟以上;经血传播病原体、分枝杆菌和细菌芽孢污染物品,用含有效氯 2000~5000mg/L 消毒液浸泡 30 分钟以上。

(2)擦拭法 大件物品或其他不能用浸泡法消毒的物品用擦拭法消毒。消毒所有药物浓度和作用时间参见浸泡法。

(3)喷洒法 一般污染的物品表面,用 1000mg/L 的消毒液均匀喷洒,作用 30 分钟以上;经血传播病原体、结核杆菌等污染表面的消毒,用含有效氯 2000mg/L 的消毒液均匀喷洒,作用 60 分钟以上。喷洒后有强烈的刺激性气味,人员应离开现场。

(4)干粉消毒法 对排泄物的消毒,用含氯消毒剂干粉加入排泄物中,使含有效氯 10000mg/L,略加搅拌后,作用 2~6 小时,对医院污水的消毒,用干粉按有效氯 50mg/L 用量加入污水中,并搅拌均匀,作用 2 小时后排放。

3. 不良反应及用药护理 ①粉剂应于阴凉处避光、防潮、密封保存;水剂应于阴凉处避光、密闭保存。所需溶液应现配现用。②配制漂白粉等粉剂溶液时,应戴口罩、手套。③未加防锈剂的含氯消毒剂对金属有腐蚀性,不应做金属器械的消毒;加防锈剂的含氯消毒剂对金属器械消毒后,应用无菌蒸馏水冲洗干净,并擦干后使用。④对织物有腐蚀和漂白作用,不应做有色织物的消毒。⑤用于消毒餐具,应即时用清水冲洗。⑥消毒时,若存在大量有机物时,应提高使用浓度或延长作用时间。⑦用于污水消毒时,应根据污水中还原性物质含量适当增加浓度。

（五）含碘消毒剂

碘酊(Iodine tincture)

1. 药理作用 碘酊又称碘酒,为红棕色液体。以 2％碘酊为常用,含 2％碘、1.5％碘化钾、50％乙醇 。目前使用量逐渐减少,取之于刺激性小、使用浓度较低的碘附水溶液。碘酊主要用于手术前、注射前的皮肤消毒及伤口的消毒,尤其是对被污染的伤口,如被带锈铁器刺伤或带泥沙的创口,清洗后用碘酊消毒伤口周围效果较好。碘酊是广谱消毒剂,对大部分细菌、真菌、病毒、原生动物有杀灭作用。碘酊具有较强的穿透力,杀菌力强,起杀菌作用的主要是碘元素本身,碘元素可直接碘化微生物蛋白质,产生沉淀,使微生物死亡。

2. 临床用途

(1)手术区域的消毒 先以 2％碘酊纱球涂擦手术区皮肤,待干后,再以 70％酒精纱球涂擦两遍,脱净碘酊。

(2)细菌性皮肤病、甲沟炎消毒、真菌感染性皮肤病甲癣(俗称灰指甲)等 2％碘酊点涂患处,每日 4~5 次。

3. 不良反应及用药护理 ①碘酊刺激性较大,一般不使用于发生溃烂的皮肤及黏膜消毒;②禁用于碘过敏者;③不能大面积使用碘酊,以防大量碘吸收而出现碘中毒;④碘酊不宜于红汞同时涂用,以免产生碘化汞而腐蚀皮肤;⑤较大面积消毒后,以 70％酒精脱碘。

碘附(iodophor)

1. 药理作用 碘附是碘与表面活性剂形成的不定型络合物,表面活性剂起载体和助溶的作用,并降低碘的蒸气压,理化性质稳定,便于保存。碘附是医院消毒中常用的消毒剂之一,主要用于皮肤黏膜的消毒、伤口创面清洗消毒、外科洗手消毒等。碘附在接触到病原体时,可直接与菌体蛋白以及细菌酶蛋白发生卤化作用,破坏蛋白的生物活性导致微生物死亡;同时由于碘附的表面活性和乳化作用,一方面使碘附穿透性增强,另一方面乳化作用是细胞壁破坏,碘附大量进入细胞内,破坏了细菌胞膜的通透性屏障,致使细胞内容物漏出而致微生物死亡。

2. 临床用途

(1)浸泡法 将清洗、晾干的待消毒物品浸没于装有碘附溶液的容器中,加盖;对细菌繁殖体污染物品的消毒,用含有效碘 500mg/L 的消毒液浸泡 30 分钟。

(2)擦拭法 用于皮肤、黏膜消毒。消毒时,用浸有碘附消毒液的无菌棉球或其他替代物品擦拭被消毒部位。外科洗手用含有效碘 2500～5000mg/L 的消毒液擦拭作用 3 分钟;手术部位及注射部位的皮肤消毒,用含有效碘 2500～5000mg/L 的消毒液局部擦拭 2 遍,作用共 2 分钟;口腔黏膜及创口黏膜创面消毒,用含有效碘 500～1000mg/L 的消毒液擦拭,作用 3～5 分钟;注射部位消毒也可用市售碘附棉签(含有效碘 2000mg/L)擦拭,作用 2～3 分钟。

(3)冲洗法 阴道黏膜及伤口黏膜创面的消毒,用含有效碘 250mg/L 的消毒液冲洗 3～5分钟。

3. 不良反应及用药护理 ①碘附应于阴凉处避光、防潮、密闭保存;②碘附对铜、铝、碳钢等二价金属有腐蚀性,用于该类制品消毒时,应注意消毒时间不宜过长,消毒后应及时用水冲洗擦干;③消毒时,若存在有机物,应提高药物浓度或延长消毒时间。

(六)氧化剂

过氧乙酸(peroxy acetic acid)

1. 药理作用 过氧乙酸,又名过醋酸,是一种强氧化剂,具有、高效、快速杀菌作用,对细菌菌体和芽孢、真菌、病毒等都有高效的杀灭作用。可用于环境表面、诊疗用品、卫生洁具、餐具和室内空气的消毒。在低温条件(−40℃)、低浓度仍有杀菌作用,适宜于寒冷地区消毒。其强大的杀菌作用是由于酸和氧的双重作用,尤其是强大的氧化作用,可破坏微生物通透性屏障结构,甚至溶解微生物。

2. 临床用途

(1)浸泡法 将待消毒的物品放入装有过氧乙酸的容器中,加盖。对一般污染物品的消毒,用 0.05％(500mg/L)过氧乙酸溶液浸泡;对细菌芽孢污染物品的消毒用 1％(10000mg/L)过氧乙酸浸泡 5 分钟,灭菌时,浸泡 30 分钟。然后,诊疗器材用无菌蒸馏水冲洗干净并擦干后使用。

(2)擦拭法 对大件物品或其他不能用浸泡法消毒的物品用擦拭法消毒。消毒所有药物浓度和作用时间参见浸泡法。

(3)喷洒法 对一般污染表面的消毒用 0.2％～0.4％(2000～4000mg/L)过氧乙酸喷洒作用时间 30～60 分钟。

3. 不良反应及用药护理 ①过氧乙酸不稳定,应贮存于通风阴凉处,用前应测定有效含量,原液浓度低于 12％时禁止使用,使用液用前配制。②过氧乙酸对金属有腐蚀性,对织物有漂白作用。金属制品与织物经浸泡消毒后,即时用清水冲洗干净。③使用浓溶液时,谨防溅入眼内或皮肤黏膜上,一旦溅上,即时用清水冲洗。④消毒被血液、脓液等污染的物品时,需适当延长作用时间。

过氧化氢（hydrogen peroxide）

1. **药理作用**　过氧化氢又名双氧水,本品是一种氧化性消毒剂,遇有机物（组织液、血液、脓液、细菌等）或在过氧化氢酶的作用下迅速分解,释出新生态氧,使细菌体内活性基团氧化,干扰其酶系统功能而发挥抗菌作用。其中对革兰阳性菌和某些螺旋体较好,对厌氧菌更佳。此外,局部涂抹冲洗后能产生气泡,有利于清除脓块、血块及坏死组织、除臭;气体进入组织压迫毛细血管呈现轻微止血作用。但是由于分解反应快,新生态氧易转变成杀菌力弱的分子态氧,而作用时间短暂,渗透力弱,有机物存在时杀菌作用降低。

2. **临床用途**

(1)浸泡法　将清洗、晾干的待消毒物品浸没于装有 3％过氧化氢的容器中,加盖,浸泡30 分钟。

(2)擦拭法　对大件物品或其他不能用浸泡法消毒的物品用擦拭法消毒。所有药物浓度和作用时间参见浸泡法。

(3)其他方法　以 1.5％～3％溶液作含漱或滴耳,治疗扁桃体炎、口腔炎、化脓性外耳道炎和中耳道等;3％溶液清洗创面、溃疡、脓窦、耳内脓液;5％～6％溶液用于创伤换药,以去除痂皮和黏附在伤口上的敷料。

3. **不良反应及用药护理**　①过氧化氢应贮存于通风阴凉处;②稀释液不稳定,临用前配制;③配制溶液时,忌与还原剂、碱、碘化物、高锰酸钾等强氧化剂相混合;④过氧化氢对金属有腐蚀性,对织物有漂白作用;⑤使用浓溶液时,谨防溅入眼内或皮肤黏膜上,一旦溅上,即时用清水冲洗;⑥消毒被血液、脓液等污染的物品时,须适当延长作用时间;⑦连续漱口可出现舌头肥厚,停药可恢复。

高锰酸钾（potassium permanganate）

1. **药理作用**　易溶于水。本品属强氧化剂。杀菌作用强大,0.01％～0.1％在 30 分钟内即可杀灭细菌,对病毒也有效,但作用短暂浅表,也极易被有机物作用而减弱。此外,锰离子也能与蛋白质结合形成蛋白盐类复合物,低浓度有收敛作用,高浓度有刺激和腐蚀作用。

2. **临床用途**　用于急性皮炎或湿疹特别伴继发感染时,以 0.4％浓度进行湿敷,0.5～1小时,每日重复 3～5 次,如损害广泛,渗出液多可进行药浴;0.1％浓度冲洗溃疡或脓肿作清洁用;0.0125％用于坐浴、阴道冲洗;1％浓度可治疗腋臭以及足的浅部真菌感染;2％浓度止血;1：15000浓度作为药物中毒、食物中毒的洗胃液;0.1％浓度处理蛇咬伤等。

3. **不良反应及用药护理**　①本品药液需新鲜配制,浓溶液有刺激性会损伤皮肤,使用中应按需要严格掌握用药浓度,溶液色泽改变以示变质,不能再用;②本品与碘化物、还原剂及多数有机物应禁忌配伍,与甘油、白糖等还原性物质研合会引起爆炸;③药物污染的褐斑,可用过氧化氢、草酸液脱色;④注意避光保存。

(七)表面活性剂

氯己定(hibitane)

1. **药理作用**　氯己定又名洗必泰,属于双胍类化合物。性质稳定,微溶于水而溶于醇。主要用于手及皮肤的消毒,也可用于环境和物品消毒。氯己定可迅速吸附于细菌细胞表面,破坏细胞膜,使胞浆组分外漏,抑制脱氢酶活性。高浓度时可凝聚胞浆组分,使细胞浆浓缩变性,导致细菌死亡。氯己定对革兰阳性细菌的杀灭作用强于革兰阴性菌,对结核分枝杆菌和细菌芽孢仅有抑菌作用,不能杀灭乙型肝炎病毒。

2. 临床用途

(1)注射和术前皮肤消毒　用 0.3%～0.5%氯己定乙醇溶液涂擦或喷洒,作用时间为 1～3分钟。

(2)手消毒　用 0.3%～0.5%水或醇溶液,浸泡或擦拭,作用时间 3 分钟。

(3)黏膜消毒　氯己定水溶液可用于黏膜消毒,一般用 0.1%～0.3%浓度,冲洗,或擦拭,作用 3～5 分钟。

3. 不良反应及用药护理　① 氯己定-乙醇消毒剂毒性低,对人体皮肤无刺激,对金属基本无腐蚀作用,对消毒物品基本无损害;②外用消毒剂,不可内服;③勿与肥皂、洗衣粉等阴性离子表面活性剂混合使用或前后使用;④ 冲洗消毒时,若创面脓液过多,应延长冲洗时间。

苯扎溴铵(benzalkonium bromide,新洁尔灭)

1. 药理作用　含季铵盐,主要通过改变胞浆膜的通透性,同时也可使细菌蛋白质变性。但不能杀灭细菌芽孢和分枝杆菌,对真菌效果甚微,也不能杀灭肝炎病毒。

2. 临床用途　属低效消毒药,一般用于术前洗手消毒(0.05%～0.1%)、皮肤及黏膜消毒(0.1%)、浸泡器械(0.1%),可加 0.5%亚硝酸钠防锈。

3. 不良反应及用药护理　苯扎溴铵毒副作用小,偶见过敏。可损害橡胶及铝制品。忌与碱性物质合用,以免被中和而失效。

(八) 酸性氧化电位水

1. 药理作用　它是一种无色透明的液体,具有氯味,有效氯含量一般为 25～50mg/L。它具有较强的氧化氯和快速杀灭微生物的作用,对各种微生物都有较强的杀灭作用,具有杀菌速度快、安全可靠、不留残毒、有利于环保等特点。酸性氧化电位水目前主要用于手、皮肤黏膜的消毒;也可用于餐饮具、瓜果蔬菜的消毒和物品表面的消毒以及内镜的冲洗消毒。消毒时只能使用其原液。

2. 临床用途　手的卫生消毒,流动浸泡 1～3 分钟;皮肤黏膜的消毒,流动浸泡 3～5 分钟;餐饮具的消毒,流动浸泡 10 分钟;瓜果蔬菜的消毒,流动浸泡 3～5 分钟;胃肠内镜的消毒,按卫生行政部门批准的使用说明书进行;环境和物品表面的消毒,擦洗浸泡 10～15 分钟,流动浸泡 15 分钟。

3. 不良反应及用药护理　① 酸性氧化电位水在室温、密闭、避光的条件下,较稳定,可保存 1 个月,但在室温暴露的条件下,不稳定,故不宜长期保存,最好现用现制备;②有机物存在下对杀灭微生物的作用有明显影响,所以被消毒物品必须清洗干净。

三、影响药物作用的因素

1.**药物浓度和作用时间**　一般药物浓度越大及作用时间越长,其抗菌作越强。局部治疗用的消毒防腐剂,应考虑对皮肤、黏膜等组织的损害而必须选用适当的浓度。

2.**溶媒的影响**　某些药物在不同的溶媒中抗菌效果不同。如过氧乙酸用醇类稀释比用水稀释杀菌作用强,若消毒液中含 20%～70%醇类,则消毒效果可提高 1～4 倍。

3.环境的影响

(1)有机物的影响　脓、血、蛋白质、分泌物和渗出物等有机物包括蛋白质的存在,能够包埋细菌或与药物结合使游离的消毒药物浓度降低影响消毒效果。故感染创面,应先消除脓血后再局部用药,效果较好。

(2)pH 值的影响　液体的 pH 值对某些消毒防腐药的效果有明显影响,如季铵类清洁剂,其杀菌作用随 pH 值升高而明显加强;而对氯间二苯酚消毒液,则消毒液 pH 值越低,消毒效果越好,pH 6 较 pH 10 时的杀菌能力强 1 倍。

(3)物理因素的影响　温度提高有利于消毒防腐药发挥效力。一般温度提高 10℃,抗菌效力增加 1 倍。但一些药物在温度过高时易挥发(如醇、醛等),或易氧化变质(如苯酚等)。另外,紫外线、激光、超声波、微波、电流等均可不同程度地增加化学消毒剂的作用。

(4)湿度的影响　湿度对于一些气化的消毒剂影响很大,例如用过氧乙酸熏蒸消毒时,相对湿度以 60%～80% 为宜。

(5)微生物的敏感性　不同微生物对消毒防腐药的敏感性不同。如病毒一般对酚耐药,而甲醛、戊二醛对少数病毒有效,碘、过氧乙酸、次氯酸等对某些病毒有效。病毒对加热消毒法敏感大多数病毒在加热 50～60℃,30 分钟内均被破坏。繁殖期的微生物相对敏感性较高,细菌芽孢对消毒防腐剂的抵抗力都很强。

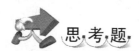

1.消毒防腐剂主要用在:①皮肤消毒;②黏膜消毒;③创面消毒;④环境消毒;⑤饮水消毒;⑥金属器械与非金属器械消毒;⑦排泄物消毒。

2.列出影响消毒防腐剂作用的因素。

（吴美玲）

主要参考书目

1. 杨宝峰.药理学(第七版).北京:人民卫生出版社,2008
2. 李俊.临床药理学(第四版).北京:人民卫生出版社,2008
3. 吕延杰.护理药理学(第一版).北京:人民卫生出版社,2011
4. 肖顺贞.护理药理学(第三版).北京:北京大学医学出版社,2008